上級医が行っている

食道良性疾患の診かた・治しかた

編集
日本医科大学大学院医学研究科消化器内科学分野大学院教授
岩切勝彦

謹告

序文

私が医師になった30数年前には食道良性疾患は稀であり，あったとしても軽症逆流性食道炎を診るくらいであったと思いますが，近年では食道良性疾患を外来で診る機会は明らかに増加しています。その多くは胃食道逆流症（GERD）ですが，主な理由としては，ピロリ陰性者の増加により，高齢になっても胃酸が維持されることが挙げられ，その結果GERD患者が増加してきたと考えられます。

GERDは逆流性食道炎（重症・軽症逆流性食道炎），NERD（true NERD，逆流過敏症，機能性胸やけ）に分類され，現在，日本人の20％前後が有する国民病となっています。GERDの治療には酸抑制薬（PPI，P-CAB）が有効ですが，一部は薬物抵抗性逆流性食道炎であり，薬物抵抗性NERDの患者はかなりの数で存在します。

アカラシアについても，以前は稀な病気と考えられていましたが，POEM治療の普及とともに食道運動機能検査が多くの施設で行われるようになり，初期アカラシアが発見されるようになりました。アカラシアでは早期発見が重要となりますが，特徴的なアカラシアの内視鏡所見が明らかとなってきました。また，びまん性食道痙攣，ジャックハンマー食道などの食道運動異常症を疑う所見も明らかとなっています。さらに，2000年後半から欧米で増加している好酸球性食道炎も本邦で増加し，それらの内視鏡所見も明らかとなってきました。

外来診療において胸やけ，呑酸，つかえ感，胸痛などを主訴とする食道良性疾患は，消化器外来診療で重要な位置づけとなってきています。本書では重要な食道良性疾患を取り上げ，問診のポイント，病態評価に用いられる高解像度食道内圧検査（HRM），食道内インピーダンス・pH検査，代表的なGERD治療薬であるPPI，P-CABについて解説しました。また，各疾患の病態，診断についてもわかりやすく解説し，現状の治療および将来の治療法についても紹介しています。本書が近年増加している食道良性疾患の外来診療のお役に立てれば幸いです。

最後に，原稿をお願いし，お引き受け頂いたすべての先生方，また書籍企画をご提案下さった日本医事新報社の立林りあ氏に謝意を表します。

2024年8月

日本医科大学大学院医学研究科消化器内科学分野大学院教授
岩切勝彦

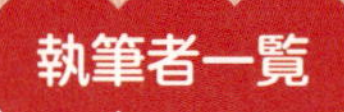

執筆者一覧

【編者】

岩切勝彦　日本医科大学大学院医学研究科消化器内科学分野大学院教授

【著者】（掲載順）

保坂浩子　群馬大学大学院医学系研究科消化器・肝臓内科学病院講師

栗林志行　群馬大学大学院医学系研究科消化器・肝臓内科学病院講師

竹内洋司　群馬大学医学部附属病院光学医療診療部診療教授

浦岡俊夫　群馬大学大学院医学系研究科消化器・肝臓内科学主任教授

門馬絵理　日本医科大学消化器内科学助教

星原芳雄　日本医科大学消化器内科学

阿部靖彦　山形大学医学部附属病院光学医療診療部部長・准教授

川見典之　日本医科大学消化器内科学講師

秋山純一　国立国際医療研究センター病院消化器内科診療科長

竜野稜子　国立国際医療研究センター病院消化器内科

赤澤直樹　国立国際医療研究センター病院消化器内科

横井千寿　国立国際医療研究センター病院消化器内科内視鏡室医長

畑　佳孝　九州大学大学院医学研究院病態制御内科学（第三内科）特任助教

牟田和正　医療法人社団誠和会牟田病院理事長

伊原栄吉　九州大学大学院医学研究院病態制御内科学（第三内科）准教授

小池智幸　東北大学大学院医学系研究科消化器病態学分野准教授

正宗　淳　東北大学大学院医学系研究科消化器病態学分野教授

梅垣英次　川崎医科大学消化器内科学教室特任教授

深沢直人　慶應義塾大学病院消化器内科

正岡建洋　川崎市立川崎病院内視鏡センター所長

眞部紀明　川崎医科大学検査診断学（内視鏡・超音波）教室教授

春間　賢　川崎医科大学総合内科学２特任教授

大島忠之	岡崎市医師会公衆衛生センター副センター長/消化器統括部長
星川吉正	日本医科大学消化器内科学病院講師
井澤晋也	愛知医科大学内科学講座消化管内科講師
春日井邦夫	愛知医科大学副学長/内科学講座消化管内科教授
島村勇人	昭和大学江東豊洲病院消化器センター助教
井上晴洋	昭和大学江東豊洲病院消化器センター特任教授
山本和輝	昭和大学江東豊洲病院消化器センター助教
田邊万葉	昭和大学江東豊洲病院消化器センター助教
角　一弥	昭和大学江東豊洲病院消化器センター助教
飯島克則	秋田大学大学院医学系研究科消化器内科学・神経内科学講座（第一内科）教授
藤原靖弘	大阪公立大学大学院医学研究科消化器内科学教授
石村典久	島根大学医学部内科学講座（内科学第二）准教授
塩飽洋生	福岡大学医学部消化器外科学講座准教授
塩飽晃生	福岡大学病院消化器外科助手
塩川桂一	福岡大学病院消化器外科助手
長谷川　傑	福岡大学医学部消化器外科学講座主任教授
坪井一人	東京慈恵会医科大学外科学講座講師
矢野文章	東京慈恵会医科大学外科学講座教授
沢田明也	大阪公立大学大学院医学研究科消化器内科学病院講師
久木優季	大阪公立大学大学院医学研究科消化器内科学
落合　正	大阪公立大学大学院医学研究科消化器内科学
大南雅揮	大阪公立大学大学院医学研究科消化器内科学講師

目次

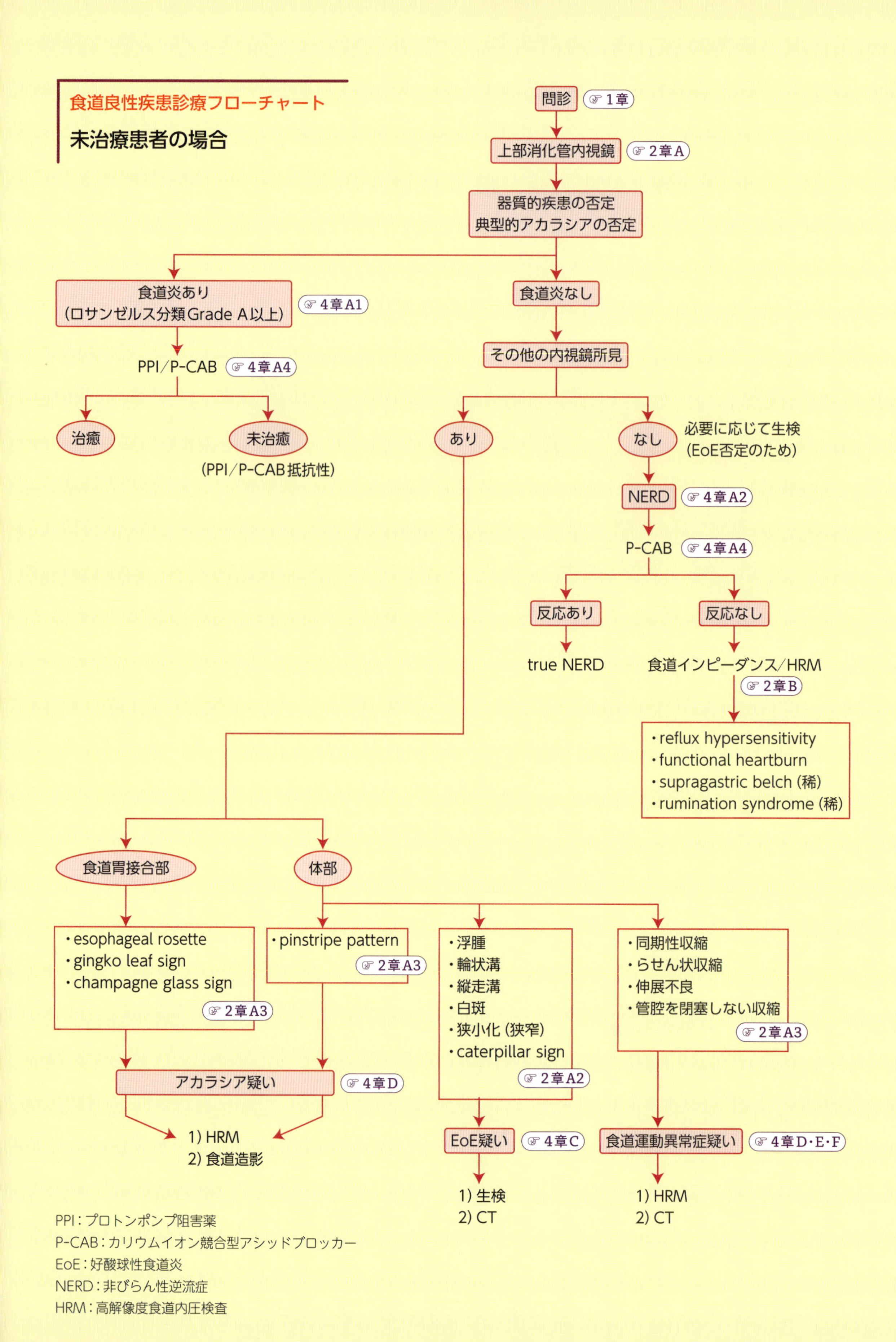
食道良性疾患診療フローチャート
未治療患者の場合
問診
☞1章
上部消化管内視鏡
☞2章A
器質的疾患の否定
典型的アカラシアの否定
食道炎あり
（ロサンゼルス分類Grade A以上）
☞4章A1
食道炎なし
PPI／P-CAB
☞4章A4
その他の内視鏡所見
治癒
未治癒
（PPI／P-CAB抵抗性）
あり
なし
必要に応じて生検
（EoE否定のため）
NERD
☞4章A2
P-CAB
☞4章A4
反応あり
反応なし
true NERD
食道インピーダンス／HRM
☞2章B
・reflux hypersensitivity
・functional heartburn
・supragastric belch（稀）
・rumination syndrome（稀）
食道胃接合部
体部
・esophageal rosette
・gingko leaf sign
・champagne glass sign
☞2章A3
・pinstripe pattern
☞2章A3
・浮腫
・輪状溝
・縦走溝
・白斑
・狭小化（狭窄）
・caterpillar sign
☞2章A2
・同期性収縮
・らせん状収縮
・伸展不良
・管腔を閉塞しない収縮
☞2章A3
アカラシア疑い
☞4章D
EoE疑い
☞4章C
食道運動異常症疑い
☞4章D・E・F
1）HRM
2）食道造影
1）生検
2）CT
1）HRM
2）CT
PPI：プロトンポンプ阻害薬
P-CAB：カリウムイオン競合型アシッドブロッカー
EoE：好酸球性食道炎
NERD：非びらん性逆流症
HRM：高解像度食道内圧検査

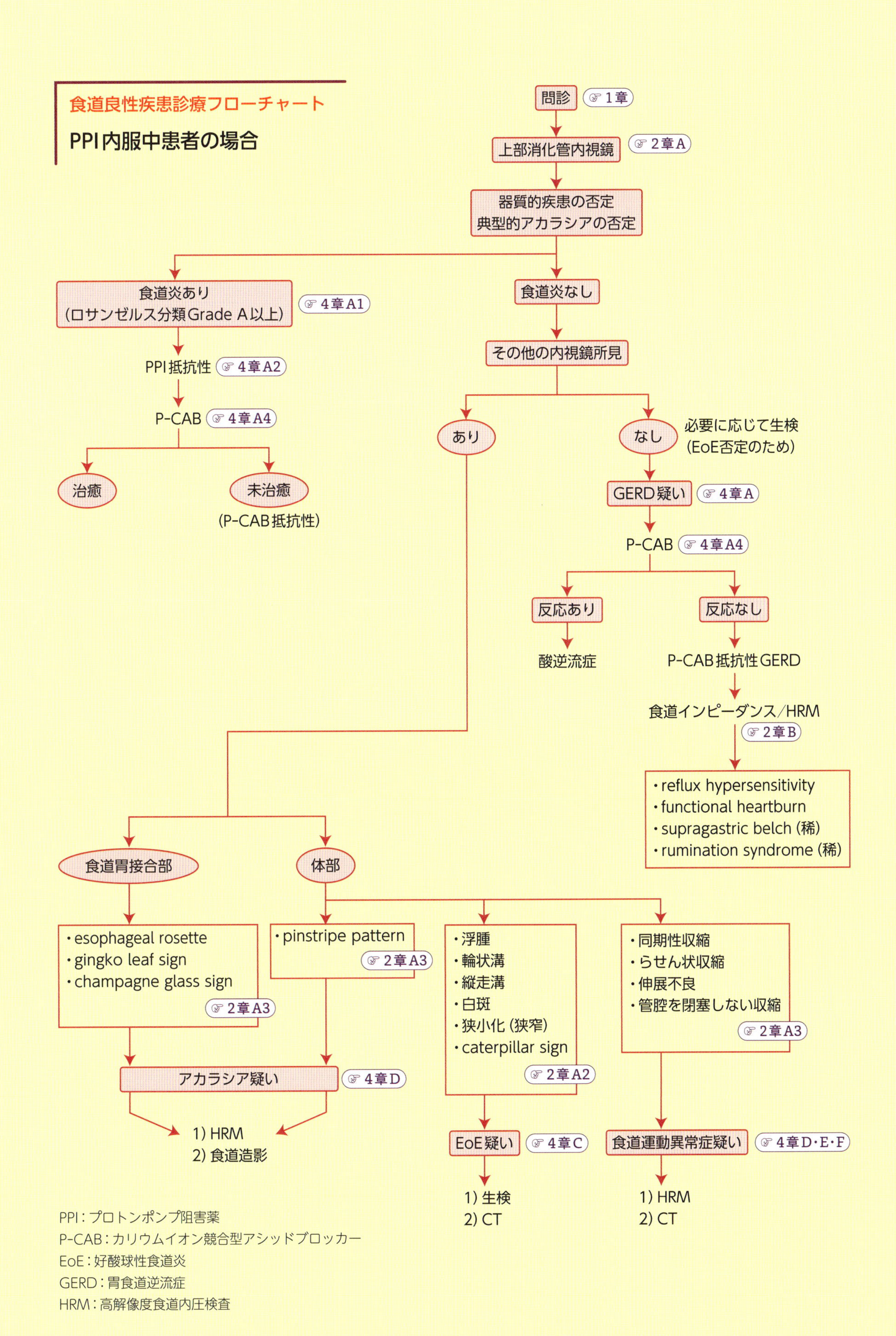
食道良性疾患診療フローチャート
PPI内服中患者の場合
問診
☞1章
上部消化管内視鏡
☞2章A
器質的疾患の否定
典型的アカラシアの否定
食道炎あり
(ロサンゼルス分類Grade A以上)
☞4章A1
PPI抵抗性
☞4章A2
P-CAB
☞4章A4
治癒
未治癒
(P-CAB抵抗性)
食道炎なし
その他の内視鏡所見
あり
なし
必要に応じて生検
(EoE否定のため)
GERD疑い
☞4章A
P-CAB
☞4章A4
反応あり
酸逆流症
反応なし
P-CAB抵抗性GERD
食道インピーダンス/HRM
☞2章B
・reflux hypersensitivity
・functional heartburn
・supragastric belch (稀)
・rumination syndrome (稀)
食道胃接合部
体部
・esophageal rosette
・gingko leaf sign
・champagne glass sign
☞2章A3
・pinstripe pattern
☞2章A3
・浮腫
・輪状溝
・縦走溝
・白斑
・狭小化(狭窄)
・caterpillar sign
☞2章A2
・同期性収縮
・らせん状収縮
・伸展不良
・管腔を閉塞しない収縮
☞2章A3
アカラシア疑い
☞4章D
1) HRM
2) 食道造影
EoE疑い
☞4章C
1) 生検
2) CT
食道運動異常症疑い
☞4章D・E・F
1) HRM
2) CT
PPI:プロトンポンプ阻害薬
P-CAB:カリウムイオン競合型アシッドブロッカー
EoE:好酸球性食道炎
GERD:胃食道逆流症
HRM:高解像度食道内圧検査

1

診察

1. 外来での診察・問診の要点

1 はじめに

消化管診療において，内視鏡を含む画像検査の重要性は計り知れない。一方で，食道良性疾患においては，食道運動障害は特徴的な内視鏡所見を持たない場合が多く，非びらん性逆流症（NERD，非びらん性GERD）のように症状の存在のみで診断が行われる疾患も多く存在する。さらに，咳嗽や喘息など，一見関係のない食道外の症状も胃食道逆流との関連が示唆されていることや[1]，全身性強皮症などの全身疾患が，重症逆流性食道炎の原因となっている可能性も存在するため，これらの症状を見逃さず，診察や問診を通じて潜在する全身疾患を見つけ出すことも，消化器内科医として不可欠な技術である。

ここは押さえておきたい
食道疾患に関する問診では，症状に関することだけでなく，呼吸器合併症や，潜在する全身疾患についても推測することが重要である。

2 食道疾患における診察・問診

食道の良性疾患は多岐にわたり，逆流性食道炎や食道裂孔ヘルニアから好酸球性食道炎，全身疾患に関連するものまで様々である。初診時や日常の診察時の問診は，可能性の高い疾患を推測できるだけでなく，疾患の重症化に関わる生活習慣や潜在的な全身疾患の可能性についても推察でき，必要な検査につなげることができる。本項では，症状だけでなく，各食道疾患のリスクに関する問診にも焦点を当て，診察および問診の項目について解説する。

3 食道に起因する症状

表1に食道に関連する症状を挙げる。胸やけやつかえ感は，一般診療において非常に多く遭遇する症状である。強烈な痛みや出血など緊急症状のある場合には食道破裂などの可能性を疑い，詳しい問診を省いて検査を行う必要があるが，緊急症状のない場合には詳細な問診により

表1 食道に関連する症状

- 胸やけ
- 呑酸
- つかえ感
- 胸痛
- 食道外症状：喉頭炎，咳嗽，喘息，歯の酸蝕症

ある程度，食道疾患の絞り込みを行うことができる。**表2**に問診で聞くべき内容を示す。

表2 問診項目

● 発症形式（急性，慢性，断続的，進行性）
● 症状の出現時間帯（食事との関連，安静時，睡眠時など）
● 症状の持続時間
● 食事摂取との関連
● 体重変化の有無
● 生活習慣（飲酒・喫煙）
● アレルギー疾患の有無
● 全身疾患の併存の有無（貧血，手指の浮腫）

1 胸やけ・呑酸

『胃食道逆流症（GERD）診療ガイドライン2021（改訂第3版）』にて「胸やけは，胸骨後部の焼けるような感覚であり，また呑酸は，逆流した胃内容物が口腔内や下咽頭まで上がることを認知すること」と定義されている[1)]。胸やけについて，医療者の視点からは胃酸が食道内に逆流して炎症を起こすことによって引き起こされる灼熱感のことと推察できるが，実際に逆流性食道炎を呈する患者に胸やけの有無を問うと，「どのような症状のことを指すのかわからない」と言う患者は少なくない。一般の人々がどのような症状を胸やけと表現するかについて調査した研究では，「ムカムカする」が一番多く，次に「酸っぱいものが上がってくる」が多いが，「胃が重い」「胃が痛い」とするものも存在し，個人個人で胸やけという症状の認識が異なることが報告されている[2)]。そのため，症状の評価に客観性を持たせ，正確な評価を行うために胃食道逆流症（gastroesophageal reflux disease；GERD）に対する症状の問診票は有用である。

現在ではGERDの診断，治療効果の評価として様々な問診票が使用開発され，わが国では，frequency scale for the symptoms of GERD（FSSG）[3)]，GERD-Q[4)]，QUEST[5)]などが広く使われている。どの問診票も感度・特異度ともに平均70％前後でGERDの初期診断に有用と言われている。わが国で2004年に作成されたFSSGは2012年に改訂され，酸逆流症状7項目と運動不全症状＋心窩部痛に関する7項目として，GERDと機能性ディスペプシアの鑑別を簡便に行えるようにしたものが使用されている。

近年では，GERD診断用としての問診票ではないが，2018年に開発された“esophageal hypervigilance and anxiety scale（EHAS）”と呼ばれる，食道に関連する症状によって不安と過敏性を評価する問診票が，患者のQOLの評価や，症状による心理ストレスの定量化を目的に使用されることが多くなっている[6)]。今後，治療に対する満足度の評価に有用な問診票になると思われる。

GERDは胸やけを呈する最頻で代表的な疾患であるが，胸やけを呈する疾患に食道アカラシアを含む食道運動障害，好酸球性食道炎，薬剤性食道炎などが挙げられるため，問診の際に他の併存症状や，アレルギー歴，薬剤内服歴などを確認することも重要である。

> **整理すると**
> 胸やけはGERDの定型症状であるが，患者の症状のとらえ方は人それぞれである。問診票を用いることで，症状の評価に客観性を持たせ，正確な評価を行うことができる。

2 非心臓性胸痛（NCCP）

循環器系（狭心症，心筋梗塞，大動脈解離など）にその原因となりうる疾患が存在しない病態を「非心臓性胸痛（non-cardiac chest pain；NCCP）」と呼ぶ。NCCPの中で最も頻度の高い疾患がGERDである。報告によって異なるが，NCCPの22〜66％を占めるとされ，前述のGERD診療ガイドラインにおいても，NCCPは非定型的症状として取り上げられている[1)]。わが国においては，NCCPの原因疾患に関する報告は数少ないが，最近の報告では，一般内科外来を受診した胸痛を持つ新患患者61例のうち最終的に胸痛の原因としてGERDと診断された患者は57％であり[7)]，わが国でもNCCPの原因としてGERDの関与が多いことが報告されている。当科においても，当科を受診したNCCP患者91例を精査した結果，原因としてGERDと診断されたものは22例（24％）であり決して少なくなかった[8)]。

> **注目すべきは**
> NCCPの2大原因は，GERDと食道運動障害である。GERDと診断されたが酸分泌抑制薬を投与しても改善しないような症例では，他疾患の可能性を考えてさらなる検査を行うことが必要である。

食道運動障害は，NCCPの原因疾患としてGERDについで多い疾患である。NCCP患者で胃食道逆流を認めなかった患者の30％前後に食道運動障害が認められることが報告されている[9, 10)]。この研究でKatzら[10)]は，NCCP患者910例に食道内圧検査を施行したところ，一次蠕動波が異常に高値であるnutcracker食道（14.4％）が多く，ついで非特異的食道運動障害（10.8％），びまん性食道痙攣（3％），hypertensive LES（下部食道括約筋）（1.2％），食道アカラシア（0.6％）の順に多かったと報告している。

3 つかえ感

つかえ感は，食道に関連する症状の中で非常に頻度の高いものである。高齢者では，「喉につかえる感じ」で受診する患者も多い。内視鏡を行っても食道癌などの器質的疾患を認めず，ドクターショッピングの原因となることも少なくない。**表3**につかえ感の原因となる疾患を示す[11)]。

アカラシアに代表される食道運動障害ではつかえ感を主症状とする場合が多く，食道運動障害を想定して問診を進めることが肝要である。**図1**は問診による簡便な鑑別のためのアルゴリズムであるが，つかえ感を引き起こす食物の性状や随伴症状などによって疾患の推測が可能である[12)]。さらに，食道アカラシアでは高解像度食道内圧検査（high-resolution manometry；HRM）による分類によって治療に対する反応が異なることが報告されている。この分類によってつかえ感を感じる部位やタイミングが違うことも明らかになっており，問診からHRM分類の推測もできることから，詳細な症状の聴取は有用である[13)]。

食道アカラシアの症状の重症度の評価には，以前よりEckardtスコアが使用されている。Eckardtスコアは，体重減少，つかえ感，胸痛，逆流感をそれぞれ0〜3点で評価し合計して0点〜最大12点で記す[14)]。簡便で，治療前後に評価することで，治療効果を定量

表3 つかえ感を引き起こす疾患や病態

器質的疾患	
狭窄	逆流性
	放射線性
	腐食性
	薬剤性
食道ウェブ, Schatzkiリング	
炎症性	好酸球性食道炎
	リンパ球性食道炎
	扁平苔癬
	水疱性類天疱瘡
悪性腫瘍	
良性腫瘍	平滑筋腫
憩室	
食道裂孔ヘルニア	
壁外性圧排	血管性
	縦隔腫瘍
	頸椎骨棘
感染性	カンジダ食道炎
	ヘルペス/サイトメガロウイルス食道炎

神経筋疾患	
一次性	食道アカラシア
	hypercontractile esophagus
	EGJOO
	ineffective esophageal motility
二次性	全身性強皮症
	皮膚筋炎
	シャーガス病

EGJOO：esophagogastric junction outflow obstruction

（文献11より改変）

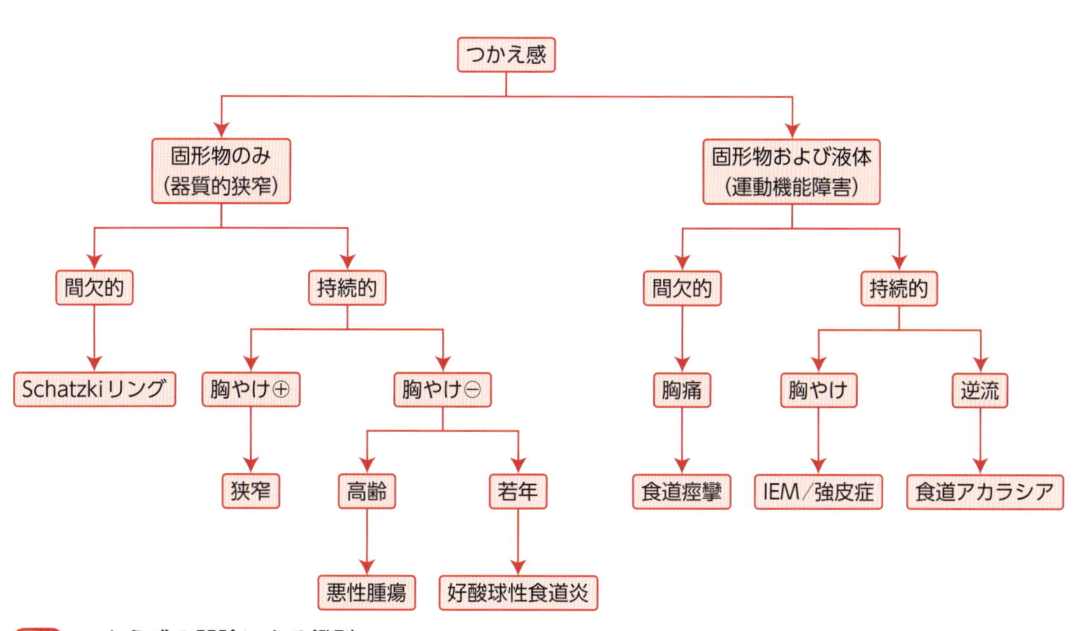

図1 つかえ感の問診による鑑別

IEM：ineffective esophageal motility

（文献12より改変）

化するのに適している。しかし，Eckardtスコアはアカラシアに特化しているため，一般的なつかえ感の評価に適しておらず，近年では「簡易食道嚥下障害質問票（the brief esophageal dysphagia questionnaire；BEDQ）」[15]と呼ばれるつかえ感の総合的な問診票も開発されて，欧米では使用されることが多くなっている。

4 胃食道逆流症（GERD）の食道外症状（慢性咳嗽，喘息，慢性喉頭炎）

食道内への酸および非酸逆流が，慢性的な咳嗽の原因となることが報告されている。原因不明の慢性咳嗽患者のうち食道pHモニタリングで胃食道逆流が証明されている患者に食道内酸負荷を行うと，コントロールに比べて咳の回数，程度が増強したという報告から，酸逆流は慢性咳嗽の一因になっていると考えられている。また，喘息患者における喘息の有病率は一般人よりも高く，またGERD症状のある例では，ない例より喘息の有病率が高く，慢性咳嗽と喘息はGERDの食道外症状とされている。

同様に食道内への胃酸逆流が咽喉頭内や口腔内まで達することによる喉頭炎や歯の酸蝕症も，GERDとの関連が確立している症状としてGERDの食道外症状に挙げられる。「胸やけ」などの定型症状を持たず，このような食道外症状のみを呈する患者がいることから，このような症状からGERDを鑑別診断のひとつとして挙げることが重要である。

4 食道疾患に対する問診・診察のポイント

ポイント①：症状と食事との関連

消化管診療において，食事と症状の関連性は非常に重要である。胃食道逆流による症状であれば，食事後，特に高脂肪食や食べすぎによって症状が誘発されることが多く，食道運動障害では弾力性のある食べ物でつかえ感が出やすい，食道アカラシアであれば固形物などのつかえ感から始まり，進行とともに液体もつかえるようになるなどの特徴から病態を推測することができる。

ここで差がつく
食道疾患の問診では症状と食事との関連に注目すると病態についての推測が可能であり，原因疾患の鑑別に役立つ。また，全身併存疾患や呼吸器合併症の有無，薬剤使用歴も非常に重要な情報である。

ポイント②：体重の変化，体型の変化

体重の変化については，急激なBMIの増加は逆流性食道炎の誘因となりうる[16]。また，高齢者では亀背によって食道裂孔ヘルニアが発生し難治性の逆流性食道炎を発症しうる[17]ため，体型の変化については注意する。さらに，食道アカラシアでは体重減少を伴うことが多い。高度の体重減少は，入院の要否の判断などに重要である。

ポイント③：呼吸器合併症の評価

GERDの非定型的症状としての慢性咳嗽や喘息のほか，食道運動障害患者でも呼吸器合併症が起こりうるため，呼吸器合併症の診察も重要である。特に食道アカラシアでは食道に停滞した食物が夜間に逆流し誤嚥性肺炎を引き起こすことがあるため，肺炎の有無に関する診察が必要である。

ポイント④：潜在する全身疾患の評価

食道由来と思われる症状の原因となる全身疾患は多岐にわたる。**表4**は，食道に関連する症状を引き起こす可能性のある全身疾患である[18]。膠原病，特に全身強皮症によって食道運動障害が引き起こされ，重症の逆流性食道炎の原因となっている可能性もある。好酸球性食道炎などではアレルギー性疾患の合併が多いなどの特徴がある。問診時にアレルギー疾患の既往やレイノー症状の有無，手指の浮腫の有無などに留意する。

ポイント⑤：薬剤使用歴

内視鏡所見だけでは疾患の特定が困難な食道疾患に薬剤性食道炎が挙げられる。問診によって薬剤使用歴を確認しておくだけで，診断に有用な情報が得られる。また，免疫抑制薬内服中の患者ではサイトメガロウイルスなどの日和見感染による食道疾患の可能性が高くなり，生検の必要性を判断する上で重要な情報となる。

表4 食道に関連する症状を引き起こす可能性のある全身疾患

膠原病	強皮症
	混合性結合組織病
	皮膚筋炎
	シェーグレン症候群
	全身性エリテマトーデス
	線維筋痛症
内分泌代謝疾患	糖尿病
	甲状腺疾患
遺伝性疾患	ダウン症候群
	Ehlers-Danlos症候群
炎症性疾患	クローン病
	ベーチェット病
	全身性肥満細胞症
沈着性疾患	アミロイドーシス
	サルコイドーシス
神経筋疾患	重症筋無力症
	傍腫瘍症候群
	パーキンソン病

5 おわりに

食道良性疾患の診療において，診察や問診は内視鏡検査と同等以上の重要な情報をもたらしてくれる。内視鏡や機能検査を行う前にある程度の病態を推察することは，今後の検査の必要性を測る上で非常に重要である。特に，全身疾患の併存や薬剤内服歴など，単に内視鏡診療だけでは知りえない情報は，必要な検査を考えるだけではなく不必要検査を省き患者の利益となる可能性が高い。

文献

1） 日本消化器病学会，編：胃食道逆流症(GERD)診療ガイドライン2021. 改訂第3版. 南江堂，2021.
2） 河村 朗，他：消臨. 2003；6(2)：231-4.
3） Kusano M, et al：J Gastroenterol Hepatol. 2012；27(7)：1187-91.
4） Jones R, et al：Aliment Pharmacol Ther. 2009；30(10)：1030-8.
5） Carlsson R, et al：Scand J Gastroenterol. 1998；33(10)：1023-9.
6） Taft TH, et al：Aliment Pharmacol Ther. 2018；47(9)：1270-7.
7） 松原英俊：日消誌. 2020；117(臨増総会)：A264.
8） 栗林志行，他：日消化管会誌. 2023；7(Suppl)：136.

9) Dekel R, et al: Aliment Pharmacol Ther. 2003; 18(11-12): 1083-9.
10) Katz PO, et al: Ann Intern Med. 1987; 106(4): 593-7.
11) Jacobs JW Jr.: Symptom Overview and Quality of Life. The Esophagus. 6th ed. Richter JE, et al, eds. Wiley-Blackwell, 2021.
12) Abdel Jalil AA, et al: Am J Med. 2015; 128(10): 1138. e17-23.
13) Hosaka H, et al: Esophagus. 2023; 20(4): 761-8.
14) Eckardt VF, et al: Gastroenterology. 1992; 103(6): 1732-8.
15) Taft TH, et al: Neurogastroenterol Motil. 2016; 28(12): 1854-60.
16) Hampel H, et al: Ann Intern Med. 2005; 143(3): 199-211.
17) Kusano M, et al: J Clin Gastroenterol. 2008; 42(4): 345-50.
18) Clarke JO: Esophageal Involvement in Systemic Diseases. The Esophagus. 6th ed. Richter JE, et al, eds. Wiley-Blackwell, 2021.

執筆：保坂浩子，栗林志行，竹内洋司，浦岡俊夫

2

検査・診断の進め方

1. 逆流性食道炎，非びらん性逆流症（NERD）

1 はじめに

胃食道逆流症（gastroesophageal reflux disease；GERD）とは，胃酸や食べ物が食道に逆流することで内視鏡でわかるような食道粘膜傷害と胸やけなどの煩わしい症状のいずれかもしくは両方が起きる病気である。GERDの中で，食道の粘膜傷害を認めるものを逆流性食道炎と分類する。逆流性食道炎には，症状がない無症候性も含まれる。GERDの中で，胸やけや呑酸などの典型症状があるにもかかわらず，食道の粘膜傷害を認めないものを非びらん性逆流症（non-erosive reflux disease；NERD）と分類している。

わが国において，逆流性食道炎の有病率は10％程度と推定されており，食生活の欧米化や*Helicobacter pylori*感染率の低下，除菌療法の普及などにより増加傾向であり，日常診療においても遭遇する機会は多い。本項では，逆流性食道炎の内視鏡診断のポイントについて述べていく。

2 ロサンゼルス分類

逆流性食道炎の内視鏡診断として押さえておきたいのがロサンゼルス分類である。現在世界的に頻用されており，逆流性食道炎の診断および重症度の分類として1994年の第10回世界消化器病会議で発表された。mucosal break（粘膜傷害）という概念が提唱され，「より正常に見える周囲粘膜と明確に区分される白苔ないし発赤を有する領域」と定義されており，それまで拾い上げられなかった病変も，より普遍的に拾い上げられることを目的につくられた。ロサンゼルス分類は粘膜傷害の広がりの程度によりAからDまでの4段階のGradeに分類される。mucosal breakの程度が5mmを超えないものをGrade A，5mm以上のものをGrade Bとしている。複数のmucosal breakの融合を認め，全周の75％未満のものをGrade C，75％以上のものをGrade Dとしている。このGrade分類は，食道内の酸曝露時間の程度や治療の反応性などと相関していることが報告されている。また，ロサンゼルス分類はそれ以前に使用されていたSavary-Miller分類よりも読影医間の一致率が良いと報告されている。しかし，症状の程度と粘膜傷害の重症度

Grade N	Grade M	Grade A	Grade B	Grade C	Grade D
胃	胃	胃	胃	胃	胃
内視鏡的に変化を認めないもの	色調変化型（粘膜傷害は認めないが下部食道の色調変化を認めるもの）	長径が5mmを超えない粘膜傷害で，粘膜襞に限局しているもの	少なくとも1カ所の粘膜傷害の長径が5mm以上で他の粘膜傷害と連続しないもの	全周の75％未満の連続した粘膜傷害を認める	全周の75％以上の粘膜傷害

図1 改訂ロサンゼルス分類

粘膜傷害：より正常に見える周囲粘膜と明確に区分される白苔ないし発赤を有する領域

付記項目：食道狭窄，食道潰瘍，バレット食道の有無

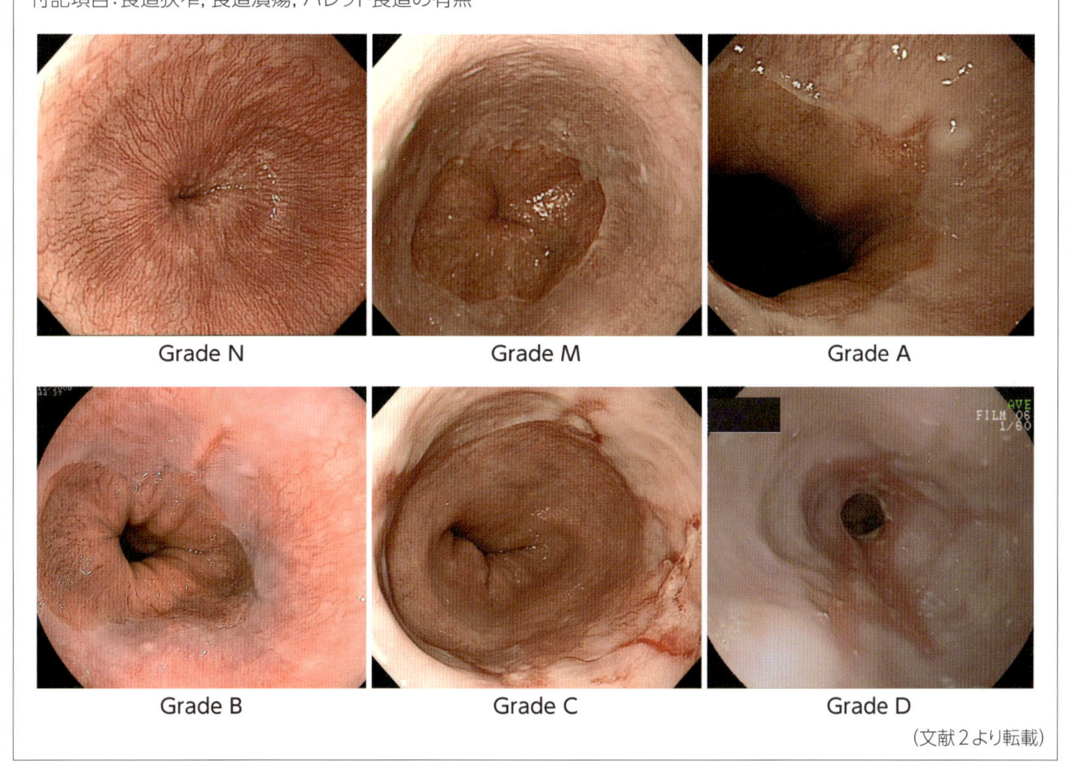

（文献2より転載）

は必ずしも一致しないため注意が必要である。

わが国では，1978年に発表された食道疾患研究会による食道炎の内視鏡分類において色調変化型食道炎という分類があり，星原らはオリジナルのロサンゼルス分類に内視鏡的な変化を認めないGrade Nと微小色調変化のminimal change（白濁による血管透見不良：MW，境界不明瞭な発赤：MR）を有するGrade M（色調変化型）を加えた改訂ロサンゼルス分類を提唱した（図1）[1, 2]。わが国では，この改訂ロサンゼルス分類が広く使用されている。逆流性食道炎が重症化するほど，白濁の広がりが

Savary-Miller 分類

1978年に提唱された分類であり，びらんや潰瘍の横方向への広がりを中心にstage ⅠからⅣまでの分類を行う。

有意に広くなると言われており，これは白濁が逆流によって起きていることを示唆している。ほかにminimal changeを有する患者では逆流性食道炎と同様のリスクファクターを持つといった報告や，問診票スコアによる逆流症状の検討でGrade Nと比較しGrade Mで高かったとする報告がある。しかし，minimal changeは内視鏡施行医間の診断の一致率が低く，minimal changeの客観的診断，臨床的意義についてはまだ十分確立されていないのが現状である。

mucosal breakの局在は2時方向，つまりは右側前壁方向と言われていたが，そもそも軸が統一されていない可能性が示唆されている。胃体上部で大弯ひだがモニター上で画面に水平になるように内視鏡を操作し，そのまま食道に引き抜いてくると，3時方向が食道右側，すなわち胃の小弯の延長線になること[3]を利用して軽症粘膜傷害の方向性を検討した結果，単発例では有意に3時方向（胃の小弯の延長線上）に多いことが証明された[4]。

3 逆流性食道炎と非びらん性逆流症（NERD）

前述のように，逆流性食道炎の内視鏡的診断はmucosal breakの有無で判定される。典型症状があるもののmucosal breakを認めないものはNERDとされる。NERDについては機能性ディスペプシアの合併など，病態が複雑化することもあり，病態の解明には食道インピーダンス・pH検査などの機能的な検査が必要となる。

機能性ディスペプシア
器質的な疾患がないにも関わらず，食後のもたれ感，早期膨満感，心窩部痛，心窩部灼熱感などの上腹部症状が継続する機能的な疾患である。診断にはRome Ⅳ基準が用いられる。

4 食道胃接合部（EGJ）の観察のポイント

日本食道学会では内視鏡的な食道胃接合部（esophago-gastric junction；EGJ）は下部食道柵状血管の下端であると定義している。柵状血管の下端を確認するには，胃内挿入前に送気を行いながら深吸気を行わせると，空気および胸腔内圧の陰圧増大により下部食道が伸展され，柵状血管の下端を含めた柵状血管全体像が観察できる。十分に伸展された柵状血管を観察することにより，下部食道の発赤調の部位が食道の境界明瞭な粘膜傷害であるのか，不明瞭な発赤であるのか，またはBarrett上皮であるのかを判定することができる。

Barrett上皮
食道の扁平上皮が胃から連続し，胃と同じ円柱上皮で置き換えられたものである。

ロサンゼルス分類のGrade C，Dは2条以上の粘膜ひだに連続してみられる粘膜傷害であることから，粘膜傷害の連続性の評価にも下部食道を十分に伸展することが重要である。ただ，近年は鎮静を希望する患者も多く，深吸気や息止めができないことも多い。吸気ができず，EGJが伸展しないときは無理な過送気は避け，一度胃内に内視鏡を挿入して少しずつ引き抜きながら観察することが勧められる。

5 食道裂孔ヘルニアについて

食道裂孔ヘルニアは大きくなると，逆流性食道炎の重症度，食道内酸曝露時間，食道酸クリアランス時間が有意に増加すると報告されており，逆流性食道炎と深い関わりを持つ。透視下の検討では2cmを超える裂孔ヘルニアでは，逆流性食道炎発症の原因である食道内酸曝露時間が4%を超えることが多く，一般に2cm以上が有意な裂孔ヘルニアと考えられている。しかし，わが国では多くの食道裂孔ヘルニア診断は内視鏡検査により行われ，深吸気時に2cm大の裂孔ヘルニアが観察されることはかなりの頻度でみられるが，この程度の裂孔ヘルニアでは逆流性食道炎を合併することは少ない。

筆者らは内視鏡的に食道裂孔ヘルニアと診断された症例を食道内圧検査で評価し，内視鏡的な裂孔ヘルニア診断の妥当性を検討した。内視鏡検査での食道裂孔ヘルニア診断では，深吸気時に送気を行いながらEGJを十分に伸展した状態でヘルニアの存在を測定した。結果は，内視鏡的に2〜3cm以下の食道裂孔ヘルニアは，内圧検査では裂孔ヘルニアを認めなかった。また，内視鏡的に4cm以上の食道裂孔ヘルニアが，内圧検査で2cm以上のヘルニアとして認められた[5]。この結果より，深吸気時の内視鏡検査による裂孔ヘルニアの診断は過剰評価となっている可能性が示唆され，内視鏡時に食道裂孔ヘルニアを診断する際は，深吸気下ではなく通常呼吸時に行うべきと考える。

文献

1) 星原芳雄：内視鏡診断と分類．GERDの診断と治療－GERDの臨床と今日的意義－．常岡健二，監．木暮 喬，他編．メディカルレビュー社，1999，p62-8.

2) 草野元康，編：GERD＋NERD診療Q＆A．日本医事新報社，2011，p81.

3) Hoshihara Y, et al：J Nippon Med Sch. 2021；88(1)：32-8.

4) Yamada A, et al：JGH Open. 2022；6(12)：864-8.

5) Hanada Y, et al：J Gastroenterol. 2018；53(6)：712-7.

執筆：門馬絵理，星原芳雄，岩切勝彦

2. 好酸球性食道炎

1 はじめに

好酸球性食道炎（eosinophilic esophagitis；EoE）の確定診断には，病理組織学的に食道好酸球浸潤を証明することが必要である。通常，内視鏡下生検で診断に至るため，内視鏡所見の理解は重要である。本項では，EoEの内視鏡像を中心に検査・診断の進め方について私見を交えて述べる。

2 診断基準

初めに2020年に厚生労働省好酸球性消化管疾患研究班から公表されたガイドラインによる診断基準を示す（**表1**）[1]。「嚥下障害，つかえ感などの自覚症状」と「上皮内食道好酸球浸潤15個以上/HPF」の2つを必須所見とし，白斑，縦走溝，気管様狭窄などの内視鏡所見，プロトンポンプ阻害薬（proton pump inhibitor；PPI）への反応性不良，食道壁の肥厚などの参考所見を加味して診断される。**表1**[1]には明記されていないが，他の好酸球性消化管疾患や好酸球増多症候群，胃食道逆流症（gastroesophageal reflux disease；GERD）など二次的に好酸球浸潤をきたす疾患との鑑別

一歩踏みこむ
EoE患者は症状を繰り返すうちに，つかえやすいものを避ける，よく噛んで飲み込む，食事の際よく飲水するなど，症状を回避する食行動により症状をあまり自覚していないことも多い。そのため，日常の食習慣を含めて問診を行う。

表1 EoEの診断基準

必須項目	
1.	食道機能障害に起因する症状（嚥下障害，つかえ感等）の存在
2.	食道粘膜の生検で上皮内に好酸球浸潤15個以上/HPFが存在（数箇所の生検が望ましい）
参考項目	
1.	内視鏡検査で食道内に白斑，縦走溝，気管様狭窄を認める
2.	PPIに対する反応が不良である
3.	CTスキャンまたは超音波内視鏡検査で食道壁の肥厚を認める
4.	末梢血中に好酸球増多を認める
5.	男性

（文献1より改変）

が必要となる。EoEとGERDはしばしば合併するが，一般にGERDによる好酸球浸潤は10個以下/HPFであり，15個以上/HPFであればEoEの診断となる。PPIによる治療への不応性が疾患定義で重視された時期があり，参考所見のひとつに挙げられているが，現在，PPIは治療の第一選択として位置づけられ，診断にPPI反応性は問わない。

わが国におけるEoEの特徴として，検診やドックなどのスクリーニングの内視鏡検査を契機に診断される無症候例，軽症例が多いことが挙げられる。ただし，無症候例の食道好酸球浸潤は現行の診断基準ではEoEと診断されず，その取り扱いは定まっていない。

3 内視鏡所見

1 特徴的な所見

粘膜浮腫（血管透見の低下・消失）（**E**dema），輪状ひだ（**R**ings），白斑（**E**xudates），縦走溝（**F**urrows），狭窄（**S**tricture）の5つが特徴的な所見とされている。これらは各々の頭文字をとってEREFS（EoE endoscopic reference score）として報告され，客観的な内視鏡的評価として学術研究や臨床治験などで広く使用されている（1文字目と3文字目のEが同じでわかりにくいため，"ERExFS"と表記されることがある）。**図1**，**表2**に典型的な内視鏡像と特

ここは押さえておきたい

EREFSでは浮腫，白斑，輪状溝はinflammatory change，輪状ひだ，狭窄はfibrostenotic changeと亜分類される。前者は治療により消退しやすい可逆的な変化，後者は線維化が進んだ状態を示し，好酸球浸潤が消退した後も残存しやすい。

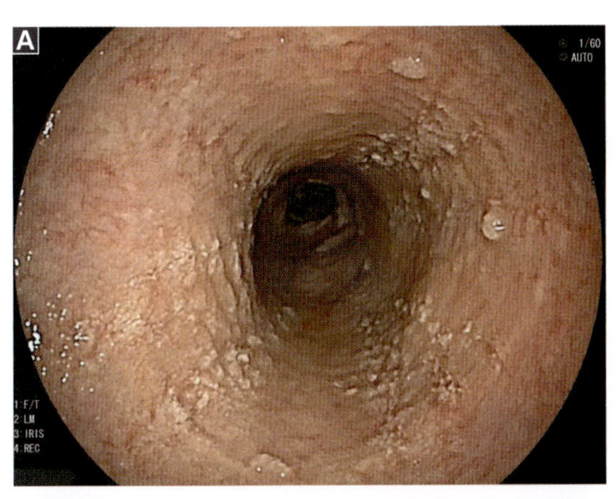

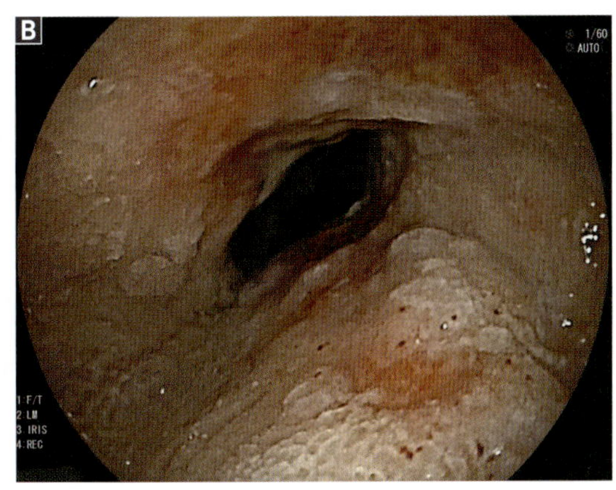

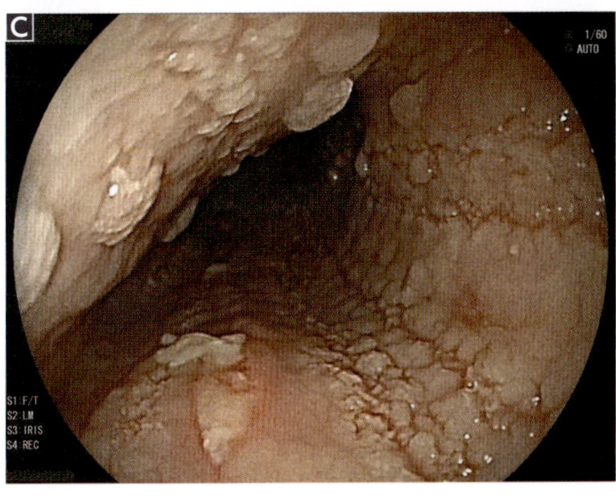

図1 典型的な内視鏡像

A：縦走溝に沿って白斑を認める

B：中部食道に軽度の狭窄を認める

C：亀裂状の縦走溝により一部，敷石状の変化を呈している。10時方向には乳頭腫様の小隆起を認める

表2 EREFS

所見	性状・特徴	グレード	スコア
浮腫(Edema)	上皮樹枝状血管の透見性低下。非特異的な所見	なし(血管透見が明瞭)	0
		あり(血管透見が低下・消失)	1
輪状ひだ(Rings)	同心円状の収縮輪，嘔吐反射等で出現する一過性の畳目模様より恒常的で粗大。高度の場合，「気管様食道」とも呼ばれる	なし	0
		軽度(わずかなringの所見)	1
		中等度(明らかなring，通常径の内視鏡は通過)	2
		高度(明らかなring，通常径の内視鏡の通過不可)	3
白斑(Exudates)	組織学的に好酸球の微小膿瘍を反映した所見。カンジダとの鑑別が必要	なし	0
		軽度(食道粘膜の10%未満に認める)	1
		高度(食道粘膜の10%以上に認める)	2
縦走溝(Furrows)	段差(凹凸)のはっきりした亀裂状，ひび割れ状の溝，特異性が高い所見	なし	0
		あり	1
狭窄(Stricture)	GERDによる狭窄と異なり，上部や中部にも発生。一定の長さを持った筒状の狭窄は「狭細化(narrowing, small caliber esophagus)」と呼ばれる	なし	0
		あり	1

(文献2をもとに作成)

徴，Hiranoらのスコアリングを示す[2]。GERDなどでも縦走する淡い線状の所見や軽度の輪状ひだが認められることがあるため，EoEが疑われる場合は生検での確認が必要である。炎症が持続し線維化が進むと狭窄が出現するが，わが国では稀である。これらの所見は典型例ではいくつか複合して存在し，よく観察すれば大部分の症例で何らかの異常所見が指摘されることが多いが，所見が不明瞭な例も存在する。

2 その他の内視鏡所見

好酸球浸潤を伴う活動性炎症がある粘膜はnarrow band imagingやblue laser imagingでベージュ調に，linked color imagingで黄色や薄いオレンジ色に描出され，色調変化を認める領域を狙って生検することで好酸球浸潤の検出が高まり，診断に有用なことがある[3](**図2**)。また，乳頭腫様の小ポリープや"Ankylosaurus back sign"と呼ばれる縦走傾向を示す白色小隆起の多発を伴うことがある。縦走溝が複合すると工事用車輌のキャタピラーの走行痕のようにみえ，"caterpillar sign"として報告されている(**図3**)。所見は中下部食道を中心にびまん性に認める例が多いが，食道下端の小範囲や斑状・スポット状に限局する例が存在する(**図4**)。限局型は，症状が乏しい例が多い。

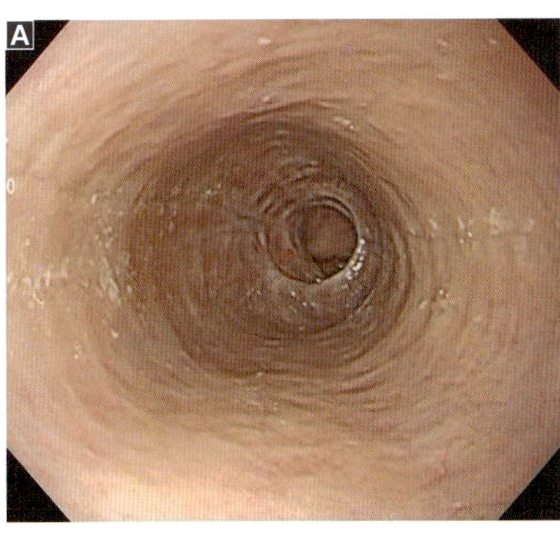

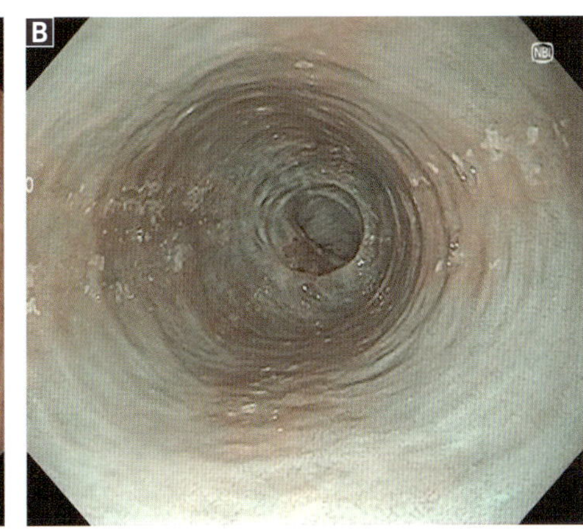

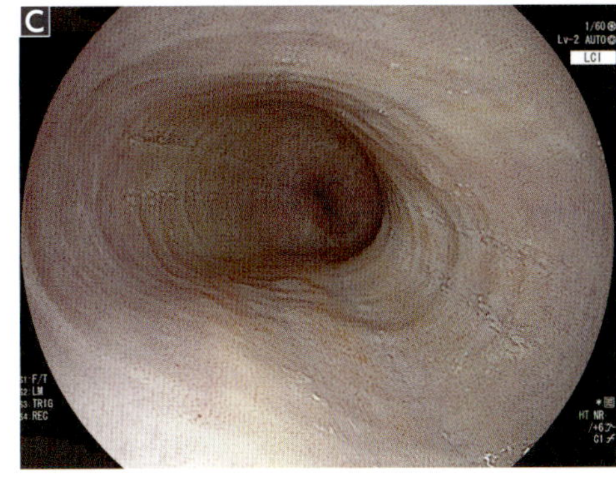

図2 画像強調内視鏡
A：white light imaging
B：narrow band imaging
C：linked color imaging

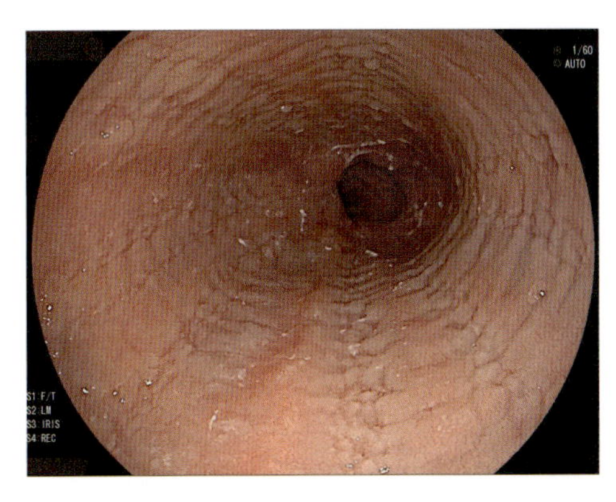

図3 caterpillar sign

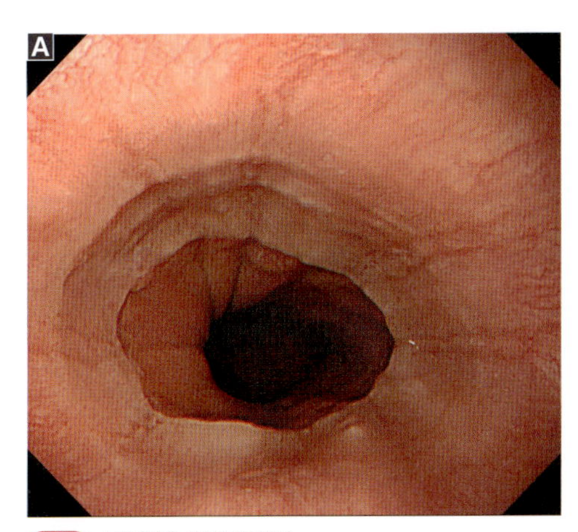

図4 下部食道限局型
A：white light imaging, B：narrow band imaging

4 病理組織所見

典型例では上皮内優位の好酸球浸潤に加え，好酸球微小膿瘍，好酸球脱顆粒，基底細胞層肥厚，細胞間隙開大，上皮下の線維化など多彩な炎症所見を認める（**図5**）。現状では浸潤好酸球の絶対数（ピーク値）のみが診断基準に採用されており，カットオフは15個以上/HPF（通常400倍，おおむね60個以上/mm^2）でコンセンサスが得られている。好酸球浸潤は縦走溝（特に溝の上）と白斑で強く，また上部より中下部食道で高度である。好酸球浸潤の分布は不均一でありサンプリングエラーがあるため，このような異常所見や部位を考慮して，複数領域（2領域以上）より複数個（4～6個以上）の生検を行うことが望ましい。胃腸炎症状あるいは内視鏡的に胃・十二指腸に異常所見がある場合は，好酸球浸潤の検索のため生検を考慮する。

迷ったときは
EoEでは，好酸球性胃炎など他の好酸球性消化管疾患が合併する頻度は低い。十分なコンセンサスは得られていないが，胃腸炎症状や内視鏡的異常がない場合，好酸球浸潤の有無を評価するための胃・十二指腸ランダム生検は不要と考えられる。

上皮内に比べ上皮下で好酸球浸潤が優勢なタイプが存在するが，通常の生検では十分な上皮下組織を含むサンプルの採取や評価は困難なことが多い。さらに，固有筋層中心に好酸球浸潤を認める「好酸球性食道筋炎（eosinophilic esophageal myositis；EoEM）」と呼ばれる病態が提唱され，jackhammer esophagusのような食道運動障害との関連性が注目されている[4)]。EoEMの診断には，内視鏡的筋層切開術やEUS-FNAなどの特殊な手技による筋層生検が必要となる。上皮下型のEoEやEoEMと通常型のEoEとの病態の相違については不明な点が多く，今後さらなる病態解明が期待される。

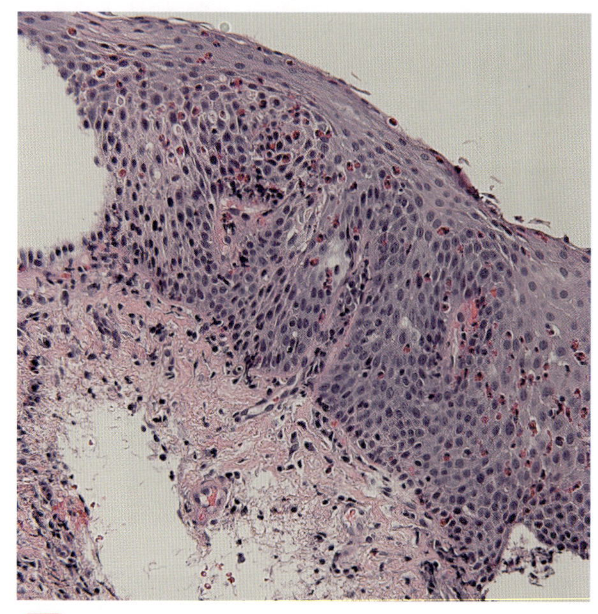

図5 生検病理組織所見

5 診断契機からみたEoEの診断

日常診療における診断契機は，①on-goingなfood impactionへの対応，②EoEを疑う症状の精査，③その他の消化器症状の精査，④検診・ドックなどのスクリーニング内視鏡，の4つに大別される。

ここで差がつく
救急外来等で，食道や胃の術後など明らかな既往症のない，若年から中年男性のfood impaction（**図6**）に遭遇した場合には，EoEの可能性を念頭に置く。

①では緊急内視鏡検査が行われるが，食残などで条件が悪いため背景食道の異常所見がとらえにくく，またEoEが疑われても実際には生検採取までは困難なことが多い。したがって，impactionの解除後には本症の可能性を十分説明し，再検を促すことが重要である。PPI投与で所見が改善する場合があるため，再検までは原則無投薬とするのがよい。②の場合，特にimpactionを繰り返す例では所見が不明瞭でも一度生検を行って好酸球浸潤の有無を確認することが望ましい。生検で有意な好酸球浸潤が検出されなければ，食道運動障害の可能性も念頭にCT・食道X線造影・食道内圧測定などの精査を考慮する。

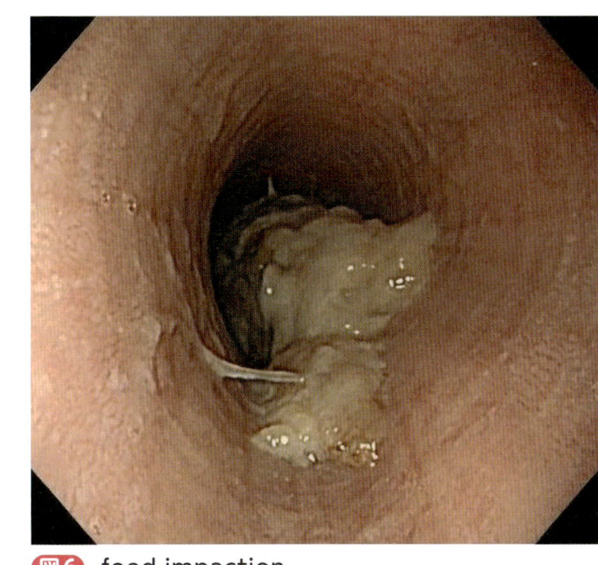

図6 food impaction

③や④の場合には一般に内視鏡検査前に食習慣を含む詳細な問診がされていないことが多く，EoEに矛盾しない症状を有しているかどうかを検査医が十分把握できていない場合が多いと思われる。一般に有症状のEoEは狭窄に進展しうる進行性疾患と理解されており，内視鏡所見が典型的で高度な例については一度，生検診断をつけておくことは妥当であろう[5)]。実際，検査後の詳細な問診で症状の存在が明らかになる例をしばしば経験する。この場合，生検診断がなされていれば，速やかに治療に移行できるし，治療しない場合も経過観察を勧める根拠となる。

一方，所見が弱い例や限局型は症状がないか乏しい例が多く，特に④の場合には積極的な生検は躊躇される。現状では無症候性や軽症例の自然経過は明らかになっておらず，「内視鏡的なEoE疑い」として経過観察を勧めることが妥当かもしれない。無症候性や軽症例の取り扱いは特にわが国で解決すべき課題のひとつである。

文献

1） 厚生労働省好酸球性消化管疾患研究班，編：幼児・成人好酸球性消化管疾患診療ガイドライン. 2020. https://www.ncchd.go.jp/hospital/sickness/children/allergy/EGIDs_guideline.pdf（2024年6月閲覧）

2） Hirano I, et al：Gut. 2013；62(4)：489-95.

3） 阿部靖彦，他：消化器内視鏡. 2022；34(8)：1354-60.

4） Sato H, et al：World J Gastroenterol. 2017；23(13)：2414-23.

5） Fujiwara Y：J Gastroenterol. 2020；55(9)：833-45.

執筆：阿部靖彦

3. 食道アカラシアを含む食道運動異常症

1 はじめに

食道アカラシアなどの一次性食道運動障害の診断には食道内圧検査や食道造影検査がきわめて有用であるが，つかえ感や胸痛などの症状を有し食道運動障害の可能性がある患者に対しては，上部消化管内視鏡検査が初期検査として行われることが多い。食道運動障害の存在を念頭に置きながら，以下に述べるような所見に注意して観察を行うことで，内視鏡検査の段階で食道運動障害の存在を強く疑うことが可能である。

2 食道アカラシアの内視鏡所見

食道アカラシアの古典的な上部消化管内視鏡検査所見としては，食道内腔の拡張，食物残渣・液体の貯留，泡沫状唾液貯留，胃内から噴門部を反転観察した際の巻き付き，めくれ込み像，食道の異常収縮などがある（**図1**）[1, 2]。このような所見を有する場合には食道アカラシアの診断は決して困難ではないが，食道内腔の拡張がなく，食道内に残渣や液体の貯留を認めない食道アカラシア患者も多い。

深吸気時に食道胃接合部（esophago-gastric junction；EGJ）を伸展させて観察し，下部食道狭小部への全周性のひだ像と，柵状血管の全体像が観察されない“esophageal rosette”を認めた場合は下部食道括約筋（lower esophageal sphincter；LES）の弛緩不全を疑う。esophageal rosetteは食道アカラシアの多くの症例で観察される所見であり（**図2**）[2, 3]，LES部位の障害範囲が広範囲に及ぶ症例においてみられると考えられている。

食道アカラシアの食道体部を観察すると，粘膜表層のごく細い縦走する全周性のひだである“pinstripe pattern”を認めることがある。客観的な所見に乏しい初期アカラシア患者の約60％に観察され，内輪筋の収縮に関連した所見と考えられている（**図3**）[2, 4]。

ほかにも近年， 食道アカラシアの新たな内視鏡所見がいくつか報告されている。“gingko leaf sign”はesophageal rosetteを認めないが，深吸気時にも全周の柵状血管下端が観察できず下部食道に狭小部が存在し，下部食道の縦断像を想定すると食道外側から凸形状〔銀杏の葉（gingko leaf）様〕を呈する所見であり（**図4**）[2, 5]，LESの一部分（多く

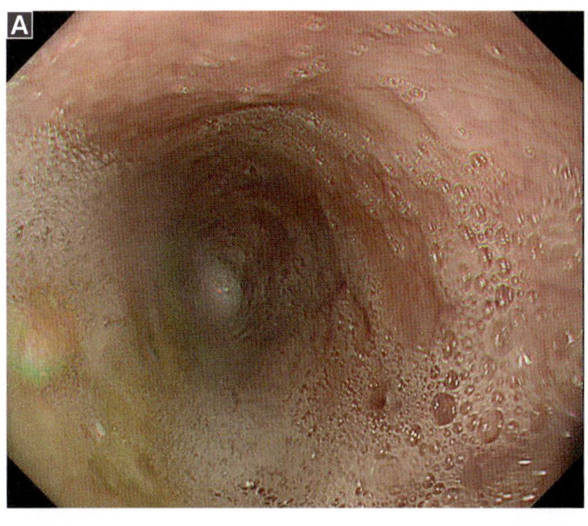

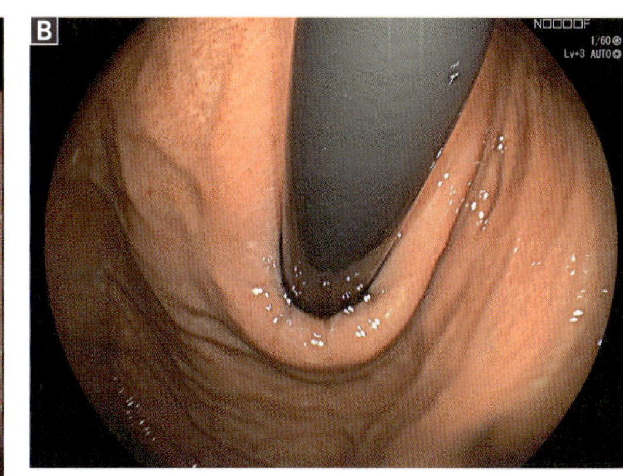

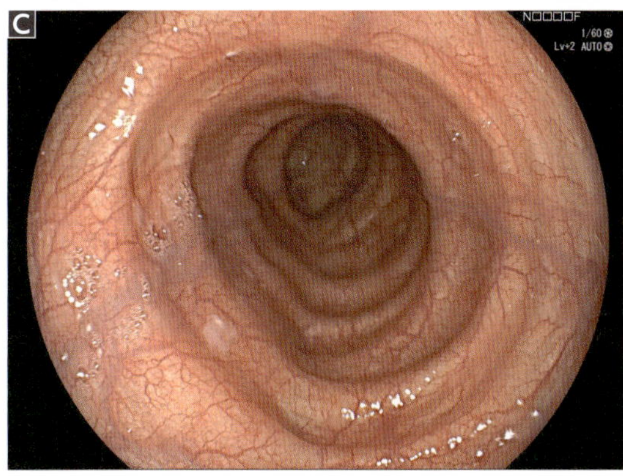

図1 古典的な食道アカラシア患者の食道内視鏡所見

A：食道内腔の拡張，食物残渣・液体の貯留，泡沫状唾液の貯留を認める

B：胃内から噴門部を反転観察した際に巻き付き像を認める

C：食道体部に多発輪状収縮波を認める

（文献2より引用）

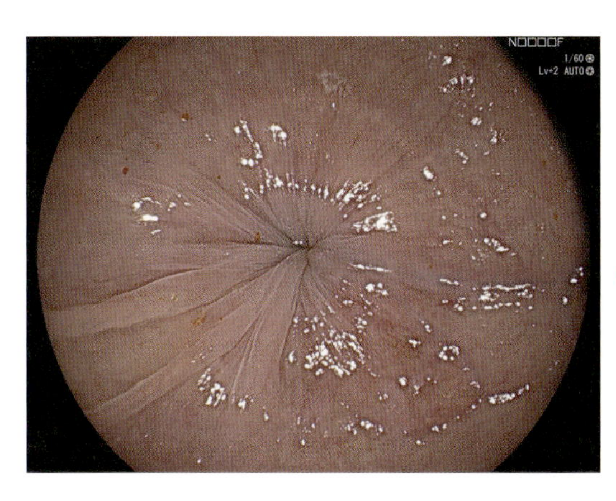

図2 食道アカラシア患者における深吸気時の下部食道内視鏡所見（"esophageal rosette"）

食道アカラシア患者の多くは，深吸気時に下部食道狭小部への全周性のひだ像と，柵状血管の全体像が観察されない所見である"esophageal rosette"を認める

（文献2より引用）

は下端）が障害されていると考えられる。"champagne glass sign"は胃内の反転操作にてEGJを観察すると，狭小部（LES収縮部）が柵状血管の下端より口側に位置し，EGJは弛緩しているようにみえる内視鏡所見である（**図5**）[2, 6]。下部食道の縦断像がchampagne glass様の形状を呈することが想定され，LESの中部から上方部位が障害されていると考えられる。

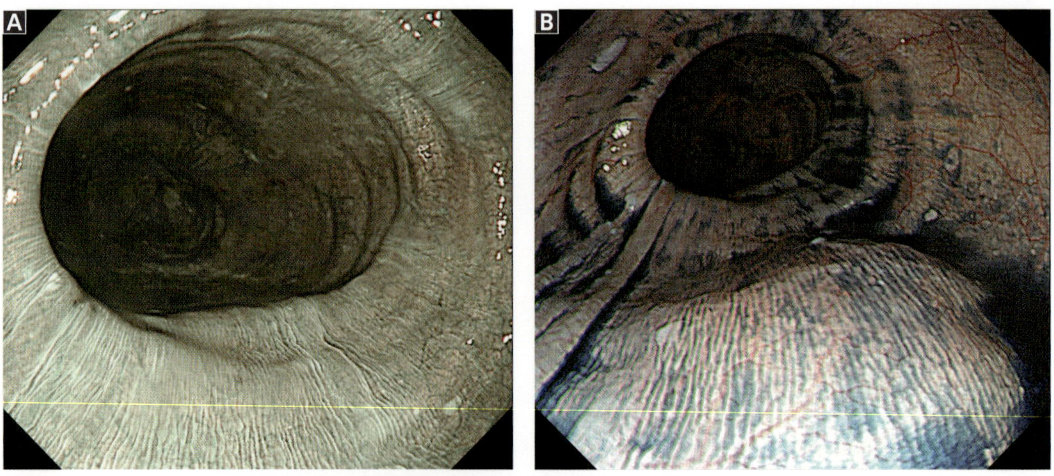

図3　食道アカラシア患者における食道粘膜表層の縦走するひだ像（"pinstripe pattern"）
"pinstripe pattern"は食道粘膜表層の細い縦走するひだ像で，画像強調観察（A）やインジゴカルミン散布（B）をすると明瞭化する
（文献2より引用）

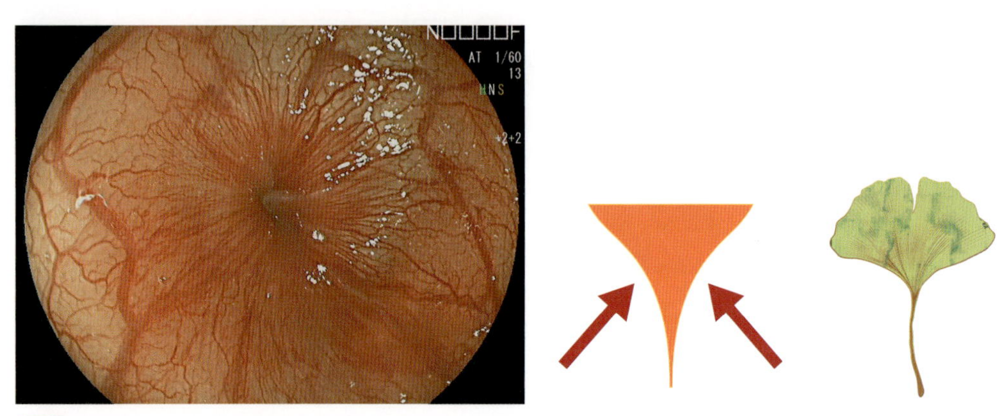

図4　食道アカラシア患者における深吸気時の下部食道内視鏡所見（"gingko leaf sign"）
"gingko leaf sign"は深吸気時に全周の柵状血管下端が観察できず，下部食道の縦断像を想定すると食道外側から凸形状〔銀杏の葉（gingko leaf）様〕を呈する所見である
（文献2より引用）

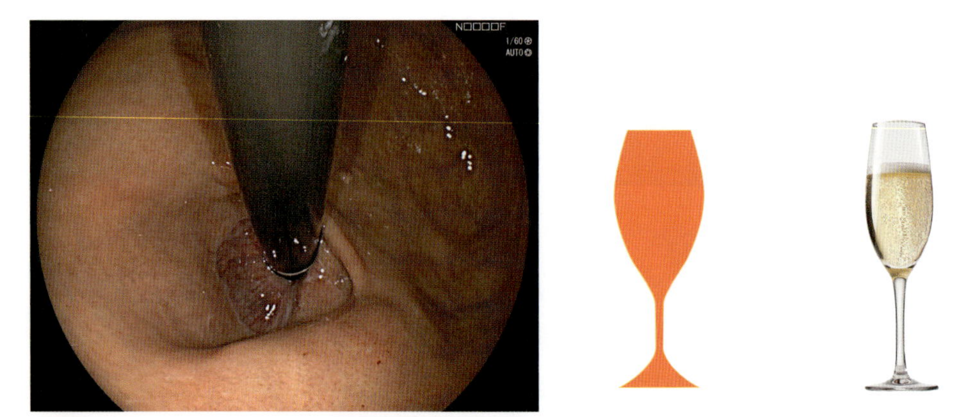

図5　食道アカラシア患者における胃内反転操作時のEGJの内視鏡所見（"champagne glass sign"）
"champagne glass sign"は胃内の反転操作にてEGJを観察すると，狭小部（LES収縮部）が柵状血管の下端より口側に位置し，EGJは弛緩しているようにみえる内視鏡所見である。下部食道の縦断像がchampagne glass様の形状を呈することが想定される
（文献2より引用）

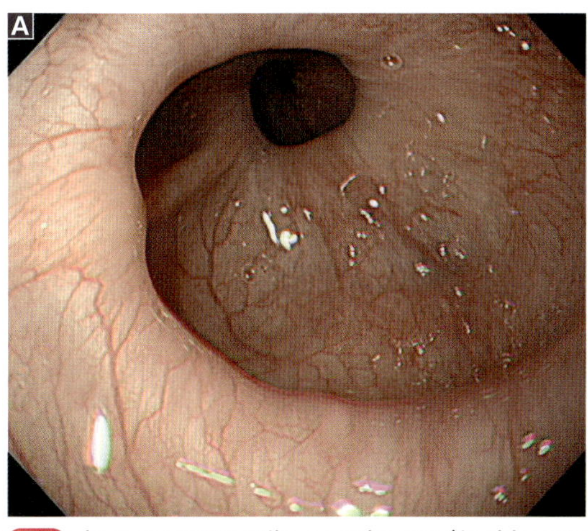

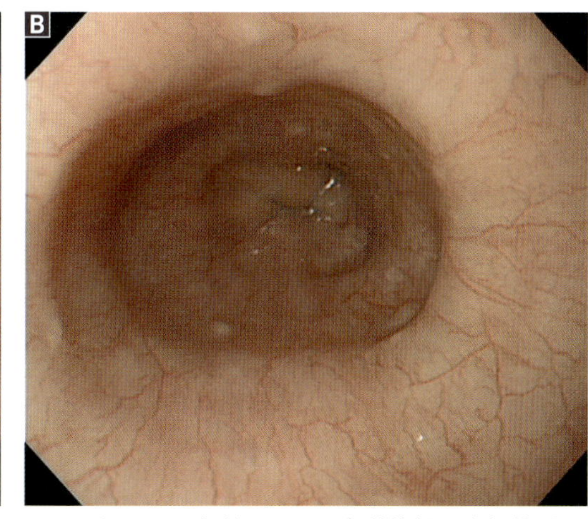

図6 hypercontractile esophagus (jackhammer esophagus) 患者における食道体部の内視鏡所見
食道体部の同期性収縮や強収縮を特徴とする食道運動障害では，内視鏡検査時に食道体部にらせん状収縮（A）や食道の狭小化（伸展不良）（B）を認めることがある
（文献2より引用）

3 食道体部運動異常を疑う内視鏡所見

食道体部の同期性収縮や強収縮を特徴とする一次性食道運動障害であるdistal esophageal spasm（DES）やhypercontractile esophagus（jackhammer esophagus），また食道体部の同期性収縮を伴うtype 3の食道アカラシアでは，内視鏡検査において食道体部に多発輪状（数珠状）収縮波やらせん状収縮波，食道の狭小化（伸展不良）を認めることがある（**図1C**，**図6**）[2]。これらの所見は健常者でもみられることがあるが，つかえ感や胸痛等の症状があり，これらの所見が頻回に観察される場合には食道体部の運動異常を疑う必要がある。これらの内視鏡所見をとらえるためには，食道中部でスコープをしばらく固定し，食道の動きを観察することが重要である。

その他，食道運動異常を疑う所見として，Matsubaraらは高解像度食道内圧検査で食道運動障害と診断された患者の内視鏡所見を検討し，食道運動障害の特徴的な内視鏡所見として，EGJ通過時の抵抗，食道内腔の残留物，食道拡張，痙攣性収縮（らせん状収縮波または輪状収縮波），食道内腔を閉塞させない収縮波を挙げている[7]。

4 鑑別疾患と注意点

食道アカラシア症例において，EGJの狭小部をスコープで通過する際には抵抗を感じる症例も多いが，通過は可能である。大きな抵抗がある場合やスコープが通過できない場合には，食道アカラシアの鑑別診断として重要であるEGJ領域の悪性腫瘍など器質的狭窄を疑うべきである。また，食道アカラシア患者では食道癌

ここは押さえておきたい
EGJの狭小部をスコープで通過する際，大きな抵抗がある場合やスコープが通過できない場合には，悪性腫瘍を含めた何らかの器質的狭窄を疑う必要がある。

を合併するリスクが高いことから，診断や治療後も内視鏡による定期的な観察が必要である。

文献

1） 日本食道学会，編：食道アカラシア取扱い規約．第4版．金原出版，2012.

2） 岩切勝彦，他：消化器内視鏡ハンドブック．改訂第3版．日本消化器内視鏡学会，監．医学図書出版，2024，p218-24.

3） Iwakiri K, et al：J Gastroenterol. 2010；45(4)：422-5.

4） Minami H, et al：PLoS One. 2015；10(2)：e0101833.

5） Hoshikawa Y, et al：Esophagus. 2020；17(2)：208-13.

6） Gomi K, et al：Dig Endosc. 2016；28(6)：645-9.

7） Matsubara M, et al：Dig Endosc. 2021；33(5)：753-60.

執筆：川見典之，岩切勝彦

1. 食道インピーダンス・pHモニタリング

1 はじめに

胃食道逆流症（gastroesophageal reflux disease；GERD）は，「胃内容物の食道への逆流によって，不快な症状や合併症を起こした状態」と定義される。具体的な臨床症状としては，胸やけ，呑酸といった定型的な症状以外にも，胸痛，咳嗽・喘息，咽喉頭炎，歯牙酸蝕などの非定型的症状も含まれ，多岐にわたることが知られている[1)]。しかしながら，これらの症状を有しているからといって，GERDであるという確証はなく，GERD以外の疾患の可能性も考えなければならない。

逆流モニタリングは，実際に起こっている胃食道逆流（gastroesophageal reflux；GER）現象を検知することが可能であり，GERD診断のゴールドスタンダードである。本項では，臨床現場における逆流モニタリングの適応や，実際の解析と評価方法について解説する。

2 逆流モニタリングの種類と適応

1 逆流モニタリングの種類

逆流モニタリングには，pHモニタリング（従来のpHモニタリング，ワイヤレスpHモニタリング）とインピーダンス・pHモニタリングがある。各検査法の特徴について概説する（**表1**）[2)]。

表1 各逆流モニタリングの特徴

	従来のpHモニタリング	ワイヤレスpHモニタリング	インピーダンス・pHモニタリング
経鼻カテーテル	必要	不要	必要
pH電極の位置	LES上端より5cm	SCJより6cm	LES上端より5cm
測定時間	24時間	24〜96時間	24時間
測定内容　酸性	○	○	○
測定内容　非酸性	×	×	◎
解析	自動	自動	自動（ただし，手動解析による確認が必要）

SCJ：squamocolumnar junction

①pHモニタリング

従来，下部食道括約筋（lower esophageal sphincter；LES）上端から5cm近位側の下部食道におけるpHを測定することにより胃酸の食道への逆流を検出する「食道pHモニタリング」が行われてきた（**図1**）[2]。カテーテルにpH電極がついているもの（従来のpHモニタリング）と，pH電極を内蔵したカプセルを食道粘膜に固定するもの（ワイヤレスpHモニタリング：Bravo®）がある。後者はわが国での薬事承認は未取得のため使用できないが，経鼻カテーテルが不要であり，患者の忍容性が高く，最長96時間までの長時間にわたり測定できるという利点がある。

しかし，胃酸分泌薬投与中には食道内へ逆流する胃内容物のpHが上昇するため，プロトンポンプ阻害薬（proton pump inhibitor；PPI）常用量投与下で69％，PPI倍量投与下では96％で，異常な酸逆流はない（正常範囲内）と判断されてしまい，酸以外の逆流を評価できないという難点があった[3]。

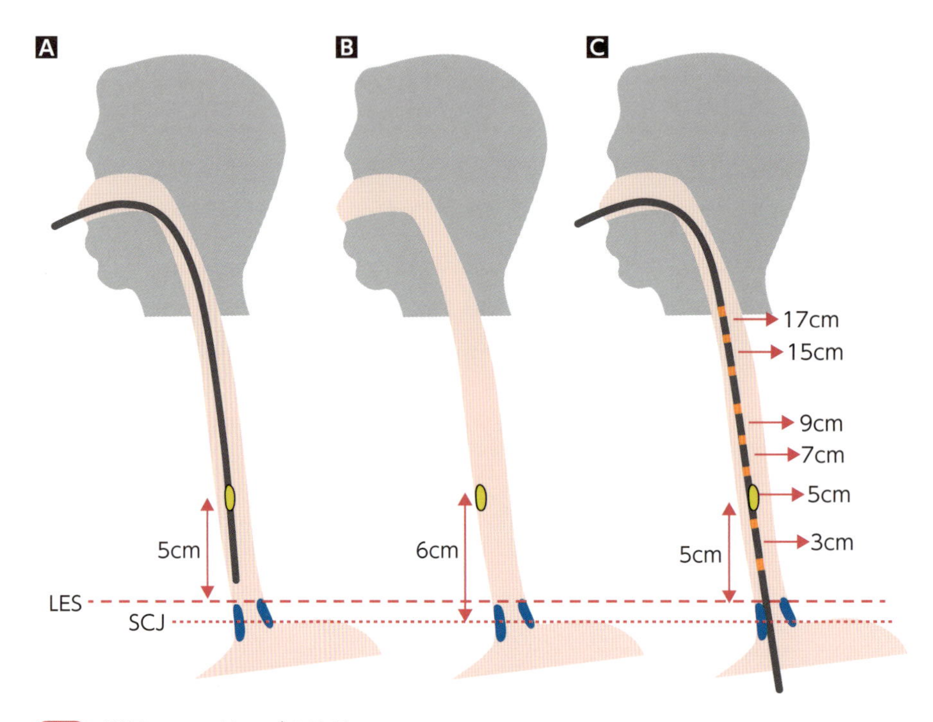

図1　逆流モニタリングの比較
A：従来のpHモニタリング。pH電極はLES上端から5cm口側
B：ワイヤレスpHモニタリング（Bravo®）。pH電極はSCJより6cm口側
C：インピーダンス・pHモニタリング。pH電極はLES上端から5cm口側。6ペアのインピーダンス電極もある
SCJ：squamocolumnar junction

②インピーダンス・pHモニタリング

一方，「食道インピーダンス・pHモニタリング」は，成人の場合，1～2個のpH電極（2個の場合は，15cm間隔で食道，胃のpHを測定）に加えて6ペアのインピーダンス電極（3，5，7，9，15，17cm）を有するカテーテルを用いる（**図1**）[2]。隣同士のインピーダン

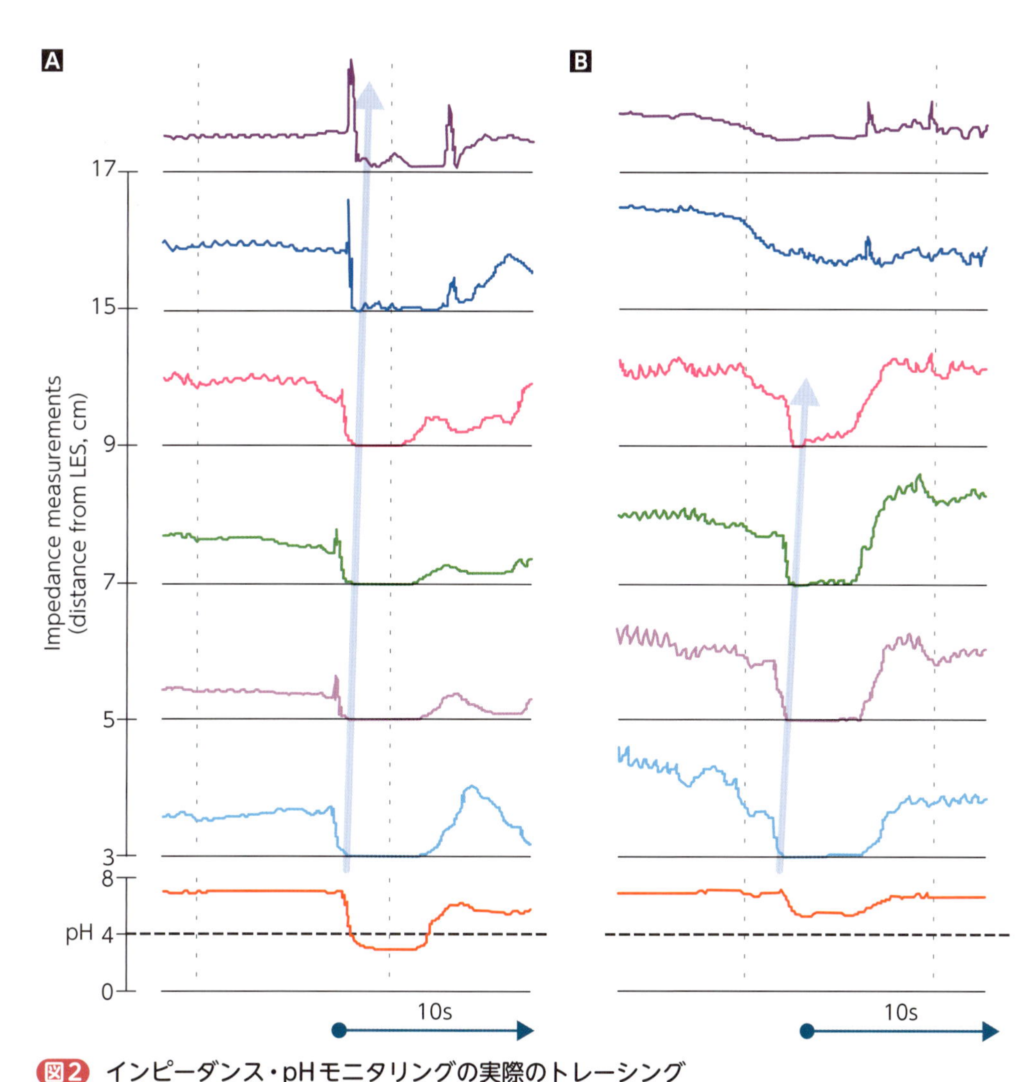

図2 インピーダンス・pHモニタリングの実際のトレーシング

A:酸逆流。LES上端より17cmの近位食道までの逆流。pHは4以下になっており，酸逆流である

B:非酸逆流。LES上端より9cmまでの逆流．pHは4以下になっていないため，非酸逆流である

ス電極間を通過する電気抵抗値（インピーダンス）を測定することにより，消化管内容物の移動をとらえることができる。インピーダンスは，胃酸が最も小さく，食物，唾液，食道粘膜の順に大きくなり，空気が最も大きい。インピーダンスの値により通過する内容物の性状（液体・気体・混合），移動方向〔順行性（＝嚥下）・逆行性（＝逆流）〕，逆流の到達地点（遠位食道のみ・近位食道まで）などの物理的特性を得ることができる。さらに逆流内容物の化学的特性であるpHの情報を合わせることにより，酸逆流（pH≦4）か非酸逆流（pH＞4）かを判別できる（**図2**）。従来のpHモニタリングでは，酸逆流のみしか検出できなかったが，インピーダンス・pHモニタリングでは，非酸逆流もとらえることができるため，理論上すべてのGER現象を検出することが可能である。なお，解析の際には，自動解析ソフトウェアがあるが，逆流イベントを正確にとらえられているかどうかを手動解析で確認する必要がある。

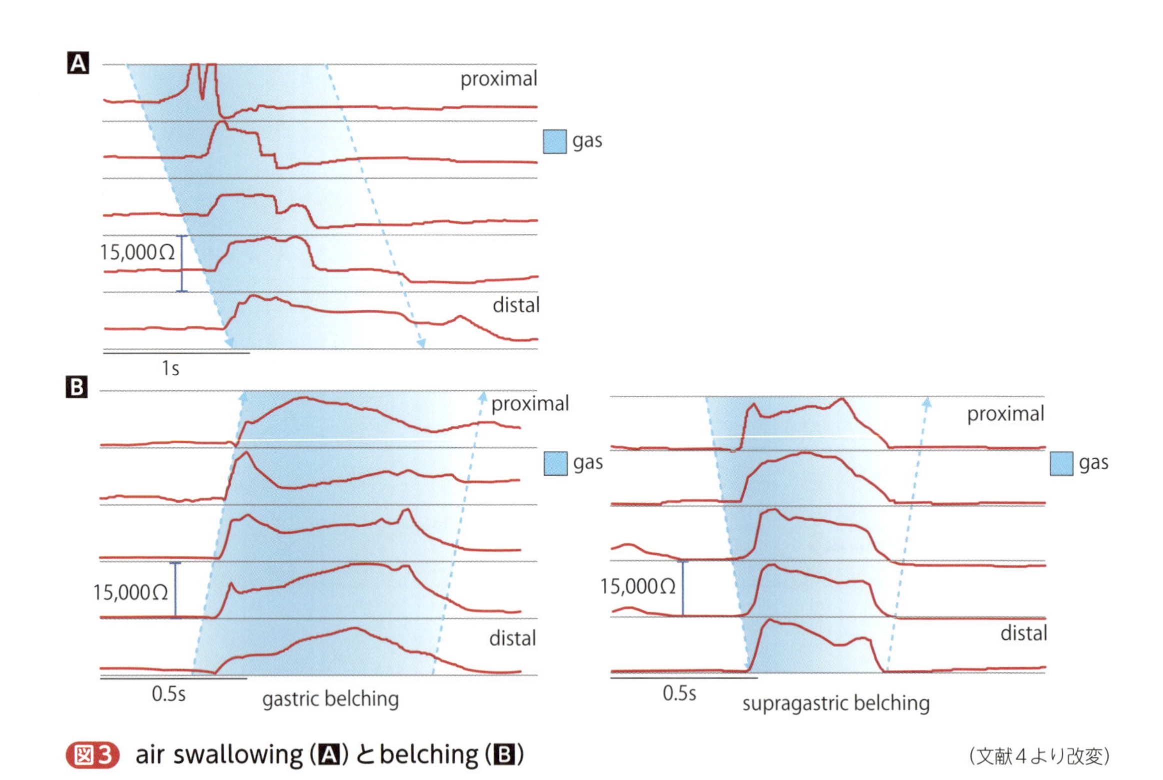

図3 air swallowing (A) とbelching (B)　(文献4より改変)

さらに，インピーダンス・pHモニタリングでは，気体も検出できるため，げっぷ(belching)の評価も可能であり，gastric belchingとsupragastric belchingにわけられる(図3)[4, 5]。なお，反芻(rumination)についてはインピーダンス・pHモニタリングでは通常のGER現象と区別がつかないが，高解像度インピーダンス・内圧検査(high-resolution impedance manometry；HRIM)を行うと，胃内圧が上昇した後に引き続き，胃内容物の食道への逆流が生じることが確認できるため，両者の鑑別に有用とされている。なお，本項の解説範囲を超過するが，HRIMにより反芻は，特に誘因なく起こるprimary rumination，逆流現象に引き続いて起こるsecondary rumination，supragastric belchingに引き続いて起こるsupragastric belch-associated ruminationの3つにわけられる(図4)[5]。

2 逆流モニタリングの適応

逆流モニタリングは，GERDの確定診断や病態把握の目的で行われる。一般的にその適応は，PPI抵抗性GERDにおける病態の評価，内視鏡陰性GERDにおける逆流防止手術術前のGERの証明，非心臓性胸痛や食道外症状などでのGERDの鑑別，逆流性食道炎の合併症(Barrett食道，狭窄)などにおける酸分泌抑制薬の評価，などである(表2)[2]。

また，インピーダンス・pHモニタリングは，酸逆流以外に，非酸逆流も評価できるため，PPI抵抗性の逆流症状，原因不明の慢性咳嗽，無酸症における逆流症状を有する患者の病態把握に用いられ，さらに空気逆流も検出できる利点を活かして，前述の通り，著しいげっ

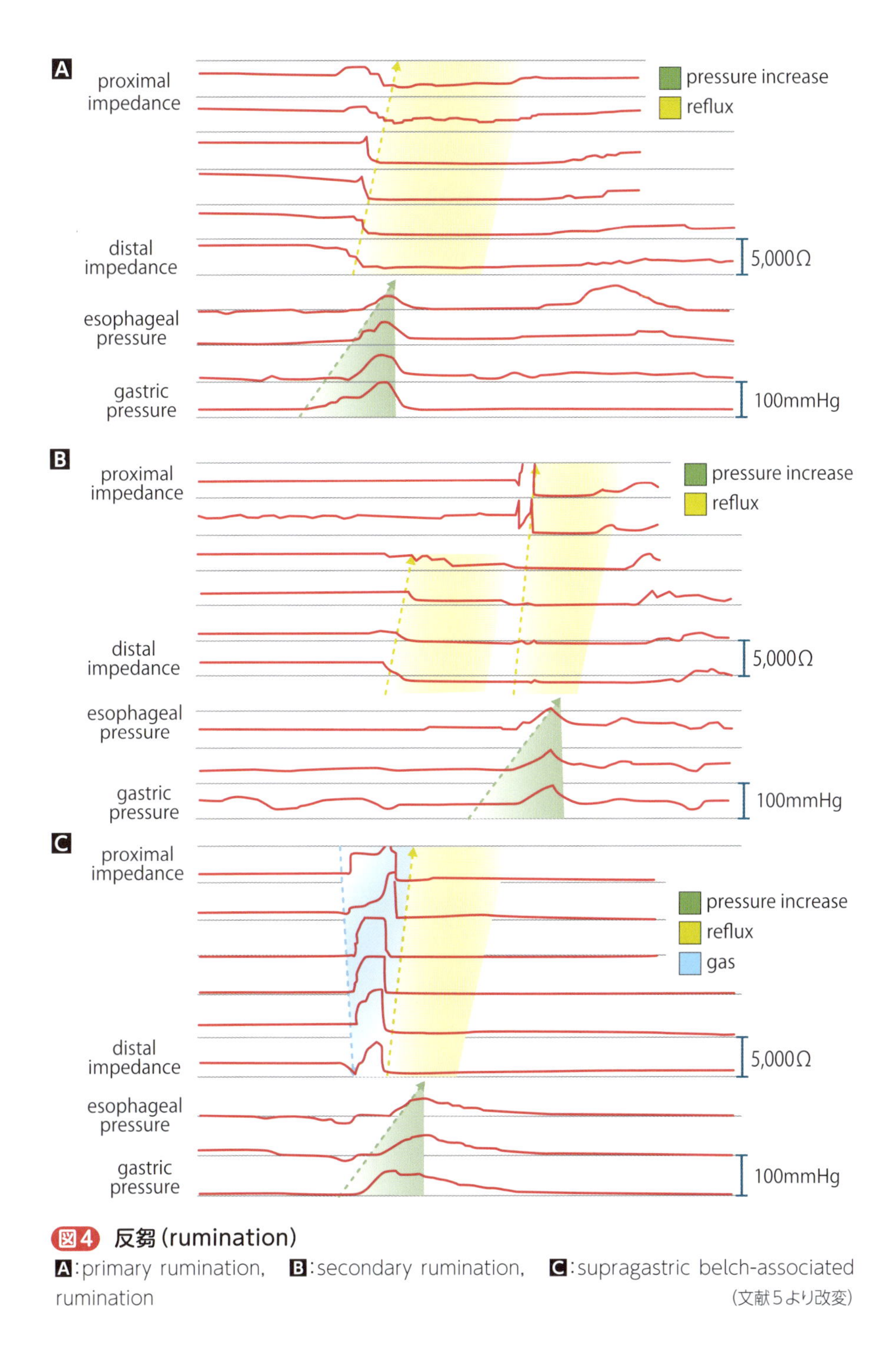

図4 反芻(rumination)

A:primary rumination, **B**:secondary rumination, **C**:supragastric belch-associated rumination

(文献5より改変)

表2 逆流モニタリングの適応

1) PPI抵抗性GERD:病態の評価
2) 内視鏡陰性GERD:逆流防止手術術前のGERの証明
3) 非心臓性胸痛,食道外症状:GERDの鑑別
4) 逆流性食道炎の合併症(難治性逆流性食道炎,Barrett食道,狭窄):酸分泌抑制の適正化

(文献2より改変)

ぷ(belching)を有する患者の病態評価にも用いられる(**表3**)[6]。

最近のLyon consensus v2.0では，GERDの定型的症状(胸やけ，呑酸，胸痛)を有する場合には酸分泌抑制薬のトライアルでよいが，その他の非定型的症状，PPI無効例，GERDの侵襲的治療の前，長期的な内科的な診療の前などの場合には，先行して逆流モニタリングによる病態評価を行うことが推奨されている[7]。

表3 インピーダンス・pHモニタリングの適応

• PPI抵抗性の逆流症状
• 原因不明の慢性咳嗽
• 無酸症における逆流症状
• げっぷ(belching)

(文献6より改変)

3 インピーダンス・pHモニタリングの実際

1 カテーテルの留置

食事を最低6時間控えた後，鼻腔に局所麻酔薬を塗布し，経鼻的にカテーテルを挿入する。前述の通り，食道pH電極をLES上端より5cm口側に留置するが，LESの同定のために先行して高解像度食道内圧検査を行い，鼻腔からの位置を確認しておく。

2 検査中の注意点

食道内に留置したカテーテルを，データ記録用の機械に接続して検査を開始する。検査中は，なるべく普段の生活と同様に過ごすのがよいが，酸性飲料(炭酸類など)は控えるように指示する。24時間の検査中に，a)食事(開始，終了)，b)体位(横になる，起き上がる)，c)症状出現時に，専用のボタンを押してもらう。症状出現時のボタンは，異なる3種類の症状を別々に登録でき，またd)その他のイベントがあった際に押すボタンもある。24時間後にカテーテルを抜去し，検査を終了する。

3 データ解析

データ記録用の機械内の記録媒体に保存されたデータを解析専用のソフトウェアにアップロードする。解析画面上でデータを表示し，患者とともに上記a)～d)について確認する。

市販のデータ解析用ソフトウェア内で自動解析(AutoSCAN)が可能となっており，その自動解析をかけた後で，2～5分のデータを1画面に表示し，実際のトレーシングを見ながら手動解析を行う〔チェックが入った部分については逆流としてよいか(逆流でなければ“削除”)，チェックが入らなかった部分については逆流がないかどうか(逆流であれば“追加”)のダブルチェックを行う。ただし，自動解析が行われるのは“液体逆流”のみであり，“気体逆流”についてはすべて手動解析となる〕。

なお，液体逆流は「遠位食道4つのインピーダンス電極のうち連続する2つ以上で，ベースラインから50%以上の低下が2秒以上認められる場合」とし，液体逆流による

GER現象と判断する。

4 インピーダンス・pHモニタリングによる胃食道逆流(GER)現象の評価指標

“逆流負荷”および“症状とGER現象との関連性”により，評価を行う。

①逆流負荷(reflux burden)

24時間にわたるGER現象の多寡(逆流負荷)に関する定量的な評価指標として，食道内pH 4以下の時間比(acid exposure time；AET)と総逆流回数(number of reflux episodes；NRE)が用いられ，Lyon consensus v2.0では以下のように定義されている[8]。

- 酸分泌抑制薬投与下でない場合：「正常」はAET＜4.0％かつNRE＜40回，「異常」はAET＞6％またはNRE＞80回の場合，「ボーダーライン」はその中間
- 酸分泌抑制薬投与下の場合：「正常」はAET＜1.0％かつNRE＜40回，「異常」はAET＞4％またはNRE＞80回の場合，「ボーダーライン」はその中間

②症状とGER現象との関連性(symptom-reflux association)

検査中に症状出現した際にボタンを押して記録したイベントマークと，実際のGER現象との関連性について，symptom index(SI)またはsymptom association probability(SAP)により定性的な評価を行う[8, 9]。SIは，総症状回数のうち，症状に関連した逆流回数の割合であり，50％以上の場合に「関連性あり(陽性)」と判定する(**図5**)。また，SAPは，全測定時間を2分ごとにわけ，症状と逆流の有無を統計学的に評価するものであり，95％以上の場合に「関連性あり(陽性)」と判定する(**図6**)。

全体の症状のうちで，症状に関連した逆流の割合

$$SI = \frac{症状に関連した逆流回数}{総症状回数} \times 100$$

陽性の判定：50％以上

図5 SI

全測定時間を2分ごとにわけ，症状(symptom：S)と逆流(reflux：R)の有無を評価

n	1	2	3	4	5	6	7	8	9	10	11	12	13	14	15	16	17	18	19	20
R	−	−	+	+	+	+	+	−	−	+	−	+	+	+	−	−	−	−	−	−
S	−	+	+	−	−	+	−	−	−	+	−	+	−	+	−	+	−	+	+	+

	症状(−)	症状(+)
逆流(−)	A回	B回
逆流(+)	C回	D回

p=?
(Fisher's exact test)

SAP=(1−p)×100(％)
陽性の判定：95％以上

図6 SAP

5 データ解析上の注意点

自動解析による逆流負荷の評価は，酸逆流に関しては正確であるが，非酸逆流については過大評価される傾向がある[9]。また，症状とGER現象との関連性の評価は，各症状が3回以上あると信頼性が高くなるとされており，さらに自動解析ではGER現象を正確

にとらえていない場合があるため，少なくとも症状の前後2分間は手動解析による確認が推奨されている[9)]。

6 インピーダンス・pHモニタリング時の酸分泌抑制薬の取り扱い

既に酸分泌抑制薬を内服している患者では，インピーダンス・pHモニタリングを，酸分泌抑制薬なしで行うか，酸分泌抑制薬投与下で行うかについて，事前に吟味する必要がある。

これまでGERDの証明がなされておらず，定型的症状にげっぷを伴っている場合や，呼吸器症状とGERDとの関連を調べようとしている場合などでは，GERDの存在を確認するために（検査7日前より中止し）酸分泌抑制薬なしでインピーダンス・pHモニタリングを施行する。

一方で，GERDが証明されており，治療最適化が行われているにもかかわらず症状が持続している場合には，酸分泌抑制薬の効果が現れているのかどうかを確認するために，酸分泌抑制薬投与下でインピーダンス・pHモニタリングを施行する。

なお，GERDの可能性が低い（内視鏡で異常がない，PPIが無効である）場合には，酸分泌抑制薬を中止してモニタリングを行う（**図7A**）[9)]が，GERDの可能性が高い（内視鏡でBarrett食道・逆流性食道炎・食道裂孔ヘルニアが認められる，PPIが有効である）場合には，酸分泌抑制薬を継続下でモニタリングを行う（**図7B**）[9)]。

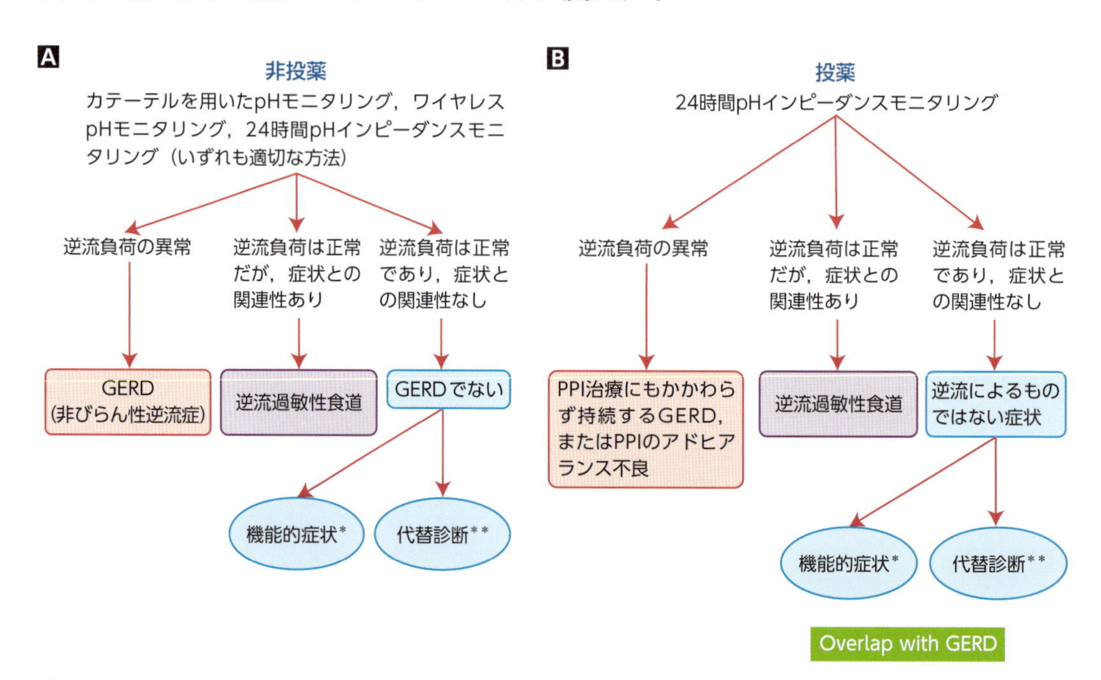

図7 酸分泌抑制薬の非投薬下と投薬下におけるGERDの表現型
*：機能性胸やけ，機能性胸痛
**：反芻，supragastric belching，好酸球性食道炎

（文献9より改変）

7 最終診断：胃食道逆流症（GERD）のフェノタイプ

最終的には，食道インピーダンス・pHモニタリングによる逆流負荷および症状との関連性の結果を用いて，1）GERD（異常な逆流負荷が認められる場合），2）reflux hypersensitivity（逆流負荷は正常範囲内であるが，症状との関連性がある場合），3）GERDではない病態（逆流負荷が正常であり，症状との関連性もない場合）の3つのフェノタイプに分類することができる（**図7**）[9]。

8 インピーダンス・pHモニタリングによるGERD診断の新しい指標

最近注目されている新しい指標として，mean nocturnal baseline impedance（MNBI）とpost-reflux swallow-induced peristaltic wave（PSPW）indexがあり，GERDの診断能の向上に寄与することが報告されている[9, 10]。

①MNBI

MNBIは，食道蠕動運動がない夜間1，2，3時の10分間のインピーダンスの平均値を算出し，正常値は2,292 Ω以上である。「正常」は2,500 Ω，「異常」は1,500 Ω以下，その間は「ボーダーライン」とされている（**図8**）[7]。食道粘膜の透過性を反映し，炎症が存在するとMNBIは低値を示す。

②PSPW index

一方，PSPW indexは，逆流現象の後30秒以内に一次蠕動波が出現する割合として算出され，カットオフ値は61％である。GERDでは，機能性胸やけやコントロールと比較して，PSPW indexは低値を示すことが報告されている。しかし，ソフトウェアでは自動計算されず煩雑であるため，Lyon consensus v2.0ではGERDの補助診断としての指標には含まれていない。

	UNPROVEN GERD *off therapy*	PROVEN GERD *on therapy*
	pH or pH-IMPEDANCE	pH-IMPEDANCE
CONCLUSIVE EVIDENCE FOR PATHOLOGIC REFLUX	AET>6% on 24 hour studies AET>6% on≧2 days on wireless studies	AET>4%, reflux episodes>80
BORDERLINE OR INCONCLUSIVE EVIDENCE	AET 4~6% on 24 hour studies AET 4~6% on≧2 days on wireless studies Total reflux episodes 40~80/day	AET 1～4% Total reflux episodes 40~80/day MNBI 1,500～2,500Ω
ADJUNCTIVE OR SUPPORTIVE EVIDENCE	Reflux-symptom association Total reflux episodes>80/day MNBI<1,500Ω	MNBI<1,500Ω Reflux symptom association
EVIDENCE AGAINST PATHOLOGIC REFLUX	AET<4% each day of study Total reflux episodes<40/day MNBI>2,500Ω	AET<1% Total reflux episodes<40/day MNBI>2,500Ω

図8 逆流モニタリングによるGERDの病態評価 （文献7より改変）

4 おわりに

食道インピーダンス・pHモニタリングは，個々の患者の病態を評価し，治療方針を決定するために有用である。特に，内視鏡治療や外科治療などの侵襲的な治療を行う際には，GERDの正確な診断が必須であり，今後わが国においても本検査法の普及が望まれる。

文献

1) Vakil N, et al：Am J Gastroenterol. 2006；101(8)：1900-20；quiz 1943.
2) Carlson DA, et al：Gastroenterol Clin North Am. 2014；43(1)：89-104.
3) Charbel S, et al：Am J Gastroenterol. 2005；100(2)：283-9.
4) Kessing BF, et al：Am J Gastroenterol. 2014；109(8)：1196-203；quiz 1204.
5) Saleh CM, et al：Gastrointest Endosc Clin N Am. 2014；24(4)：633-42.
6) Bredenoord AJ, et al：Am J Gastroenterol. 2007；102(1)：187-94.
7) Gyawali CP, et al：Gut. 2024；73(2)：361-71.
8) Gyawali CP, et al：Gut. 2018；67(7)：1351-62.
9) Roman S, et al：Neurogastroenterol Motil. 2017；29(10)：1-15.
10) Frazzoni M, et al：Clin Gastroenterol Hepatol. 2016；14(1)：40-6.

執筆：秋山純一，竜野稜子，赤澤直樹，横井千寿

2. 高解像度食道内圧検査（HRM）

1 食道の運動

1 食道体部の運動

正常では，嚥下を行うと食道体部に近位から遠位に向けて伝播する蠕動波が認められ，嚥下に伴う蠕動波を「一次蠕動波」と呼んでいる。一方，嚥下に関係なく，食道の伸展刺激でも蠕動波は誘発され，こうした嚥下に関連しない蠕動波を「二次蠕動波」と呼んでいる。食道内圧検査では主に一次蠕動波を評価し，食道運動障害の患者では強い収縮や痙攣性の運動が認められたり，収縮が弱い，または食道体部の運動がみられない症例がある。

2 食道胃接合部（EGJ）の運動

食道胃接合部（esophago-gastric junction；EGJ）は高圧帯を形成しており，胃酸を含む胃内容物が食道に逆流することを防いでいる。EGJでは食道の固有筋層がやや肥厚しており，「下部食道括約筋（lower esophageal sphincter；LES）」と呼ばれている。イヌなどの動物では解剖学的に明らかな輪状筋の肥厚が認められるが，ヒトでは解剖学的に括約筋が明瞭に同定できないものの，括約機能が存在している。また，EGJではLESだけではなく，横隔膜脚（crural diaphragm；CD）が食道を取り巻いており，高圧帯形成に関与している。正常ではLESとCDが同じ位置にあり，両者で高圧帯を形成しているが，食道裂孔ヘルニアの症例ではLESとCDの位置に乖離が生じる。

EGJは嚥下に伴い弛緩し，食道内のボーラスが胃内に流入することが可能になる。食道内圧検査では，上記のように食道体部の運動とともに，嚥下に伴うEGJの弛緩不全を評価することが重要であり，食道アカラシアではEGJの弛緩不全が認められる。

ここは押さえておきたい

食道の解剖と生理は食道運動を評価する際の基本であり，しっかり理解しておきたい。食道内圧検査では一次蠕動波を評価しているが，近年，二次蠕動波の評価の重要性も示されている。

2 高解像度食道内圧検査（HRM）の原理

1 食道内圧の測定方法

食道内圧検査は，食道内の圧を測定することによって食道の運動を評価するものである。従来の食道内圧検査（conventional manometry）では5～7cm間隔で3～5箇所の食道内圧を測定していたが，高解像度食道内圧検査（high-resolution manometry；HRM）では1～2cm間隔で多数のセンサーが配置されており，食道運動の詳細な評価ができることから「高解像度」という言葉が使用されている。

内圧の測定方法としては，カテーテルに微量の水を流して水が側孔から流れ出ることを妨げる圧を測定する「infused catheter法」と，カテーテルに直接圧センサーを取り付けて内圧を測定する「intraluminal transducer法」がある[1)]。HRMのオリジナルとして開発されたManoScan™やわが国で薬事承認されているスターメディカル社のスターレットはintraluminal transducer法を用いており，1cm間隔で36個のセンサーがカテーテルに配置されている。また，最近薬事承認されたDiversatek Healthcare社のプリズム2もintraluminal transducer法を用いており，1cm間隔で34個のセンサーが配置されている。一方，海外ではinfused catheter法を用いたHRMも行われている。なお，HRMでは圧をカラーで表示できるようになり，全体像を把握しやすくなっている。

2 EGJの測定方法

EGJの位置は呼吸性に変動するため，1点の内圧測定ではEGJ圧を持続性に測定することができなかった（**図1A**）[1)]。そこで，6cmの受圧面を持つsleeve sensorが開発され，sleeve sensorの受圧面にかかる最高圧を測定することにより，EGJ圧の持続測定が可能となった（**図1B**）[1)]。sleeve sensorはinfused catheter法を使用したものであるが，HRMでは任意の範囲の最大圧を測定することにより，sleeve sensorと同様にEGJの持続測定が可能となった（**図1C**）[1)]。

検査の特徴を理解する

sleeve sensorを使用したconventional manometryでは，LESとCDを区別することはできなかった。HRMでは，LESとCDの位置が一致しない場合，LESとCDを同定することができ，食道裂孔ヘルニアの存在を評価することができる。

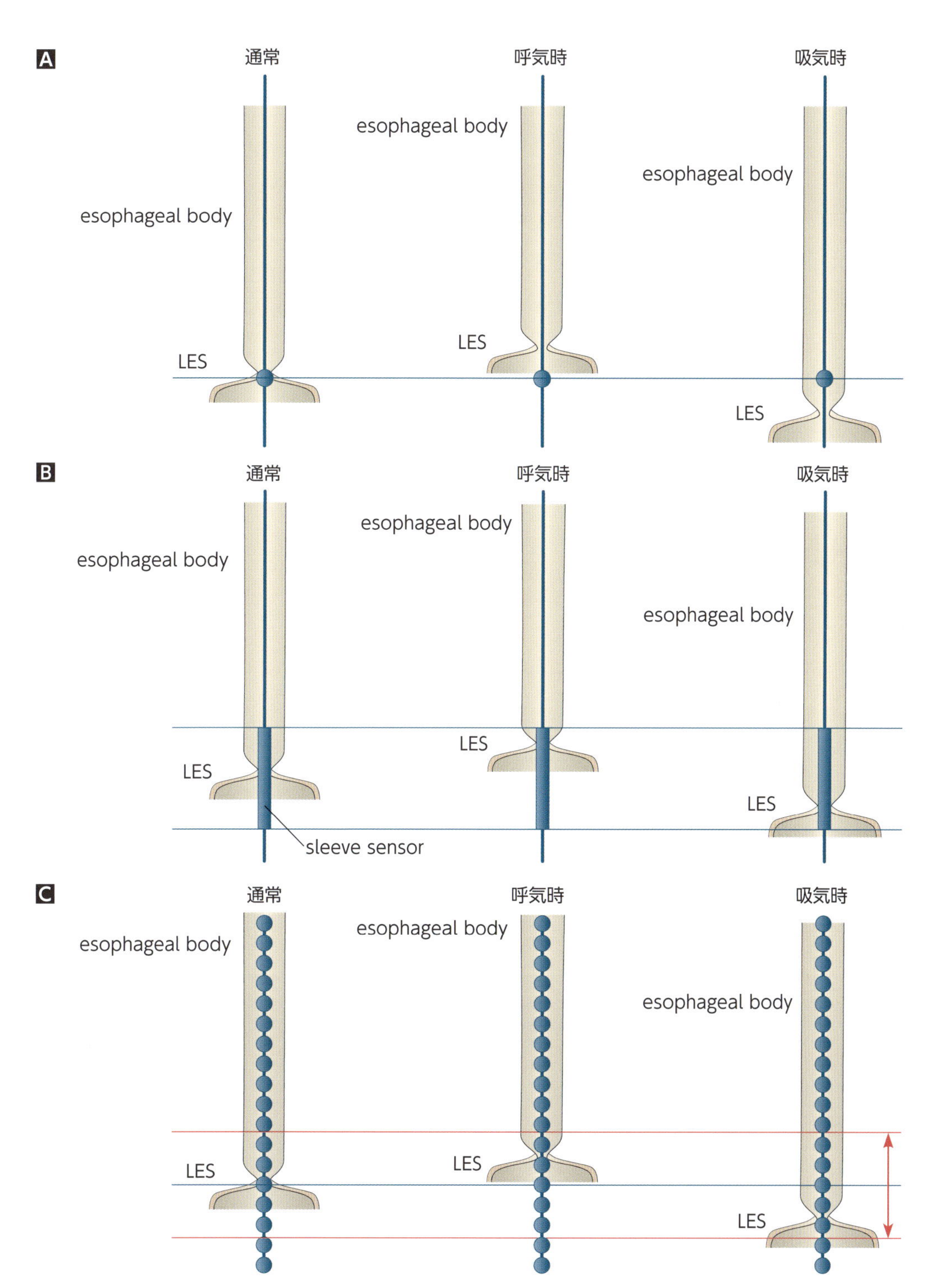

図1 EGJの測定方法

A:LESは呼気時には口側に移動し，吸気時には肛門側に移動するため，1点での圧測定ではLESを持続的に測定することができない

B:6cmの受圧面を持つsleeve sensorを使用すると，LESが呼吸性に移動しても持続的にLES圧を測定することができる

C:赤矢印のように任意の間隔での最大圧を測定することにより，sleeve sensorと同様にLES圧を持続的に測定することができる

(文献1，p7より改変)

3 HRMの適応

つかえ感や非心臓性胸痛などの食道運動障害が疑われる症例が食道内圧検査の適応となる。その他にも，胃食道逆流モニタリング時のpHセンサー留置部位の同定や，逆流防止術や筋層切開術前の食道蠕動波の評価，術後嚥下困難の原因精査，全身性強皮症の食道運動評価などがHRMの適応として挙げられている[2)]。また，HRMにインピーダンスを併用すると，rumination syndromeの評価にも有用である。 近年では，肥満手術や肺移植の術前の食道運動評価の重要性も指摘されている。

HRMの適応疾患は食道運動障害だけではない

HRMは食道運動障害の診療に有用であるが，胃食道逆流診療においても食道運動障害の鑑別やEGJバリア機能の評価，逆流モニタリングにおけるpHセンサーの位置決めなどに有用である。

4 HRMの実際

1 標準プロトコール

食道運動障害の診断にはシカゴ分類が用いられており，標準プロトコールもシカゴ分類で提唱されているプロトコールが用いられている（図2，3）[3)]。

シカゴ分類ver3.0までは，臥位で5mLの水を10回服用して一次蠕動波を評価していた[4)]。しかし，これだけでは，正確に食道運動を評価することができないケースが少なくないことが明らかになり，最新のver4.0では臥位での評価以外に坐位での評価も追加になった[3)]。また，multiple rapid swallow（MRS）やrapid drink challenge（RDC）などの負荷テストも標準プロトコールに含まれている。

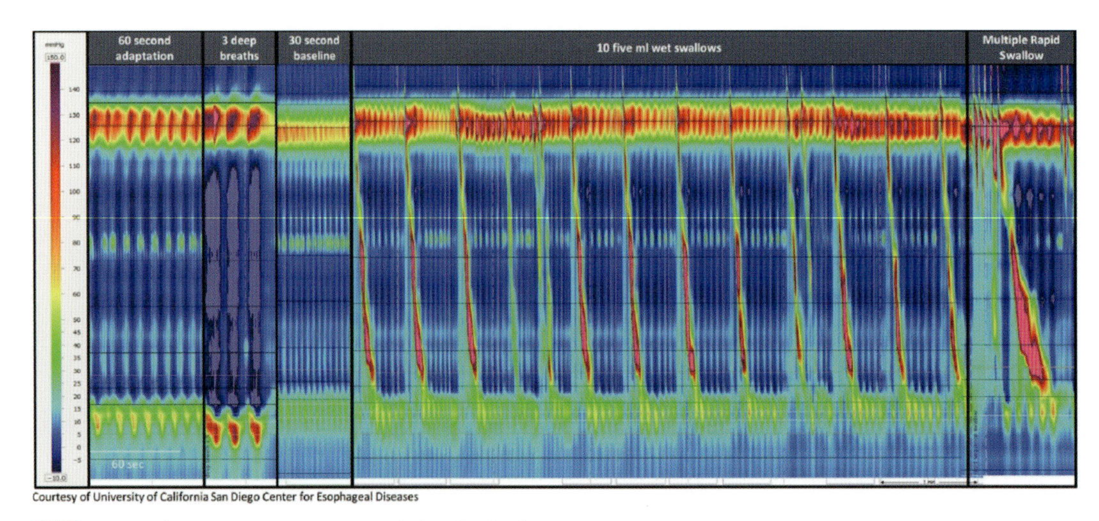

図2 シカゴ分類ver4.0における臥位の標準プロトコール

カテーテルを挿入した後に臥位となり，まずカテーテルの違和感に慣れるために60秒間安静にする。3回深呼吸を行った後に，30秒間ベースラインを測定し，5mLの水嚥下を10回行う。最後にMRSを少なくとも1回行う

（文献3より転載）

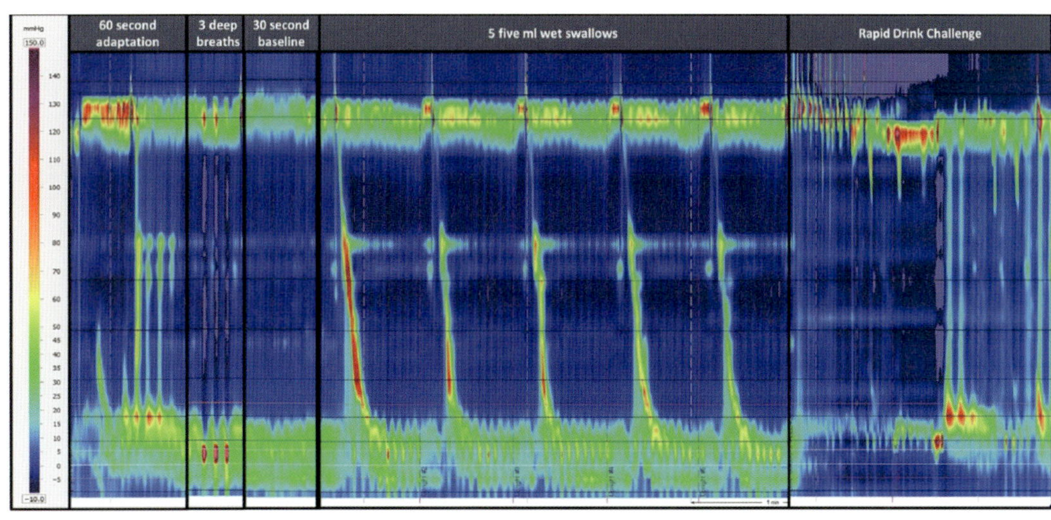

Courtesy of University of California San Diego Center for Esophageal Diseases

図3 シカゴ分類ver4.0における坐位の標準プロトコール

体位を坐位に変換し，臥位と同様に60秒間安静にした後に，3回深呼吸を行い，30秒間のベースラインを測定する。5mLの水嚥下を5回行った後に，RDCを行って終了する

（文献3より転載）

2 負荷テスト

嚥下を短時間で繰り返すと，嚥下中は食道運動が抑制され（deglutitive inhibition），嚥下後の蠕動波高が増幅される（contraction reserve）。シカゴ分類では，2mLの水を2～3秒のインターバルで5回繰り返すMRSを行うことになっている。HRMでは蠕動波が保たれているにもかかわらず，5mLの水嚥下では蠕動波が生じにくい，または蠕動波がみられても蠕動波高が低いケースが少なからず認められる。こうしたケースでは，MRSを行うことによって，蠕動波が保たれているのかを評価することができる。

EGJの弛緩不全の評価において，5mLの水では不十分であり，より多くの水を服用するとEGJ弛緩不全が明らかになるケースがある。シカゴ分類ver4.0では，200mLの水を服用するRDCが標準プロトコールに含まれている。

MRSやRDC以外にも，シカゴ分類の標準プロトコールには含まれていないが，固形食や薬剤を使用した負荷テストの有用性も報告されている。

検査の限界も理解すべきである

つかえ感や胸痛の原因精査目的にHRMを行っているにもかかわらず食道運動障害がみられないケースや，検査中に症状が認められないケースも少なくない。こうしたケースでは，検査の方法が病態評価に十分ではない可能性を考慮する必要がある。

5 食道運動障害の診断

1 シカゴ分類で用いられているパラメータ

シカゴ分類では，嚥下に伴うEGJ弛緩をintegrated relaxation pressure（IRP），一次蠕動波の蠕動波高をdistal contractile integral（DCI），嚥下から一次蠕動波が下部食道に到達するまでの時間をdistal latency（DL）というパラメータで評価しており，これらのパラメータはHRMの解析ソフトで自動計算される（**図4**）[5]。EGJの弛緩不全がみられる場合にはIRPが高値を示し，強収縮がみられる場合にはDCIが高値を示す。一方で，収縮が減弱している場合にはDCIが低値を示す。食道体部にspasmがみられる場合，DLが短縮する。

食道内のボーラスに伴う圧上昇を"intrabolus pressure（IBP）"と呼んでいる。また，EGJ弛緩不全が存在すると，嚥下後に食道体部圧が上昇するが，この食道体部全体の圧上昇をpanesophageal pressurization（PEP）としている。

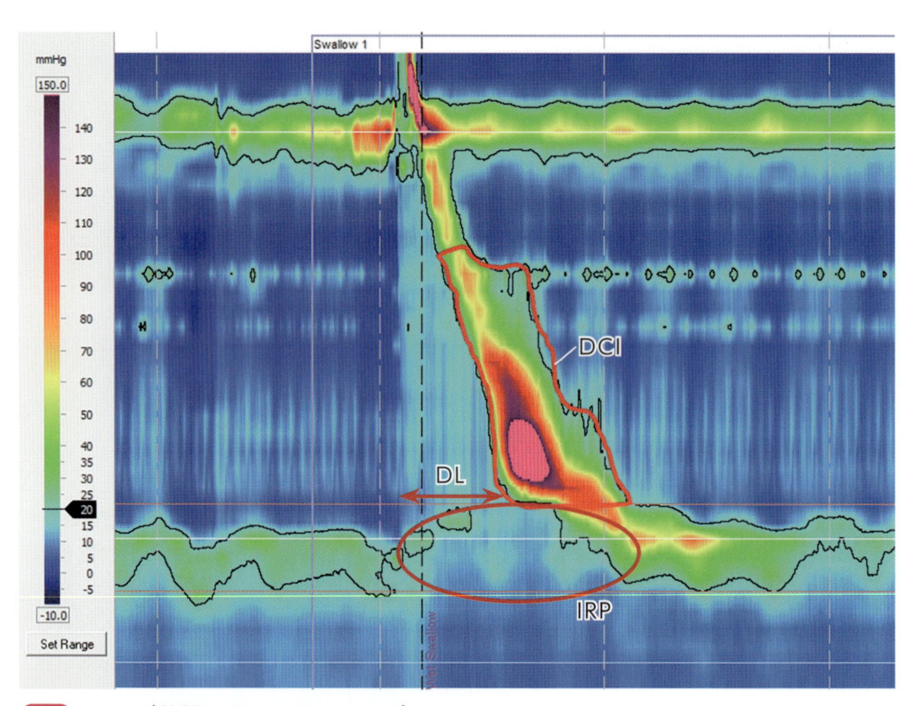

図4 シカゴ分類で用いられているパラメータ

シカゴ分類で使用される一次蠕動波のパラメータが示されている

HRMでは圧をカラーで表示しており，高圧が赤，低圧が青で表示されている。上と下に2つの高圧帯が認められており，上の高圧帯が上部食道括約筋（upper esophageal sphincter：UES），下の高圧帯がEGJである。UESの上は咽頭，EGJの下は胃の内圧を示している

嚥下を行うと咽頭内圧の上昇とUESの弛緩が認められ，近位から遠位に伝播する食道蠕動波が認められる。また，嚥下後にはEGJの弛緩も認められている

シカゴ分類では，一次蠕動波の20mmHg以上の部分の体積（圧×収縮持続時間×長さ）をDCI，嚥下後のEGJ弛緩をIRP，嚥下に伴うUES弛緩から一次蠕動波が下部食道に到達するまでの時間をDLと定義している

（文献5より引用）

2 シカゴ分類で規定されている食道運動障害

シカゴ分類ver4.0で規定されている食道運動障害について，以下に解説する（**表1**）。

表1 シカゴ分類ver4.0における食道運動障害と診断基準

疾患	診断基準
食道アカラシア	
Type Ⅰ	IRPの中央値が基準値を超える すべての嚥下でfailed peristalsis
Type Ⅱ	IRPの中央値が基準値を超える すべての嚥下でfailed peristalsis 20%以上の嚥下でPEPがみられる
Type Ⅲ	IRPの中央値が基準値を超える 20%以上の嚥下でpremature/spastic contraction（DL＜4.5秒）がみられる 蠕動波がみられない
EGJ outflow obstruction（EGJOO）	坐位と臥位の両方でIRPの中央値が基準値を超える 臥位における20%以上の嚥下でIBP上昇がみられる アカラシアの基準を満たさない
absent contractility	坐位と臥位の両方でIRPの中央値が基準値以内 すべての嚥下でfailed peristalsis（DCI＜100mmHg・s・cm）
distal esophageal spasm（DES）	IRPの中央値が基準値以内 20%以上の嚥下でpremature/spastic contractionがみられる
hypercontractile esophagus	IRPの中央値が基準値以内 20%以上の嚥下でhypercontractile swallows（＞8,000mmHg・s・cm）がみられる
ineffective esophageal motility（IEM）	IRPの中央値が基準値以内 70%以上の水嚥下でineffective swallows（100＜DCI＜450mmHg・s・cm，またはbreak＞5cm），または50%以上の水嚥下でfailed peristalsis

①食道アカラシア

EGJ弛緩不全が認められ，食道体部に蠕動波を認めない状態である。興奮系のコリン作動性神経は保たれているものの，抑制系の神経が障害されていると考えられている。なお，抑制系だけではなく，興奮系の神経も障害されると，IRPが低下してabsent contractilityを呈するケースもある。シカゴ分類では，嚥下後にPEPがみられないtype Ⅰ，嚥下後にPEPが認められるtype Ⅱ，嚥下後に蠕動波はみられないもののspasmがみられるtype Ⅲの3つのタイプに分類しており，type Ⅱが最も治療予後が良好であり，type Ⅲが最も治療予後が悪いと言われている。

②EGJ outflow obstruction（EGJOO）

EGJの弛緩不全を認めるものの，食道体部の蠕動波は保たれているもので，シカゴ分類で新たに提唱された状態である。シカゴ分類ver3.0では見かけ上のIRP高値を呈する症例がEGJ outflow obstruction（EGJOO）と診断されてしまうケースが少なくなく，

ver4.0では坐位での検討やRDCにおけるpressurizationの有無などの評価を追加して，見かけ上のEGJOOを除外できるようになっている。また，食道壁外からの圧排や食道狭窄によってEGJOOの状態を呈する二次性のEGJOOもある。EGJOOの病態は十分に解明されていないものの，海外ではオピオイドを服用している患者で食道アカラシアのtype ⅢやEGJOOがみられることが報告され，注目されている[6]。

③absent contractility

食道体部に蠕動波が認められない状態であり，全身性強皮症などの膠原病や神経筋疾患などの疾患で認められることが多い。なお，食道アカラシアにもかかわらず，IRPが上昇していないケースが含まれることに注意が必要である。

④distal esophageal spasm（DES）

食道体部にspasmが認められる状態である。distal esophageal spasm（DES）では食道アカラシアのように抑制系の一酸化窒素（nitric oxide；NO）作動性神経が障害されていると考えられており[7]，deglutitive inhibitionの障害が認められると報告されている[8]。

⑤hypercontractile esophagus

食道体部に強収縮が認められる状態である。シカゴ分類ver3.0では，“jackhammer esophagus”と呼ばれていたが，ver4.0では“hypercontractile esophagus”と変更された。興奮系のコリン作動性神経の障害が原因と考えられており，抗コリン薬のアトロピンが有効であると報告されている[9]。

⑥ineffective esophageal motility（IEM）

食道体部の蠕動波が減弱している，または蠕動波が途絶する状態である。シカゴ分類ver3.0では食道運動が保たれている症例でineffective esophageal motility（IEM）を呈する場合が少なくなく，IEMは“minor disorders of peristalsis”との位置づけであったが，ver4.0では診断基準が厳格になっている。胃食道逆流症（gastroesophageal reflux disease；GERD）患者で認められることがあるが，GERDに伴ってIEMを呈する場合と，IEMによって食道のクリアランスが低下するためにGERDを呈する場合がある。

3 シカゴ分類を用いた食道運動障害の診断

シカゴ分類では，まず第1ステップでEGJ弛緩不全の有無を評価し，第2ステップで食道体部の運動を評価する。診断フローチャートが提唱されており，自動計算された一次蠕動波のパラメータの値を当てはめることにより，食道運動障害を診断することができる（**図5**）[3, 5]。なおver4.0では，HRMではEGJ弛緩不全の有無を確定できない場合には，timed barium esophagogram（TBE）やfunctional lumen imaging probe（FLIP）の所見を参考にすることが推奨されている。

分類にこだわらず病態の評価を！

我々は食道運動障害を診断することを目標としてしまいがちである。しかし，疾患の病態生理を理解することにより，適切な治療を選択できる可能性があり，常に病態を評価する姿勢が重要である。

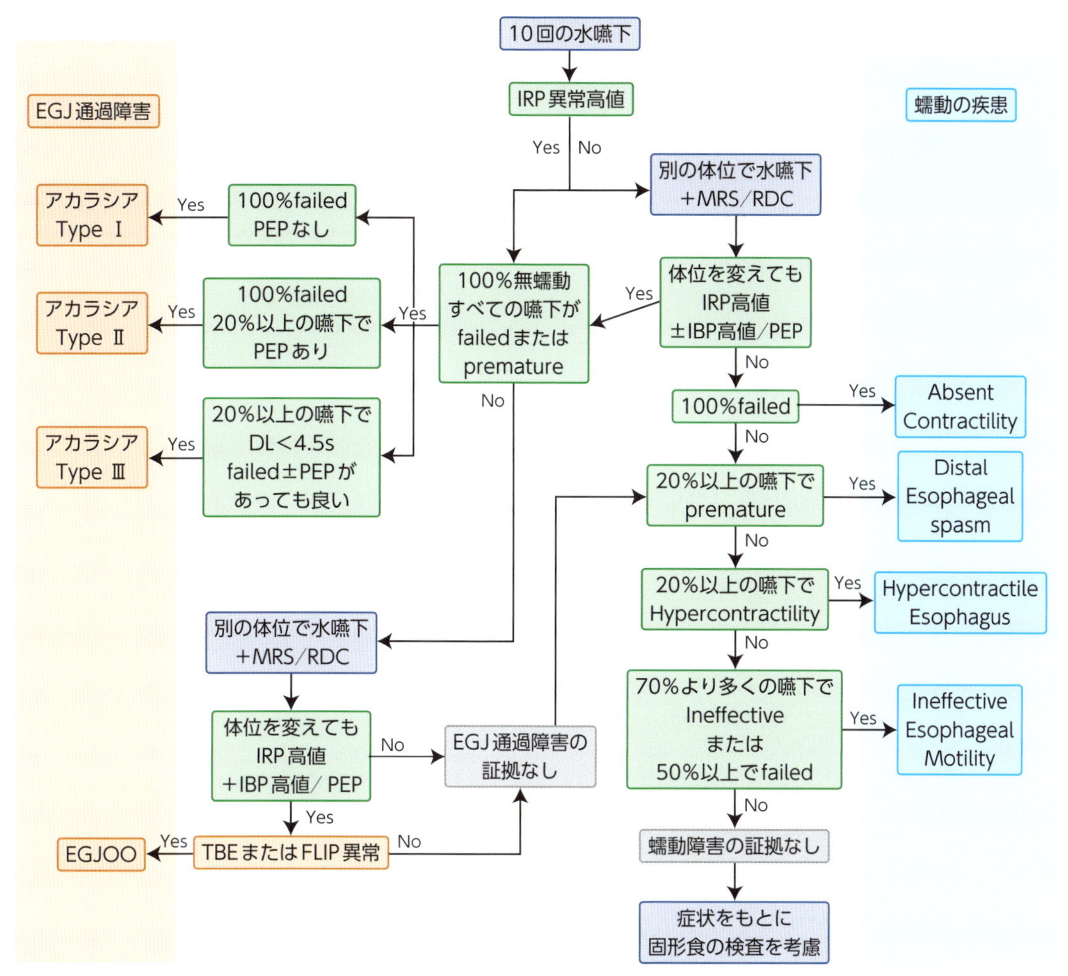

図5 シカゴ分類ver4.0での診断フローチャート

シカゴ分類ver4.0で提唱されている診断フローチャートである。自動計算されるパラメータの値を当てはめることにより，食道運動障害を診断することができる

（文献3より改変，文献5より引用）

文献

1） 日本消化管学会，編：食道運動障害診療指針．南江堂，2016.

2） Gyawali CP, et al : Ann N Y Acad Sci. 2018 ; 1434(1) : 239-53.

3） Yadlapati R, et al : Neurogastroenterol Motil. 2021 ; 33(1) : e14058.

4） Kahrilas PJ, et al : Neurogastroenterol Motil. 2015 ; 27(2) : 160-74.

5） 矢﨑義雄，他総編：内科学．第12版．渥美達也，他編．朝倉書店，2022.

6） Babaei A, et al : Neurogastroenterol Motil. 2019 ; 31(7) : e13601.

7） Konturek JW, et al : Scand J Gastroenterol. 1995 ; 30(11) : 1041-5.

8） Sifrim D, et al : Gastroenterology. 1994 ; 106(4) : 875-82.

9） Babaei A, et al : Neurogastroenterol Motil. 2021 ; 33(8) : e14017.

執筆：栗林志行，保坂浩子，竹内洋司，浦岡俊夫

3. 食道造影検査

1 はじめに

近年，食道疾患診療において，逆流性食道炎や好酸球性食道炎などの良性疾患の増加と，食道運動異常症や難治性胃食道逆流症に対する食道生理機能検査や内視鏡手術の発展により，良性食道疾患が広く認知されるようになり，診断・治療の重要性が高まっている。腫瘍を中心とした器質性疾患に対しては，内視鏡検査がより有用なことが多いが，食道造影検査は，食道全体像が確認可能なこと，バリウムやおにぎりを用いることで日常生活と類似した状況での通過状況や食道運動が確認できることが利点として挙げられる。これらの利点は，食道運動異常症や狭窄によるつかえの状況確認に有用と考えられる。すべての疾患に対して食道造影検査は必須ではないが，病態によっては有用な所見が得られるため，必要に応じて行うことが重要である。

2 食道造影検査の概要

1 良性食道疾患に対する食道造影検査

食道造影検査は，食道の形態が縦走する底のない管腔構造であることと，嚥下により食道蠕動が生じることから食道内にバリウムが溜まりづらく，がん検診では，第1斜位での上部～中部と中部～下部の1枚ずつ2分割撮影されるのみである[1, 2]。しかし，食道造影検査は内視鏡検査と比較し，食道全体像が確認可能なこと，またバリウムや後述するおにぎりを用いることで，日常生活での液体や固形物を摂取する際と類似した状況での食道の通過状況と食道壁運動を確認可能なこと，が利点として挙げられる。これらの利点は，特に食道運動異常症の拾い上げや狭窄によるつかえの状況確認に有用と考えられる。

上部消化管造影検査ではバリウムと発泡剤の忍容性，放射線被曝の問題があるが，筆者らの提唱する食道運動異常症に対する食道造影検査では発泡剤は使用しておらず，一般的な検診X線撮影で必須な臥位でのローリングも不要であり，大半の患者に実施可能である。

2 食道造影検査の方法

粘膜の微細構造を詳細に評価するためには，高濃度低粘性バリウム（200～220w/v%）を使用し，発泡剤を併用して二重造影を行う必要がある。一方，食道アカラシアに対するtimed-barium esophagographyはバリウム停滞の程度を嚥下後1分，2分，5分で評価するものであるが，その際には低濃度バリウム（45w/v%）が使用されることが多い[3)]。しかし，食道壁運動を評価するためにはある程度バリウムが食道壁に付着する必要があり，筆者らは食道運動評価のための食道造影検査の際には100w/v%バリウムを使用している。また，おにぎりによる固形物通過評価の際には，10gおにぎりにバリウム粉をまぶしたものを使用している。食道運動評価の食道造影検査では，原則的に発泡剤は不要である。

いずれの評価目的であっても，椎体と食道の重なりを避けるために第1斜位を中心とした撮影が行われることが多く，必要に応じて体位変換を行って撮影を行う。

3 各疾患の食道造影検査

1 食道運動異常症の食道造影検査

筆者らは食道造影検査の利点が食道運動評価および食道運動異常症の拾い上げに有用であると考えており，おにぎりを用いた固形物通過の食道造影評価[4)]と，食道壁運動に着目したバリウム食道造影評価[5)]を行っている。

ここは押さえておきたい
特に食道運動や狭窄によるつかえの状況を評価するための食道造影検査においては，連続撮影もしくはビデオ撮影による評価が非常に重要である。多くの施設で連続撮影は可能と思われるので，積極的に活用して頂きたい。

おにぎりを用いた食道造影検査（**図1A，B**）では，obstruction level（OL）を評価法として用い，OL0～OL4の5段階として評価を行っている（**図1C**）。評価手順として，まず液体が問題なく通過可能かをバリウムで評価し，液体が食道内に貯留する場合には“OL4”とし，おにぎりによる評価は行わない。液体が問題なく通過可能であれば，ついでおにぎりを15回咀嚼した後に嚥下し通過状況を確認する。食道内圧検査正常患者の多くは，おにぎりを嚥下するとゆっくりとであるが，停滞なく胃内へと排出される“OL0”を呈する。おにぎりが停滞する場合には唾液の空嚥下を行ってもらい，空嚥下でおにぎりが胃内へ排出されると“OL1”，空嚥下してもおにぎりが残存する場合には，ついでバリウム10mLを嚥下してもらい，バリウム嚥下でおにぎりが胃内に排出されると“OL2”，バリウム嚥下でもおにぎりが食道に残存する場合には“OL3”と判定する。このおにぎりを用いたOL評価では，後ろ向き評価における102例（食道運動異常症71例，正常31例）において，OL1で感度87.3%，特異度61.3%，OL2で感度73.2%，特異度90.3%であった。

また，筆者らは食道壁運動に着目したバリウム食道造影検査についても報告しており，約100w/v%バリウム嚥下時の食道造影連続撮影（2写真/1秒）を行うことで食道壁運動の詳細な評価が可能となる。正常食道蠕動（**図2A**）と古典的な食道運動異常症の所

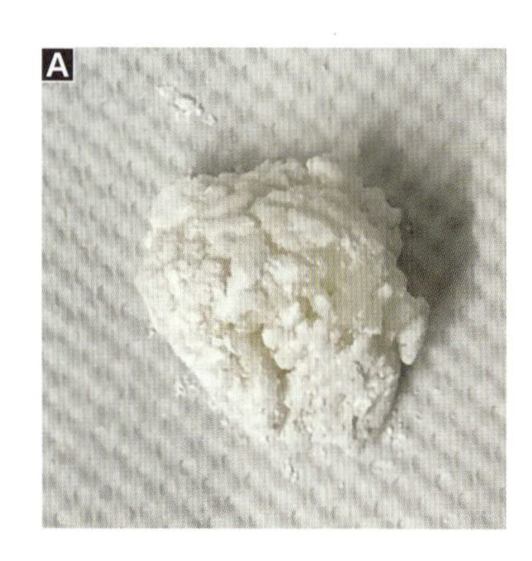

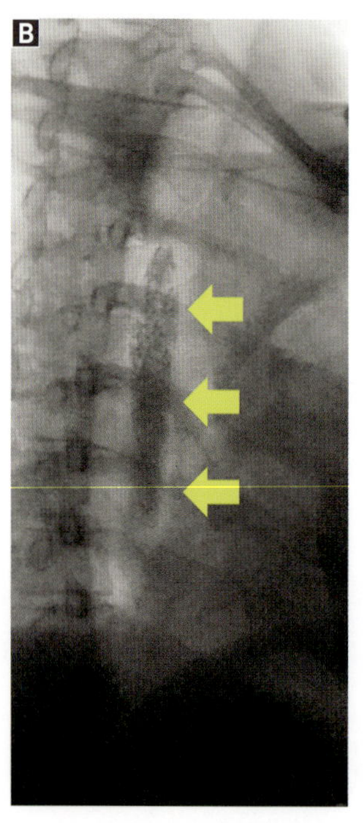

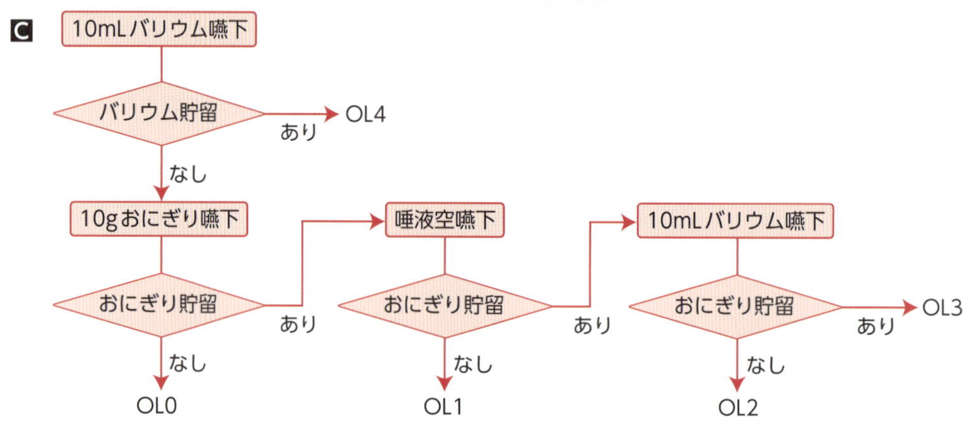

図1 おにぎり食道造影検査

A:バリウム粉をまぶしたおにぎり

B:おにぎりを用いた食道造影検査画像。矢印部に嚥下したおにぎりが視認される

C:おにぎり食道造影検査のOLの評価法

見（バリウム停滞，コークスクリュー・数珠様所見，無蠕動・微弱蠕動）に加えて，新たに食道壁の波様所見と下部食道バルーニングという2つの新所見を提案し（**図2B，C**），244症例（食道運動異常症194例，正常50例）において，古典的所見のみでは感度63.9%，特異度96.0%であったが，2つの新所見を加えることで感度79.4%，特異度88.0%に上昇し，食道運動異常症のスクリーニング検査として有用な可能性を示している。

実際の検査としては，まず100w/v%バリウムを1口（約10mL）服用してもらい，バリウムが停滞しないかどうかを確認する。バリウムが停滞しなければ，正面，第1斜位，第2斜位でバリウム30mL嚥下時に2写真/1秒の連続撮影を行い，食道壁運動評価を行

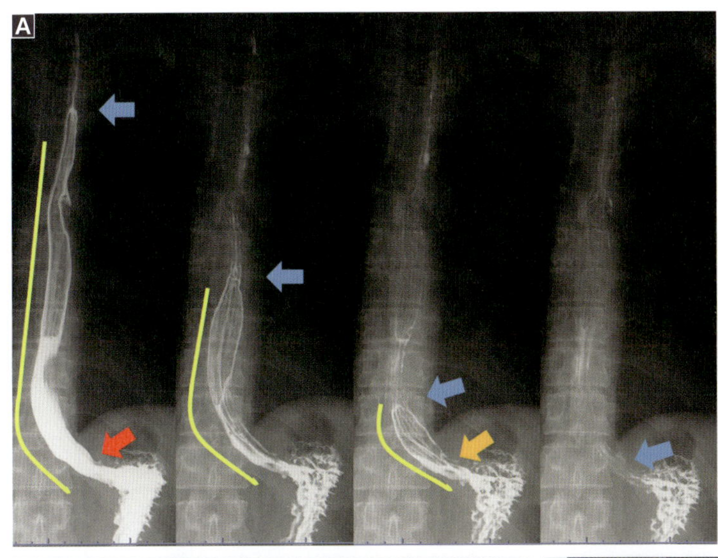

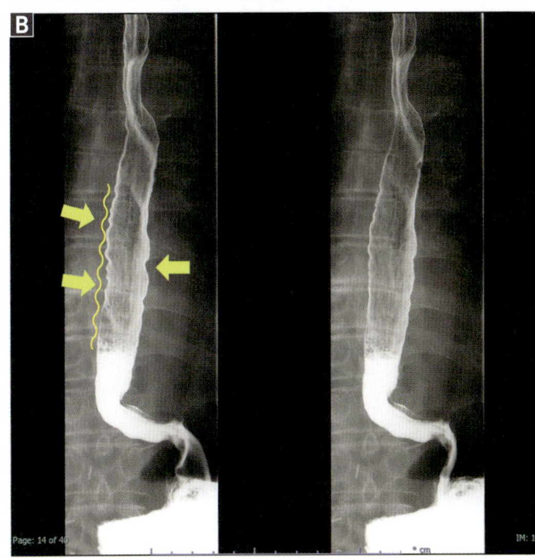

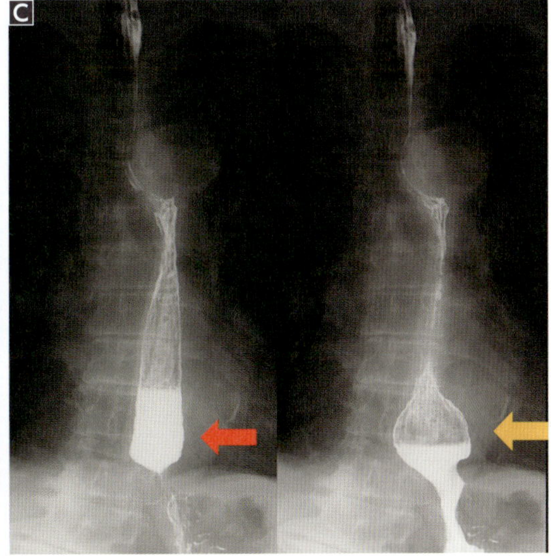

図2 バリウム食道造影検査における，食道壁運動に着目した正常所見と新規2所見

A：正常食道蠕動。口側から順行性に食道胃接合部まで進んでいく食道蠕動収縮波（青矢印）が視認できる。正常食道蠕動では，食道壁はなだらかな直線と曲線で構成される（黄線）。また，下部食道はバリウム到達時に一度伸展する（赤矢印）が，その後はさらに拡張することなく収縮する（橙矢印）

B：食道壁波様所見。食道壁がなだらかでなく，5個以上の波様所見を呈する（黄矢印，黄波線）。軽度の痙攣様収縮や食道内腔圧上昇など，食道運動のregulation破綻を示唆する所見と考えられる

C：下部食道バルーニング。下部食道は正常食道蠕動と同様にバリウム到達時に一度伸展する（赤矢印）が，その後さらに1.5倍以上に拡張する（橙矢印）。食道蠕動収縮力に対して下部食道括約筋弛緩が不十分な状態を示唆する所見と考えられる

う。その後，おにぎりによるOLの評価を行うことが多い。バリウムによる食道壁運動評価およびおにぎりによるOL評価は，いずれも食道運動異常症の拾い上げには有用であるが，各疾患を鑑別することは困難である。

2 逆流性食道炎，食道裂孔ヘルニアの食道造影検査

逆流性食道炎の診断には内視鏡検査が有用であり，診断にはロサンゼルス分類[6]とわが国ではmucosal breakを伴わないGrade 0を加えた改訂版[7]が使用される。逆流性食道炎診断に関する食道造影検査の報告もあるが，一般的には診断に使用されることは少ない。ただし，難治性胃食道逆流症の中には食道運動異常症が隠れていることがあり[8]，必要に応じて食道造影検査を検討する。

小さな食道裂孔ヘルニアに関しては，内視鏡検査や食道造影検査よりも高解像度食道内圧検査のほうが診断精度は高い[9, 10]。しかし，手術を要するような胃の脱出が著明な食道裂孔ヘルニアでは，食道造影検査は胃脱出の程度を確認するのに有用である（**図3A～C**）。

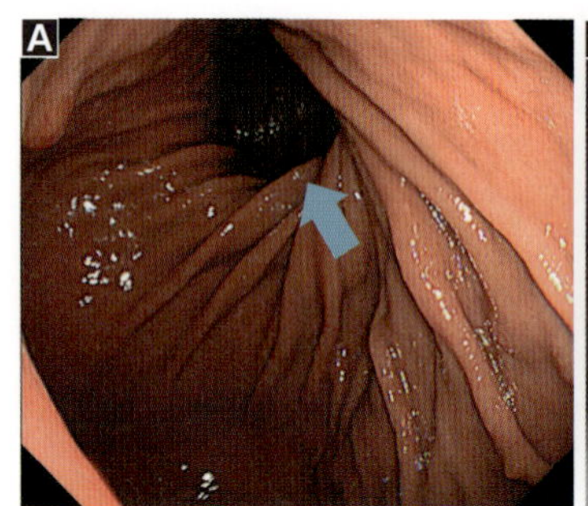

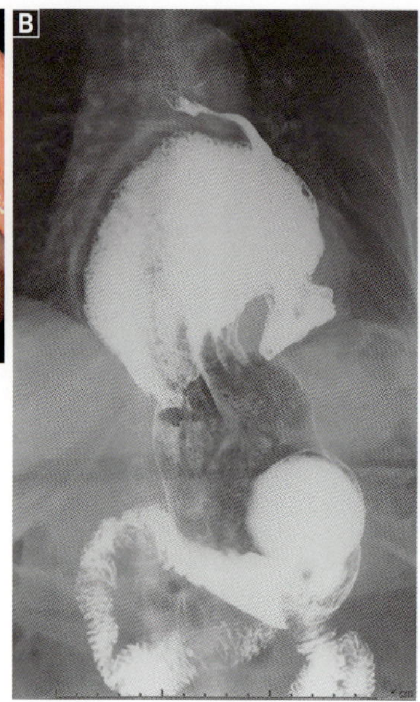

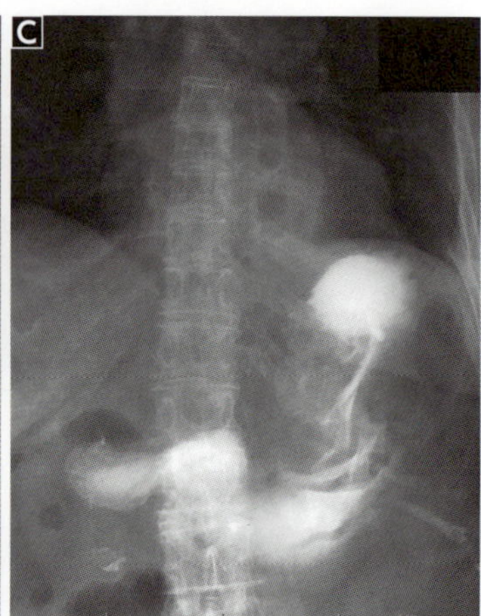

図3 手術を要した食道裂孔ヘルニア症例

A：上部消化管内視鏡検査画像。矢印部が横隔膜食道裂孔で，手前側は縦隔内に脱出した胃であるが，内視鏡検査のみでは全体像の判断が困難である

B：術前造影検査。胃の1/2程度が縦隔に脱出した混合型食道裂孔ヘルニアであることが確認できる

C：術後2日のガストログラフィン造影検査。胃が腹腔内に還納されたことが確認できる

3 好酸球性食道炎の食道造影検査

好酸球性食道炎の診断には，生検による食道粘膜上皮内への異常好酸球浸潤（15個以上/HPF）が必須項目であり，画像診断は通常，内視鏡検査で行われる[11]。好酸球性食道炎に関する食道造影検査の報告もあるが，横走溝，縦走溝および白斑に関しては内視鏡検査以上の所見が得られることは少ない（**図4A～D**）。ただし，好酸球性食道炎に伴う食道狭窄に関しては，内視鏡検査よりも食道造影検査のほうが詳細な評価が可能と報告されており[12]，つかえ症状が強い患者に対しては食道造影検査を積極的に行う必要がある。

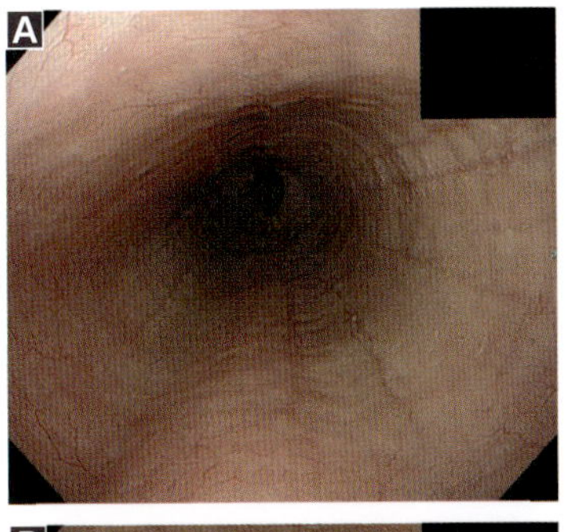

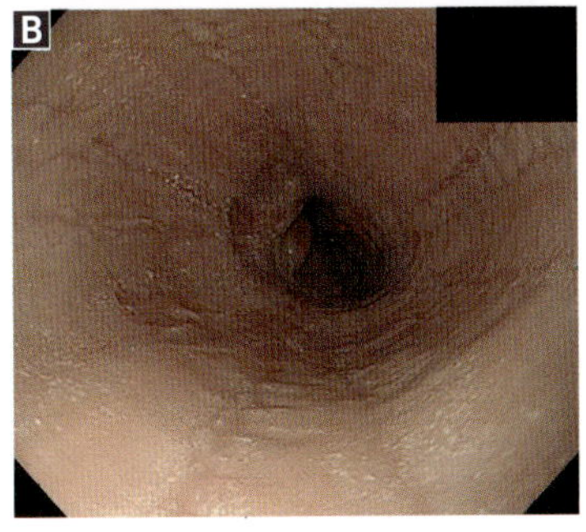

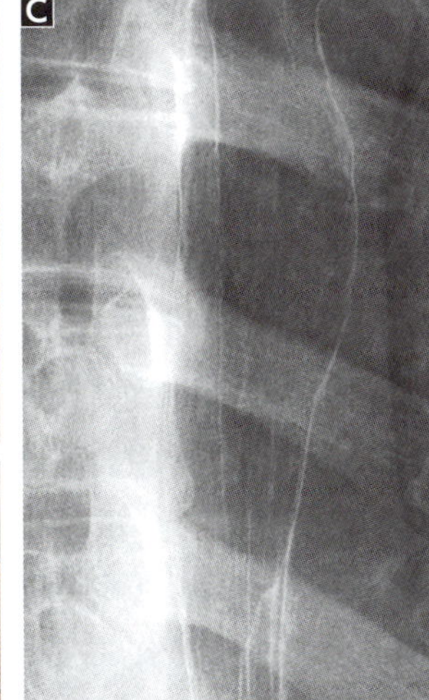

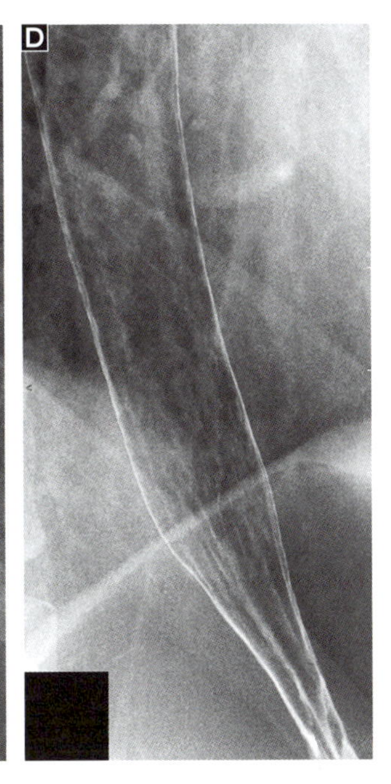

図4 好酸球性食道炎症例

A:中下部食道に縦走溝がみられる
B:下部食道では縦走溝に加えて白斑がみられる
C:中部食道に縦走溝を示唆する，縦走する線状バリウム斑がみられる
D:下部食道では顆粒状粘膜がみられる

4 おわりに

一般的には食道画像診断においては，内視鏡検査が優先されることが多いが，食道運動異常症や狭窄の評価には食道造影検査がより有用な可能性があり，食道良性疾患診療においては，内視鏡検査のみでなく食道造影検査を考慮する必要がある。

文献

1) 小田丈二，他：胃と腸. 2019；54(9)：1187-201.
2) 日本消化器がん検診学会胃がん検診精度管理委員会，編：新・胃X線撮影法ガイドライン. 改訂版. 医学書院，2011.
3) de Oliveira JM, et al：AJR Am J Roentgenol. 1997；169(2)：473-9.
4) Hamada S, et al：J Neurogastroenterol Motil. 2022；28(1)：43-52.
5) Hata Y, et al：J Gastroenterol. 2022；57(11)：838-47.
6) Lundell LR, et al：Gut. 1999；45(2)：172-80.
7) 星原芳雄，他：日臨. 2000；58(9)：1808-12.
8) Hamada S, et al：Digestion. 2021；102(2)：197-204.
9) Yadlapati R, et al：Neurogastroenterol Motil. 2021；33(1)：e14058.
10) Weijenborg PW, et al：Neurogastroenterol Motil. 2015；27(2)：293-9.
11) 難病センター：好酸球性消化管疾患（指定難病98）.
https://www.nanbyou.or.jp/entry/3935（2024年6月閲覧）
12) Vendrami CL, et al：Curr Probl Diagn Radiol. 2023；52(2)：139-47.

執筆：畑　佳孝，牟田和正，伊原栄吉

3

食道疾患治療薬の知識と上手な使い方

1. プロトンポンプ阻害薬(PPI)

1 プロトンポンプ阻害薬(PPI)は胃食道逆流症(GERD)治療の第一選択薬として世界中で幅広く使用されている

プロトンポンプ阻害薬(proton pump inhibitor;PPI)は，胃食道逆流症(gastroesophageal reflux disease;GERD)の主となる治療薬であり，その強い酸分泌抑制力により各種ガイドラインにて第一選択薬として推奨され[1]，1988年に世界最初のオメプラゾールが発売されて以降，世界中で幅広く使用されている[2]。わが国においては1991年にオメプラール®(オメプラゾール)が初めて承認されて以降，現在ではタケプロン®(ランソプラゾール)，パリエット®(ラベプラゾール)，そしてオメプラゾールの単一光学異性体であるネキシウム®(エソメプラゾール)が2011年に使用可能となっている[3]。

さらに，より強力な酸分泌抑制力を持つ薬剤であるカリウムイオン競合型アシッドブロッカー(potassium-competitive acid blocker;P-CAB)であるボノプラザンが2015年2月より保険診療のもと臨床で使用可能となり，特に重症逆流性食道炎でその有用性が高い[2](P-CABに関しては☞3章2参照)。

本項では，従来のPPIについて，作用機序，薬剤の特徴，使い方，使用上の注意点を中心に，長期処方時の副作用を含めて概説する。

2 PPIの作用機序

胃酸分泌の最終過程を担うのはH^+K^+-ATPase(プロトンポンプ)である。プロトンポンプは休止時には主に胃壁細胞の細管小胞の膜に存在する。胃壁細胞に酸分泌刺激が加わると，多数のプロトンポンプを有する細胞小胞が分泌細管膜に融合し，酸分泌が亢進する。分泌細管膜のイオン透過性が増大し，壁細胞の細胞質からカリウムイオン(K^+)，塩素イオン(Cl^-)が分泌細管腔に拡散する。プロトンポンプはATP分解によって得られるエネルギーを用いて，分泌細管内にあるK^+イオンと交換に，水素イオン(H^+)を細胞壁から分泌細管に放出する。Cl^-は細胞内に再度取り込まれないため，分泌細管内に蓄積される。この輸送過程の結果がH^+とCl^-(塩酸)の分泌である。この塩酸は分泌細管から酸分泌腺管腔，さらに胃内腔に到達し，胃酸のpHは約1～2となる。

PPIは，このプロトンポンプに対し，ジスルフィド結合(S-S結合)することで酵素の働きを阻害し，強力な酸分泌抑制作用を発揮する。この特徴的な作用機序により，PPIは酸分泌の最終過程を阻害するため，ヒスタミン以外の胃酸分泌刺激がある場合でも有効に作用する(**図1**)[3]。

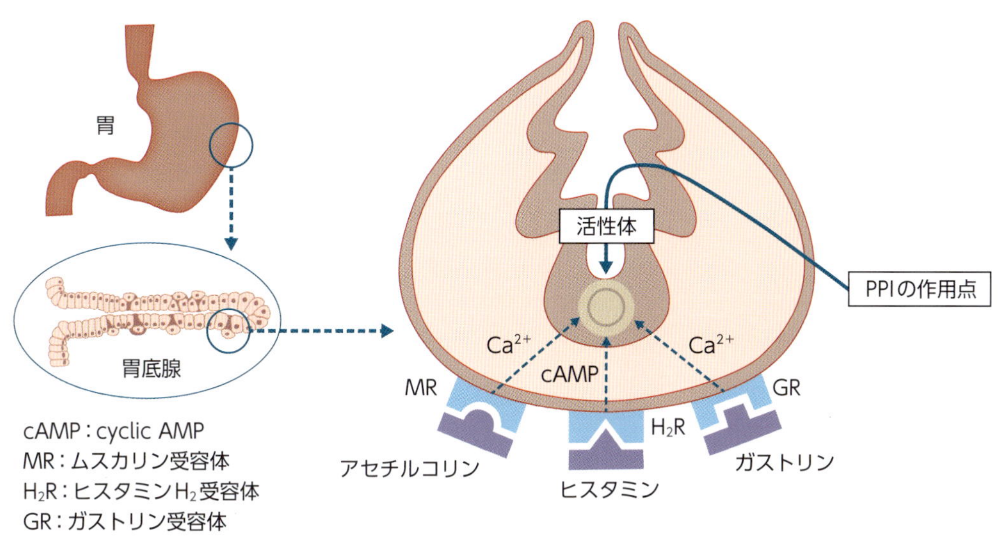

図1 PPIの作用機序

(文献3をもとに作成)

3 GERDに対するPPI治療の実際

PPIが使用される最も重要な疾患としてGERDが挙げられる。GERDは，胃酸を主とした胃内容物が食道に逆流することにより発症する疾患であり，定型症状として「胸やけ」と「呑酸」があり，食道にびらん(粘膜傷害)を認めれば逆流性食道炎，びらんを認めなければ非びらん性逆流症(non-erosive reflux disease；NERD)と定義される。『胃食道逆流症(GERD)診療ガイドライン2021(改訂第3版)』では，「GERD患者の長期管理の主要目的は，症状のコントロールとQOLの改善に加え，合併症の予防である。酸のGERを防ぐ治療はGERD患者のQOLを改善する」とされている[1]。

GERDの治療には生活指導や外科的手術といった選択肢もあるが，中心的な治療は薬物療法である。薬物療法において，制酸薬，アルギン酸塩は，GERDの一時的症状改善に効果があるが，重症例では有用性が低いこと，逆流性食道炎の治癒速度および症状消失の速さは，薬剤の酸分泌抑制力に依存することから，ガイドラインでは，「軽症逆流性食道炎の初期治療においてPPIとP-CABはいずれも内視鏡的食道粘膜傷害の治癒をもたらし，軽症逆流性食道炎の第一選択薬として使用することを推奨する」とされ，重症逆流性食道炎の初期治療ではボノプラザン20mg/日 4週間投与が提案されている[1]。逆流性食道炎に対するPPIの治療効果は非常に高く(**図2**)[4]，日常臨床で実際に問題となるのはPPIにてコントロールできないPPI抵抗性GERD患者である。ガイドラインでは，「常用量のPPIの1日1回投与にもかかわらず食道粘膜傷害が治癒しない，もしくは強い症状を訴える場合にはPPIの倍量・1日2回投与，ボノプラザン20mg/日への変更を行うことを推奨する」とされている[1]。

ここは押さえておきたい

PPI倍量投与が保険診療上可能なのはラベプラゾールのみで，PPIによる治療で効果不十分な逆流性食道炎において，1回10mg 1日2回（倍量），重度の粘膜傷害を有する場合では1回20mg 1日2回（4倍量）のそれぞれ8週間投与が保険適用になっている。

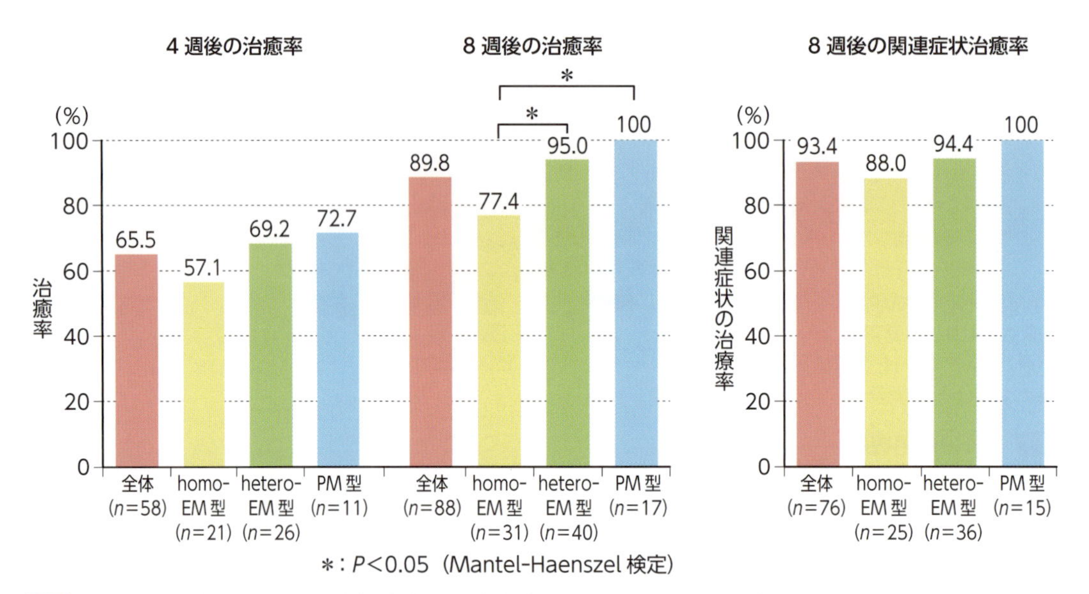

図2 PPI 8週間投与による逆流性食道炎の治癒率とCYP2C19遺伝子多型

逆流性食道炎患者88例を対象として，CYP2C19遺伝子型で層別化し，ランソプラゾール30mg/日の投与4週後，8週後における逆流性食道炎および関連症状の治癒効果を検討した。homo-EM型の8週後の治癒率はhetero-EM型およびPM型よりも有意に低値を示した

EM型：extensive metabolizer，PM型：poor metabolizer

（文献4より改変）

4 PPIテスト

GERD症状を有するものの，内視鏡検査で逆流性食道炎所見がない場合，その症状が酸の逆流によるものかどうかを診断するために，24時間食道内インピーダンス・pH検査（multichannel intraluminal impedance pH monitoring；MII-pH）が有用である。しかし，MII-pH検査は一部の施設でのみ施行可能なのが現状である。

一方，「PPIテスト」と称し，PPIを用いて，胸やけなどの酸逆流症状消失の有無で治療的診断を行う方法があり，非侵襲的，簡便，低コストでGERD，特にNERDの診断が行える。すなわち，内視鏡検査を施行し，食道にびらん（粘膜傷害）が認められない場合で，

PPIによりGERD症状が改善すれば酸の逆流により症状が出現しているNERDと診断することが可能である。

5 PPIの酸分泌抑制効果の限界

PPIは強い酸分泌抑制効果を有し酸関連疾患にきわめて高い治療効果があるが，PPI投与中にもかかわらず，GERD患者において胸やけや酸逆流症状が残存している例が多いとの報告[5, 6]もあり，PPIの酸分泌抑制効果が不十分な可能性もそのひとつの要因として指摘されている。PPIの持つ課題として以下のものが挙げられる[7]。

1 酸に不安定なため腸溶製剤であり，作用発現時間がばらつくことがある

PPIは酸に対して不安定であり，酸に長時間接することによりその活性を失う。そのため胃排出遅延例では，その効果が減弱する可能性がある。

ここは押さえておきたい
PPIによる酸分泌抑制効果を速やかに得るためには，PPI製剤が胃を速やかに通過し十二指腸に排出される必要がある。錠剤は一般的に空腹時強収縮により十二指腸に排出されるので，PPI製剤は空腹時である食前に投与するほうがより効果出現が早いと考えられる。

2 最大薬効発現まで数日を要する

PPIはその効果発現までに時間を要する。既存のPPIは壁細胞のacid spaceにいったん達した後に酸によって活性体へ変換される。その活性体がプロトンポンプと非可逆的なS-S結合をすることによってプロトンポンプ阻害作用を発揮する。すなわち，PPIはプロドラッグである。この活性体はきわめて不安定であり，その半減期は1/1,000秒である[7]。

一方，H^+K^+-ATPaseは細胞内に多くの活性化されていないspare-pumpがあり，新たな酸分泌刺激(次の食事)が起きると，これらのspare-pumpが分泌細管に融合され酸分泌が行われる。PPIは血中半減期が約1.5時間と短いことや活性体が不安定なため長時間acid spaceに存続できないので，この酸分泌抑制のためには新たなPPI投与が必要である。したがって，既存のPPIは，壁細胞内の大部分のプロトンポンプと結合するために3～5日の連続投与が必要であり，最大薬効発現まで日数を要する(**図3**)[8]。

ヒスタミンH_2受容体拮抗薬(histamine H_2 receptor antagonist；H_2RA)であるプロテカジン®(ラフチジン)とPPIであるランソプラゾールの単回投与の検討では，**図4**[9]に示すようにH_2RAでは速やかにpHが上昇する一方，PPIではpH上昇まで時間を要する。ボノプラザンとPPIの比較でも同様である(**図3**)[8]。

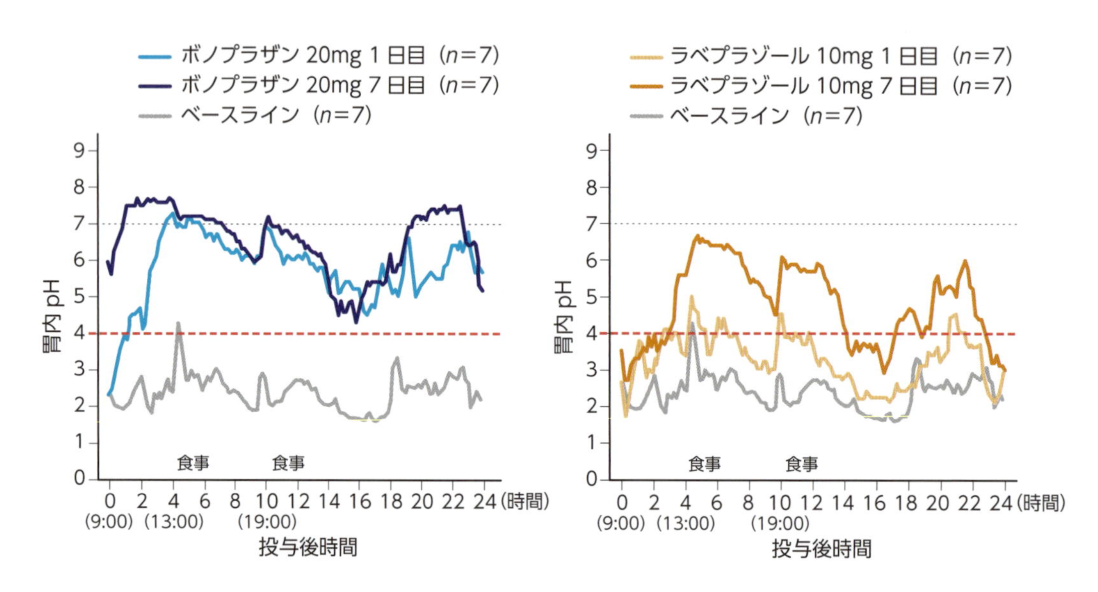

図3 酸分泌抑制効果（ボノプラザン vs. ラベプラゾール）

両試験において投与開始2日前から1日前までの24時間胃内pH値をベースラインとした

（文献8より改変）

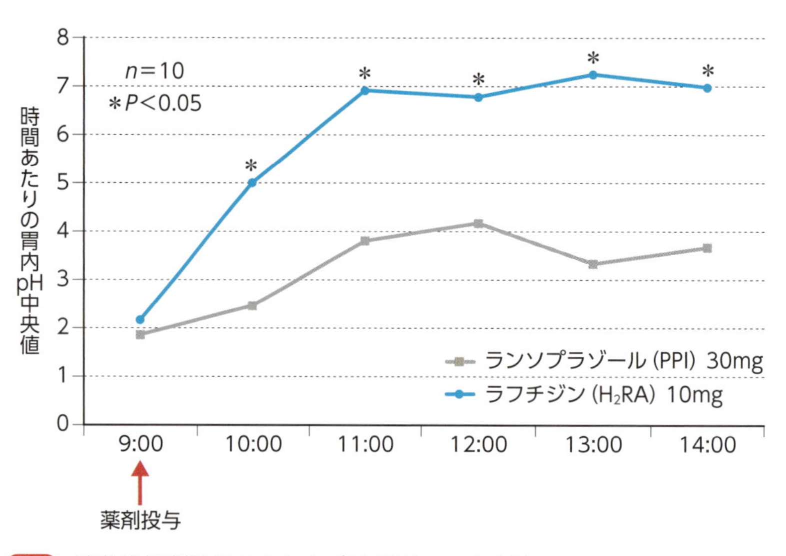

図4 酸分泌抑制効果の立ち上がり（PPI vs. H_2RA）

（文献9より改変）

3 遺伝子多型のあるCYP2C19で代謝されるため患者間の血中動態がばらつく

PPIの主な代謝酵素は，肝ミクロソームに存在するチトクロームP450のCYP2C19およびCYP3A4である。これらの中で，特にCYP2C19には遺伝子多型が存在し，3種類の表現型が知られている。代謝能力の高いhomo-EM（homozygous extensive metabolizer），中程度のhetero-EM（heterozygous extensive metabolizer），代謝能力が欠損した

PM(poor metabolizer)の表現型を有する割合は，日本人ではそれぞれ約35%，46%，19%の比率と報告されている[3)]。この遺伝子多型がPPIの胃酸分泌抑制効果に影響を与え，実際の逆流性食道炎の治癒率にも影響を及ぼすことが報告されている(**図2**)[4)]。

なお，ラベプラゾールおよびエソメプラゾールはCYP2C19で代謝される割合が他のPPIより低いという特徴があり，実際に逆流性食道炎の治癒率がCYP2C19の遺伝子多型の影響を受けにくいとの報告がなされている。よって，それぞれのPPIの特性をふまえてGERDの治療薬を選択することも重要である。

4 夜間の酸分泌を十分に抑制できない

PPI投与中にもかかわらず，夜間の胃内pHが4.0以下になる時間が1時間以上連続して認められる現象は，nocturnal acid breakthrough(NAB)と定義されている[10)]。NABはGERDの難治化の一因とされている。重症の逆流性食道炎例では軽症に比して*H. pylori*感染陰性例が多いことが報告されているが[11, 12)]，*H. pylori*感染陰性例ではNABが有意に多く認められることが明らかとなっている[13)]。NABの対策としてPPIの2倍量投与，PPIの2分割食前投与，PPI＋H_2RA眠前追加投与などが行われてきたが，P-CABの登場によりNABが臨床上問題となることはほとんどなくなった。

6 PPIによる長期管理

GERDは再発再燃を繰り返す疾患であり，長期管理が診療上非常に重要である。ガイドライン[1)]では，「軽症逆流性食道炎の長期維持療法にPPIを推奨する」とされ，P-CABに関しては長期投与のデータが十分ではないことから「提案する」となっている。一方，「重症逆流性食道炎の長期管理については，内視鏡的再燃率の低さからボノプラザン10mg/日を提案する」とガイドライン[1)]で記載されてはいるが，標準量PPIとボノプラザン10mgの直接比較による検討は報告されていないのが現状であり，今後の検討課題である。

ここは押さえておきたい

PPI倍量処方では逆流性食道炎が治癒するものの，常用量のPPIでは再発してしまう逆流性食道炎患者に対し，保険適用のあるPPIの倍量投与であるラベプラゾール1回10mg 1日2回投与が有効な維持療法であったが，P-CABの登場によりボノプラザン20mg/日投与による維持療法が選択されることが多くなってきている。

7 PPI長期投与の安全性

ガイドラインで，「PPIによる維持療法の安全性は高いが，長期投与に際しては注意深い観察が必要である。適切な適応症例においては，投与期間について明確な制限は存在しないが，必要に応じた最小限の用量で使用することを提案する」とされているように，PPIはGERDなどの酸関連疾患治療に優れた効果を示し，高く評価されているが，特にその強力な酸分泌抑制作用により副作用の懸念も示されている[14)]。

1 腫瘍性病変発生に関連する副作用

PPI開発当初からPPIによる酸分泌抑制により高ガストリン血症が引き起こされ，腫瘍が発生するリスクが懸念されてきた。

①神経内分泌腫瘍の発生

高ガストリン血症を呈するA型自己免疫性胃炎で神経内分泌腫瘍（カルチノイド）が発生することが知られており，PPI開発の当初から酸分泌を強力に抑制することによってガストリンが上昇し，神経内分泌腫瘍が発生する可能性が懸念されていた。しかしながら，PPI投与により神経内分泌腫瘍発生を明確に示した報告はヒトではみられず，臨床的に神経内分泌腫瘍発生を懸念する必要はないとされている[14)]。

②胃癌

*H. pylori*感染者でPPIを長期投与すると胃粘膜萎縮が進行するとの報告がなされ，胃癌の発生が誘発されることが懸念されたが，PPI投与と胃粘膜萎縮進行との関連については否定的な見解が多かった。しかし，最近PPIの服用が胃癌のリスク因子となるという大規模コホート研究結果が発表されており，2021年までに報告された13の研究のメタ解析によればPPI服用による胃癌のオッズ比が非服用者の1.94倍とわずかに促進する可能性が示唆されている[15)]。

③大腸癌の発生

ガストリンの大腸上皮細胞の増殖刺激作用がポリープの発生頻度を高めることが動物実験で示され，PPI長期投与による大腸癌の発生が危惧されたが，実際には大腸癌のリスク増加は否定的である。

④胃ポリープ

*H. pylori*陰性者においてPPIを長期間投与することにより胃底腺ポリープが増加することが報告されているが，胃底腺ポリープは良性であり，治療の必要はなく臨床的に問題となることも基本的にはない。また，*H. pylori*陽性者では過形成性ポリープが増加することも報告されている。

2 代謝栄養学的問題に関連する副作用

胃酸は消化において重要な役割を果たしていることから，PPIで胃酸を長期間抑制することによる吸収障害が懸念されてきた[14, 16)]。

①ビタミンB_{12}欠乏

ビタミンB_{12}に関して，PPI投与によって胃液による消化が阻害され，蛋白中のビタミンB_{12}遊離が低下して吸収障害を引き起こす懸念があり検討が行われたが，実際にはPPI長期投与時にもビタミンB_{12}の低下や欠乏は認められていない。

②鉄欠乏

PPI投与で胃酸による鉄の還元が阻害され鉄欠乏性貧血が起こることが懸念されたが，十二指腸に存在する強力な鉄吸収調節機構が，PPI投与時の還元鉄の低下を代償するため問題とならないと推察されている。

③骨折

酸分泌抑制作用がカルシウム吸収を低下させ，副甲状腺機能亢進，低マグネシウムや低ビタミンB_{12}によって骨強度を低下させることから，PPI長期投与が大腿頸部骨折発症のリスクとなるとの報告がある[17]。しかし，PPIは骨折リスクにはならないという報告も多くなされている[18]。また，骨折の発症リスクを有する患者では股関節部骨折の発症リスクが増加したが，有さない患者では骨折の発症リスクは高くなかったとの報告がある[19]。さらに，メタ解析を行った結果では，PPIが有意な骨折リスクになったのは短期投与の場合で，長期投与の場合には有意差が認められていない[20]。したがって，特別な骨折リスク因子を持っていなければ骨粗鬆症患者でもPPI治療の継続に支障がないと考えられる。

3 感染症などに関連する副作用

胃酸は強力な酸であり，唾液中の細菌は胃液による殺菌作用で著明に減少する。PPIはこの酸を抑制するため，感染症の増加が懸念されている[14]。

①市中肺炎

PPIと肺炎との関連に関しては，症例対象研究の成績が報告されている。年齢や性別などの患者背景をマッチさせた対照群と肺炎群を検討した結果，肺炎群でPPI使用頻度が高いことが報告され，メタ解析の結果でも市中肺炎のオッズ比が1.36との結果がある。しかし，PPIの投与期間でわけてみると投与開始30日以内ではオッズ比が1.92と有意に高値を示したが，30日以上の場合は1.11で有意差は認められていない。したがって，PPIの長期投与時に肺炎発症をあまり懸念する必要はないと思われる[21]。

②腸管感染症・腸管障害

PPI投与によって病原性の菌が胃内で殺菌されずに腸管に侵入し腸管に感染症を起こすことが懸念されており，PPIによる酸分泌抑制の影響を受けると推察されるSalmonella腸炎やCampylobacter腸炎のリスクを上昇させる可能性が示唆されている[22]。しかし，PPI使用量の経年的増加に対してこれらの腸管感染症がほとんど増加していないという報告もある[23]。一方，PPI投与時により*Clostridioides difficile*（CD）感染症のリスクを高めるという報告は多い[22, 24]。また，ランソプラゾールを中心にPPI投与によりcollagenous colitisが発症することが報告され，microscopic colitisのリスクが高まるとの結果もあり，頻度は高くないものの注意を要する[14]。

4 薬剤相互作用に関連する副作用

PPIは主にCYP2C19で代謝されるため，同じ代謝経路の薬剤では相互作用の懸念がある。特にクロピドグレルは，肝に存在するCYP2C19によって活性化され，血小板に作用して血小板凝集能を抑制する薬剤であり，この酵素活性によってクロピドグレルの臨床効果に差が生じ，活性が低い場合，薬効も低下して心血管イベントの頻度が高まることが懸念されていた。しかし今のところ，心血管系の有害事象に関する明らかなリスク上昇は臨床データから確認されていないため，クロピドグレルを併用している場合でもPPI療法を変更する必要はないと考えられている[16]。しかしながら，多剤併用患者においては薬剤相互作用に十分注意しながら処方を行っていく必要があるのは当然のことである。

私ならこうする
高齢者の増加に伴い，多剤併用している患者が増えてきている。PPIは主にCYP2C19で代謝されるので，CYP2C19で代謝される薬剤との併用には特に注意する必要がある。PPIの中でラベプラゾールはCYP2C19の影響を受けにくく，CYP2C19で代謝される薬剤と併用処方しやすい。

5 その他の副作用

近年，PPI長期投与に伴う副作用として，認知症や慢性腎疾患の増加など様々な疾患との関連性が報告されるようになってきているが，エビデンスレベルが低い報告がほとんどである[24]。GERDに対するPPI治療に際しては，必要に応じた最小限の用法・用量を心がけるべきではあるが，適応症例においては躊躇することなく長期維持療法を行うべきである。

文献

1) 日本消化器病学会，編：胃食道逆流症(GERD)診療ガイドライン2021．改訂第3版．南江堂，2021．
2) 小池智幸 他：日臨．2015；73(7)：1136-46．
3) 小池智幸，他：医と薬学．2011；66(suppl 2)：3-9．
4) Kawamura M, et al：Aliment Pharmacol Ther. 2003；17(7)：965-73.
5) Chey WD, et al：Dig Dis Sci. 2010；55(12)：3415-22.
6) 小池智幸，他：医と薬学．2012；67(3)：449-54．
7) 蘆田 潔：医と薬学．2014；71(4)：591-6．
8) Sakurai Y, et al：Aliment Pharmacol Ther. 2015；42(6)：719-30.
9) Yamagishi H, et al：World J Gastroenterol. 2008；14(15)：2406-10.
10) Peghini PL, et al：Am J Gastroenterol. 1998；93(5)：763-7.
11) Shirota T, et al：J Gastroenterol. 1999；34(5)：553-9.
12) Fujishiro H, et al：J Gastroenterol Hepatol. 2001；16(11)：1217-21.
13) Katsube T, et al：Aliment Pharmacol Ther. 2000；14(8)：1049-56.
14) 小池智幸，他：消臨．2015；18(3)：268-76．
15) Segna D, et al：Therap Adv Gastroenterol. 2021：14：17562848211051463.
16) Sheen E, et al：Dig Dis Sci. 2011；56(4)：931-50.
17) Yang YX, et al：JAMA. 2006；296(24)：2947-53.
18) Targownik LE, et al：Gastroenterology. 2010；138(3)：896-904.
19) Corley DA, et al：Gastroenterology. 2010；139(1)：93-101.
20) Ngamruengphong S, et al：Am J Gastroenterol. 2011；106(7)：1209-18.
21) Johnstone J, et al：Aliment Pharmacol Ther. 2010；31(11)：1165-77.
22) Bavishi C, et al：Aliment Pharmacol Ther. 2011；34(11-12)：1269-81.
23) Brophy S, et al：Am J Gastroenterol. 2013；108(7)：1094-100.
24) Vaezi MF, et al：Gastroenterology. 2017；153(1)：35-48.

執筆：小池智幸，正宗　淳

3 食道疾患治療薬の知識と上手な使い方

2. カリウムイオン競合型アシッドブロッカー(P-CAB)

1 酸を取り巻く環境の変化

近年，わが国では食事の欧米化やヘリコバクター・ピロリ(*Helicobacter pylori*)感染率の低下，高齢化社会を迎え，酸を取り巻く環境や酸関連の疾病構造が変化してきた。食生活の欧米化により動物性蛋白質や脂質の摂取量が増加し，それに伴って日本人の胃酸分泌能は増加し，さらに*H. pylori*感染率の低下に伴い萎縮性胃炎の頻度は低下し，胃酸分泌能は低下することなく上昇している。このような酸を取り巻く環境の変化に伴い，これまで酸関連疾患の中心であった消化性潰瘍(胃潰瘍・十二指腸潰瘍)の頻度は低下し，逆流性食道炎の有病率が増加している(**図1**)[1~4]。

逆流性食道炎に対する治療の基本は胃酸分泌抑制薬を中心とした薬物療法であり，プロトンポンプ阻害薬(proton pump inhibitor；PPI)がその第一選択薬であるが，今後は従来に比較してより強力な胃酸分泌抑制効果を有するカリウムイオン競合型アシッドブロッカー(potassium-competitive acid blocker；P-CAB)のニーズが高まると考えられる。

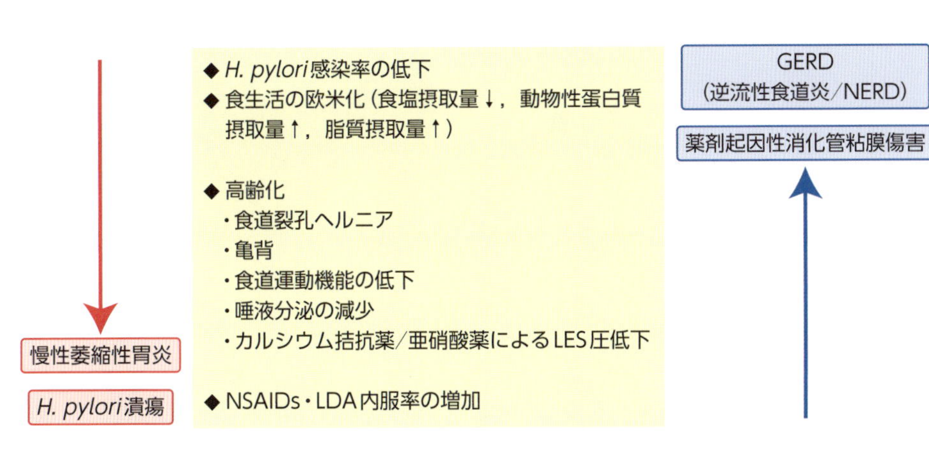

図1 酸関連疾患を取り巻く環境の変化と上部消化管疾患の推移
LES：下部食道括約筋，NSAIDs：非ステロイド性抗炎症薬，LDA：低用量アスピリン，GERD：胃食道逆流症，NERD：非びらん性逆流症

2 カリウムイオン競合型アシッドブロッカー（P-CAB）の作用機序

1 プロトンポンプ阻害薬（PPI）からP-CABへ

PPIはヒスタミンH_2受容体拮抗薬に比較して強力な胃酸分泌抑制効果を有するが，以下の短所がある。

①十分な効果発現には数日を要する。

②腸溶錠であるため，幽門狭窄や胃排泄能の悪い症例では酸分泌抑制効果が減弱することがある（**図2**）[5, 6]。

③PPIは主に肝臓の薬物代謝酵素であるチトクロムP450のサブタイプであるCYP2C19で代謝される。このCYP2C19には遺伝子多型があり，homozygous extensive metabolizer（homo-EM）ではpoor metabolizer（PM）に比較して胃酸分泌抑制効果が弱い。したがって，PPIの胃酸分泌抑制効果はPPIの種類やCYP2C19の遺伝子多型によりばらつきがある（**図2**）[5, 6]。

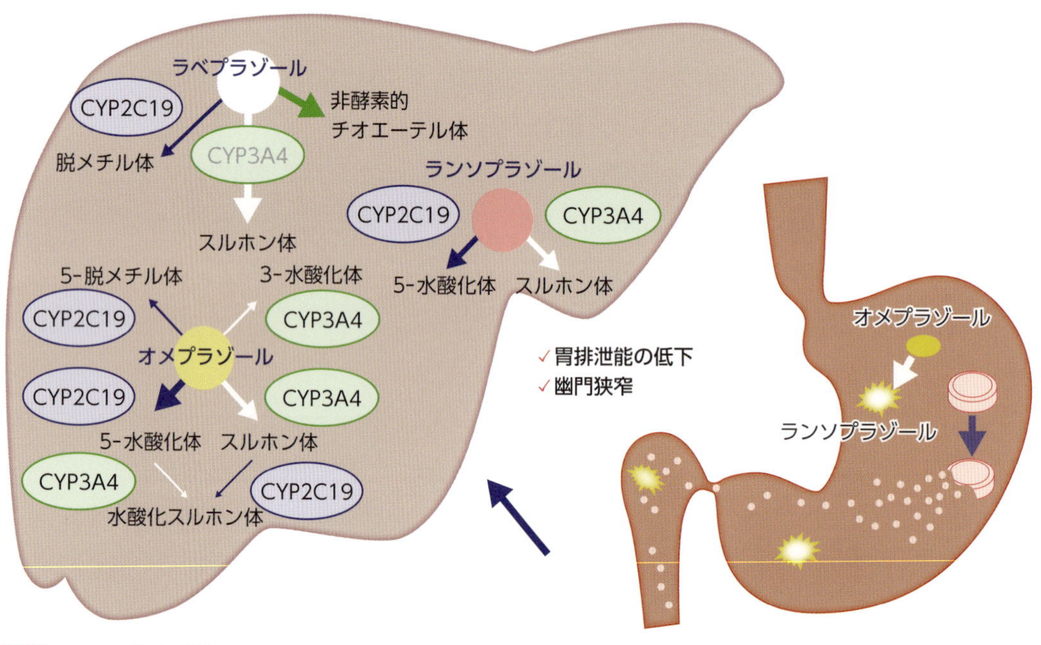

図2 PPIの体内動態

（文献5，6をもとに作成）

④PPI投与にもかかわらず，夜間の胃内pHを十分に上げられない現象（nocturnal acid breakthrough；NAB）を認めることがある[7]。

⑤*H. pylori*陰性患者では，陽性患者に比較してPPIの酸分泌抑制効果が減弱する（**図3**）[8]。したがって，今後*H. pylori*陰性時代を迎えて，ますます強力な酸分泌抑制薬が必要になると思われる。

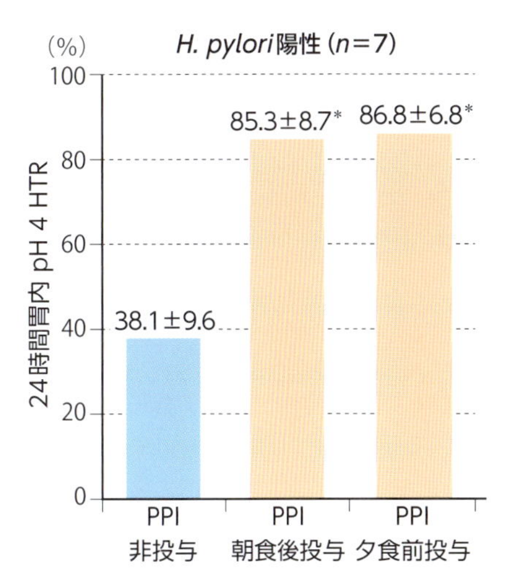

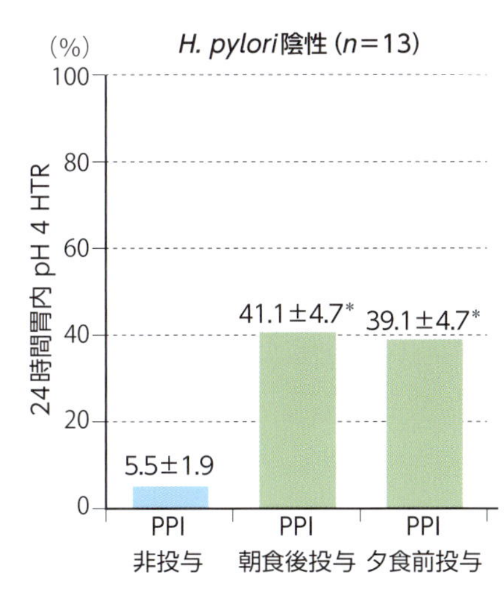

図3 *H. pylori*感染とPPIの酸分泌抑制効果
＊：*P*＜0.05 vs. PPI非投与　（文献8をもとに作成）

2 P-CABの特徴

P-CABは既存のPPIとは異なる機序でプロトンポンプを抑制し，①酸に安定で水溶性に優れる，②強力な胃酸分泌抑制作用を有する，③作用発現が速く，長時間作用が持続する，③肝臓の遺伝子多型のある酵素で代謝されにくい（薬剤相互作用が少なくて，安定した薬効を示す），などの特徴がある。

P-CABの一般名はvonoprazan（ボノプラザンフマル酸塩）であり，**図4**にその化学名，構造式などを示す。2015年にタケキャブ®錠として，10mg錠と20mg錠が登場した。

一般名	vonoprazan (r-INN)，ボノプラザンフマル酸塩 (JAN)		
化学名	1-[5-(2-Fluorophenyl)-1-(pyridin-3-ylsulfonyl)-1*H*-pyrrol-3-yl]-*N*-methylmethanamine monofumarate		
構造式	·HO_2C–CH=CH–CO_2H	分子式	$C_{17}H_{16}FN_3O_2S \cdot C_4H_4O_4$
		分子量	461.46
		pKa（酸解離定数）	9.3
薬効分類	カリウムイオン競合型アシッドブロッカー (potassium-competitive acid blocker；P-CAB)		
ボノプラザンの特徴	✓酸性溶液中での溶解度が高い ✓非臨床成績においてPPIであるランソプラゾールよりも強い酸生成抑制作用を示唆 ✓主としてCYP3A4により代謝され，遺伝子多型のあるCYP2C19の関与の少ない可能性が示唆		

図4 ボノプラザンの特徴
（承認審査時評価資料をもとに作成）

3 P-CABの効能・効果，用法・用量

1 効能・効果

①胃潰瘍，十二指腸潰瘍，逆流性食道炎，低用量アスピリン投与時における胃潰瘍または十二指腸潰瘍の再発抑制（二次予防），非ステロイド性抗炎症薬投与時における胃潰瘍または十二指腸潰瘍の再発抑制（二次予防）

②下記における*H. pylori*の除菌の補助

- 胃潰瘍，十二指腸潰瘍，胃MALTリンパ腫，特発性血小板減少性紫斑病，早期胃癌に対する内視鏡的治療後胃，*H. pylori*感染胃炎

*H. pylori*感染胃炎に対して除菌療法を行う際には，*H. pylori*が陽性であることおよび内視鏡検査により*H. pylori*感染胃炎であることを確認する必要がある。

2 用法・用量

①胃潰瘍，十二指腸潰瘍

通常，成人にはタケキャブ®錠（ボノプラザン）1回20mgを1日1回経口投与する。なお，通常，胃潰瘍では8週間まで，十二指腸潰瘍では6週間までの投与とする。

②逆流性食道炎

通常，成人にはタケキャブ®錠（ボノプラザン）1回20mgを1日1回経口投与する。なお，通常4週間までの投与とし，効果不十分の場合は8週間まで投与することができる。

さらに，再発・再燃を繰り返す逆流性食道炎の維持療法においては，1回10mgを1日1回経口投与するが，効果不十分の場合は，1回20mgを1日1回経口投与することができる。

③低用量アスピリン投与時における胃潰瘍または十二指腸潰瘍の再発抑制

通常，成人にはタケキャブ®錠（ボノプラザン）1回10mgを1日1回経口投与する。

④非ステロイド性抗炎症薬投与時における胃潰瘍または十二指腸潰瘍の再発抑制

通常，成人にはタケキャブ®錠（ボノプラザン）1回10mgを1日1回経口投与する。

⑤*H. pylori*の除菌の補助

通常，成人にはタケキャブ®錠（ボノプラザン）1回20mg，アモキシシリンとして1回750mg（力価）およびクラリスロマイシンとして1回200mg（力価）の3剤を同時に1日2回，7日間経口投与する。なお，クラリスロマイシンは，必要に応じて適宜増量することができる。ただし，1回400mg（力価）1日2回を上限とする。

PPI，アモキシシリンおよびクラリスロマイシンの3剤投与による*H. pylori*の除菌治療が不成功の場合は，これに代わる治療として，通常，成人にはタケキャブ®錠（ボノプラザン）1回20mg，アモキシシリンとして1回750mg（力価）およびメトロニダゾールとして1回250mgの3剤を同時に1日2回，7日間経口投与する。

4 胃食道逆流症（GERD）に対するP-CABの効果

1 『胃食道逆流症（GERD）診療ガイドライン』の改訂にあたって

2015年に発刊された『胃食道逆流症（GERD）診療ガイドライン2015（改訂第2版）』では，新規酸分泌抑制薬であったP-CABに関する記載がなく，P-CABの位置づけを示す必要性もあり，『胃食道逆流症（GERD）診療ガイドライン2021（改訂第3版）』[9]が2021年4月に発刊された。改訂第3版では，①逆流性食道炎と非びらん性逆流症（non-erosive reflux disease；NERD）にわけた治療アルゴリズムの導入，②逆流性食道炎の重症度別の治療アルゴリズムの導入，③P-CABの胃食道逆流症（逆流性食道炎，NERD）治療への位置づけの3項目が重要臨床課題とされた[9]。

以下に，P-CABに関してトピックスを解説する。

2 P-CABの位置づけ

①P-CABテスト

PPIテストやP-CABテストは，強力な酸分泌抑制薬を投与して胸やけなどのGERDの臨床症状の推移を評価して，その症状がGERDに起因するものであるか否かを判定する方法である。GERDの治療的診断，食道内への胃酸逆流の関与などを非侵襲的，簡便，低コストで行う方法である。PPIより強力な胃酸分泌抑制効果を持つP-CABを用いたP-CABテストはPPIテストより有益である可能性は高いと推察されるが，今後P-CABの投与量や投与期間，評価方法などについての検討が待たれる。

※現在，わが国ではP-CABやPPIを用いたP-CABテスト，PPIテストの保険適用はない

②重症逆流性食道炎に対する治療

PPI投与とP-CAB投与による重症/軽症GERDの内視鏡改善度を前向きに直接比較検討した報告はないが，費用対効果の面からも，改訂第3版ガイドライン[9]では重症逆流性食道炎の初期治療としては，タケキャブ®錠（ボノプラザン）20mg/日の4週間投与が提案されている。

③P-CABのオンデマンド療法[10, 11]

PPI初期治療に反応する軽症/中等症の逆流性食道炎やNERDでは，長期にわたる継続的な維持療法に加えて，症状を認めないときには内服せず症状出現時にのみ内服することで，症状や内視鏡的粘膜傷害の再発・増悪をコントロールすることが可能な症例を多く経験している。そのような患者に対する治療として，オンデマンド療法が注目されている。

軽症逆流性食道炎に対するP-CABのオンデマンド療法
酸逆流症状を認めないときは休薬，症状出現時にのみ内服する。

オンデマンド療法では薬剤内服後の速やかな酸分泌抑制効果が必要であり，安定した酸分泌抑制効果を得るために3～5日を要するPPIよりP-CAB（タケキャブ®錠20mg/

日）のほうがオンデマンド療法に適した薬剤であると考える。タケキャブ®錠20mg/日の内服により，約2.5時間後には胃内pHは4以上となる。

※現在，わが国ではP-CABのNERDへの適応，逆流性食道炎に対するオンデマンド療法の適応はなく，今後の保険収載を期待する

5 長期にわたる胃酸分泌抑制療法の功罪

重症逆流性食道炎では維持療法が行われなければ再発はほぼ必発であり，出血や狭窄などの合併症を引き起こすこともある。したがって症状の有無にかかわらず積極的な維持療法を行うことが推奨されている。PPIやP-CABによる長期にわたる強力な胃酸分泌抑制療法により，逆流性食道炎の高い内視鏡的寛解率を維持することが可能である[12, 13]。

一方，2017年American Gastroenterological Associationのclinical practice guidelineにおいてPPI関連の有害事象が報告された。しかし，これらの検察研究，クロスオーバー研究，ランダム化比較試験（randomized controlled trial；RCT）には残存交絡因子の影響の可能性，一貫性の問題，観察研究とRCT間の結果の相違などから，エビデンスの質は低かった。**表1**にPPIによる慢性合併症と推測される発症機序を示す[9, 14, 15]。

表1 PPIによる慢性合併症と推測される発症機序

臓器	合併症	推測される発症機序
腎	腎機能障害	反復性急性間質性腎炎
脳	認知症	a) 酸分泌低下によるビタミンB_{12}欠乏 b) βアミロイド沈着
骨	骨折	a) 酸分泌低下によるカルシウムおよびビタミンB_{12}吸収低下 b) 高ガストリン血症による副甲状腺機能亢進
心臓	心筋梗塞	a) CYP2C19を介したクロピドグレル活性化抑制 b) 非対称dimethylarginine増加による内皮NO低下が血栓形成
大腸	*C. difficile*感染 微小腸炎	a) 胃内酸度の低下による腸内フローラの変化 b) 高ガストリン血症による大腸細胞増殖効果
肺	肺炎	a) 胃内酸度低下と胃内細菌増殖 b) PPIの好中球拮抗作用
筋	ミオパチー	CYP3A4酵素抑制
血液	貧血	酸分泌低下による鉄分およびビタミンB_{12}欠乏
肝	肝性脳症	a) 胃酸抑制による腸内細菌叢の変化 b) 酸分泌低下によるビタミンB_{12}欠乏
胃	胃底腺ポリープ	酸分泌抑制による壁細胞増殖

NO：一酸化窒素

（文献14，15より改変）

P-CABの長期投与に関しては，血清ガストリン値は持続的に用量依存性に上昇し，P-CABではPPIより高値であるとの報告がある。一方，逆流性食道炎に対する52週間のP-CAB投与では，血清ガストリン値の高値が認められるものの胃粘膜に明らかな変化を認めないとの報告もある。

従来，長期にわたってヒトに対してPPIが投与されてきたが，ヒトでは高ガストリン血症からカルチノイド発生は否定的である。PPIより強力な胃酸分泌抑制作用を有するP-CABの投与に関して，漫然とした長期投与は控えるべきであり，今後長期にわたっての検証が必要である。

■ 慢性維持療法を必要とする逆流性食道炎に対する除菌療法

逆流性食道炎では長期にわたる酸分泌抑制薬による維持療法が必要となることが多い。**図5**[16]は長期にわたるPPI内服患者における，*H. pylori*感染の有無による，胃粘膜ECL細胞の過形成の違いを検討したものである。*H. pylori*現感染に比較して陰性者ではECL細胞の過形成は軽度である[16]。

ここは押さえておきたい
これから長期にわたって酸分泌抑制療法を継続する必要のある*H. pylori*陽性者に対して，長期投与前に*H. pylori*除菌療法を行うことを推奨する。

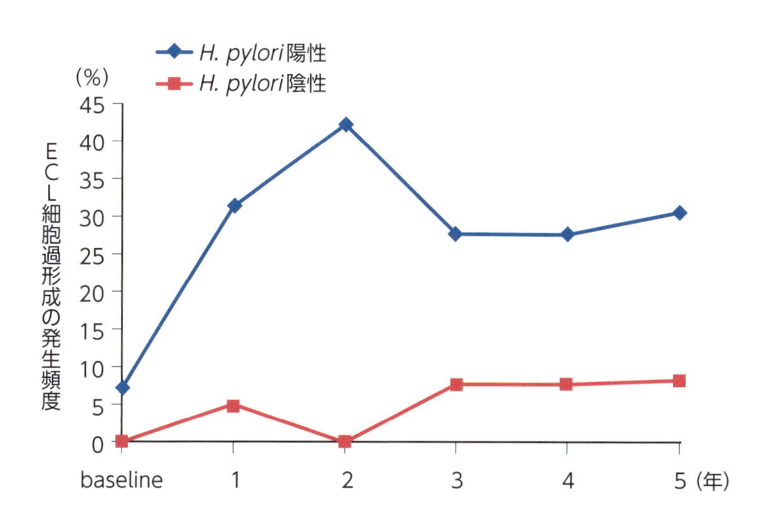

図5 長期にわたるPPI内服患者における，*H. pylori*感染の有無による胃粘膜ECL細胞の過形成の違い

(文献16より改変)

6 おわりに

PPIからより強力に胃酸分泌を抑制できるP-CABが処方できる今日，酸分泌抑制薬投与の必要性および酸分泌抑制薬投与による影響を考慮に入れて，症例に応じた適切な薬剤を選択して治療計画を立てることが重要であると考える(**図6**)。

胃酸分泌抑制薬の上手な使い方
症例に応じて，長期継続投与による影響を考えながら，top down therapyあるいはstep up therapyを選択する。

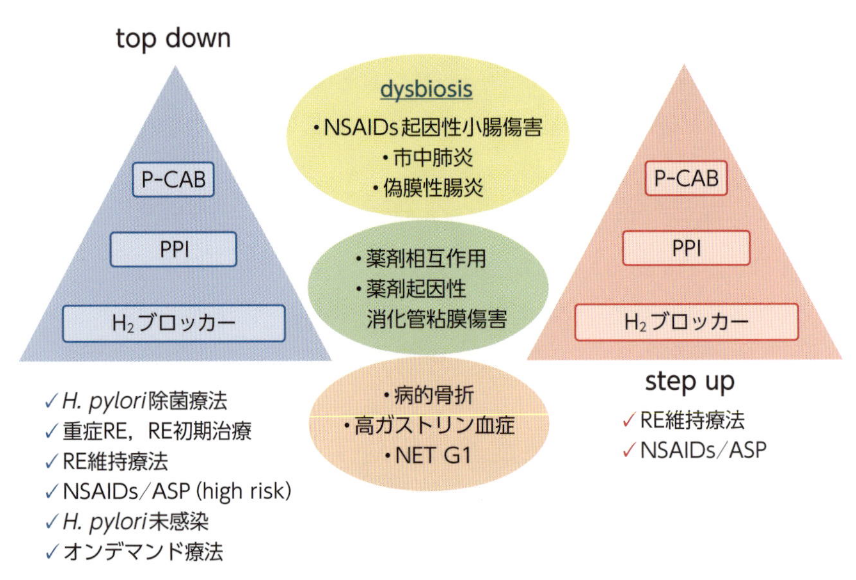

図6 酸分泌抑制療法におけるtop down therapyとstep up therapyの比較
RE:逆流性食道炎, ASP:アスピリン, NET:神経内分泌腫瘍

文献

1） Kinoshita Y, et al：Gut. 1997；41(4)：452-8.
2） Ishimura N, et al：J Gastroenterol. 2015；50(8)：844-52.
3） Iijima K, et al：J Gastroenterol. 2015；50(8)：853-61.
4） Fujiwara Y, et al：J Gastroenterol. 2009；44(6)：518-34.
5） Umegaki E, et al：Progress in Medicine. 1998；18(3)：446-50.
6） Ishizaki T, et al：Aliment Pharmacol Ther. 1999：13 Suppl 3：27-36.
7） Katz PO, et al：Aliment Pharmacol Ther. 1998；12(12)：1231-4.
8） Miki M, et al：Aliment Pharmacol Ther. 2006；24(10)：1445-51.
9） 日本消化器病学会，編：胃食道逆流症(GERD)診療ガイドライン2021. 改訂第3版. 南江堂，2021.
10）Umezawa M, et al：Digestion. 2018；97(4)：309-15.
11）Hoshikawa Y, et al：Esophagus. 2019；16(2)：201-6.
12）Akiyama J, et al：Digestion. 2020；101(2)：174-83.
13）Tanabe T, et al：Esophagus. 2019；16(4)：377-81.
14）Vaezi MF, et al：Gastroenterology. 2017；153(1)：35-48.
15）Freedberg DE, et al：Gastroenterology. 2017；152(4)：706-15.
16）Lundell L, et al：Aliment Pharmacol Ther. 2015；42(6)：649-63.

執筆：梅垣英次

3. 漢方，運動機能改善薬，制酸薬，アルロイド

1 はじめに

胃食道逆流症（gastroesophageal reflux disease；GERD）における治療薬の中心は酸分泌抑制薬であり，2021年に策定された『胃食道逆流症（GERD）診療ガイドライン2021（改訂第3版）』において「消化管運動機能改善薬，漢方薬などは単独療法の有用性を支持するエビデンスはないが，PPIとの併用により症状改善効果が得られる」，「アルギン酸塩，制酸薬はGERDの一時的症状改善に効果がある」と記載されており[1]，本項で述べる立ち位置は補助的な治療薬としてのものである。一方，日常診療においては，プロトンポンプ阻害薬（proton pump inhibitor；PPI）のみでは症状の改善が乏しい，悩ましい症例も少なからずみられる。そんなときにこそ，これらの薬剤は役立つと言える。「名脇“薬”の上手な使い方」について，本項では詳しく述べたいと思う。

2 漢方薬

代表例 六君子湯（りっくんしとう）・半夏瀉心湯（はんげしゃしんとう）・半夏厚朴湯（はんげこうぼくとう）

1 作用機序

漢方薬とは，植物の葉や根，鉱物，動物などの中で薬効がある一部分を加工してできた生薬を組み合わせてつくられた医薬品である。単一成分でつくられることの多い西洋医学の治療薬と異なり，複数の生薬が含まれることで様々な薬効を認める。東洋医学の経験に基づいてつくられた薬であるが，近年一部の作用機序に関しては科学的に解明されてきている。

①六君子湯

生薬：半夏（はんげ），陳皮（ちんぴ），人参（にんじん），甘草（かんぞう），大棗（たいそう），蒼朮（そうじゅつ），茯苓（ぶくりょう），生姜（しょうきょう）

- 胃腸の機能を高めつつ，人体の生命力に相当する「気」を補う効果を持つ四君子湯（しくんしとう）（人参，甘草，大棗，蒼朮，茯苓，生姜）と，体内に停滞した余分な水分を除去し胃の排泄を改善する半夏，陳皮を組み合わせてつくられている。

- 食道クリアランスを改善し，逆流した酸の食道内への停滞を改善する作用を持つ[2)]。ほかにも，食道のバリア機能を強化し，知覚過敏を改善する効果も持つ[3)]。
- 食欲亢進作用を持つホルモンであり，グレリンの分泌を促進する作用や胃排出促進作用，内臓知覚過敏緩和作用なども有する[4, 5)]。

②半夏瀉心湯

生薬：半夏，人参，甘草，大棗，黄芩(おうごん)，乾姜(かんきょう)，黄連(おうれん)

- 構成している生薬の4種類は六君子湯と同様であり，気を補い胃腸の運動機能改善に有効である。それに加えて，黄芩，黄連などの抗炎症作用を持つ生薬が含まれており，胸やけや灼熱感などの逆流症状の改善効果がある[6)]。

③半夏厚朴湯

生薬：半夏，茯苓，生姜，厚朴(こうぼく)，蘇葉(そよう)

- 咽頭や喉頭の気の巡りが悪くなることによって生じる咽喉頭の違和感に対して，気の巡りを良くすることで喉の異物感やつまり感を改善する。

2 特徴

- 何千年もの歴史の中で治療効果のあるものが医薬品として現在も用いられており，西洋医学の治療薬と異なり病名を診断し処方するのではなく，患者の体質や症状に応じて漢方薬を選択する。
- 生薬の組み合わせにより様々な薬効を持ち，1剤で複数の症状に対応することができる。
- GERDに対する漢方薬の単独療法を推奨するエビデンスは存在しないが，PPIとの併用により症状の上乗せ効果が期待される。
- PPI抵抗性GERDにおいて，六君子湯や半夏瀉心湯とPPIの併用は，PPI倍量投与と同等の効果を認める[7, 8)]。
- 六君子湯とPPIの併用は，特に女性，低BMI患者，高齢者で症状やQOLの改善に有効と報告されている[9)]。

3 使い方

GERDの主な症状は胸やけや呑酸などであるが，喉の違和感やつかえ感などの症状を認める場合もある。

胸やけや灼熱感などの逆流症状で悩んでいる人には半夏瀉心湯，逆流症状に加え食欲不振や胃もたれを認める人には六君子湯，咽喉頭の違和感やつかえ感などの症状で悩んでいる人には半夏厚朴湯の効果が期待される。

処方例 下記のいずれかを用いる

1) ツムラ六君子湯エキス顆粒1回1包(2.5g/包)1日3回(食前または食間)

2) ツムラ半夏瀉心湯エキス顆粒1回1包(2.5g/包)1日3回(食前または食間)

3) ツムラ半夏厚朴湯エキス顆粒1回1包(2.5g/包)1日3回(食前または食間)

4 使用上の注意点

- 六君子湯や半夏瀉心湯には甘草が含まれており，偽性アルドステロン症が副作用として知られる。甘草の代謝産物であるグリチルリチン酸は，腎臓においてコルチゾールを不活性体に変える酵素である11β水酸化ステロイド脱水素酵素2型（11βHSD2）を阻害する。コルチゾール濃度が上昇し，過剰にミネラルコルチコイド受容体に作用することで原発性アルドステロン症と同様の症状を引き起こす。
- 高血圧や低カリウム血症による症状（手足のしびれ，四肢の脱力，不整脈，横紋筋融解症）などを引き起こすことがあり，血液検査でのカリウムの値や心電図変化に注意が必要である。
- 偽性アルドステロン症が疑われた場合の治療は薬剤の中止が第一であるが，抗アルドステロン薬であるスピロノラクトンの投薬も有効である。

3 運動機能改善薬

代表例

- モサプリド（ガスモチン®）
- イトプリド（ガナトン®）
- アコチアミド（アコファイド®）

1 作用機序

上部消化管の運動はアセチルコリンを介した副交感神経の働きで調整され，副交感神経が活発になることで消化管運動が亢進する。副交感神経に存在するセロトニン受容体はアセチルコリンの分泌促進に，ドパミン受容体は分泌抑制にそれぞれ作用する。運動機能改善薬は副交感神経に介入することで作用を発揮する（**図1**）。

①モサプリド

消化管内在の副交感神経に存在するセロトニン5-HT_4受容体を刺激することで，アセチルコリンの放出を増加させ，消化管運動を亢進させる。

②イトプリド

消化管内在の副交感神経に存在するドパミンD_2受容体を阻害するとともに，アセチルコリン分解酵素であるアセチルコリンエステラーゼを阻害することでアセチルコリンの遊離を増加させ，消化管運動を亢進させる。

③アコチアミド

アセチルコリンエステラーゼを阻害することで，消化管運動を亢進させる[10)]。

2 特徴

- 運動機能改善薬はいずれもアセチルコリンの作用を増強することで，消化管運動促進

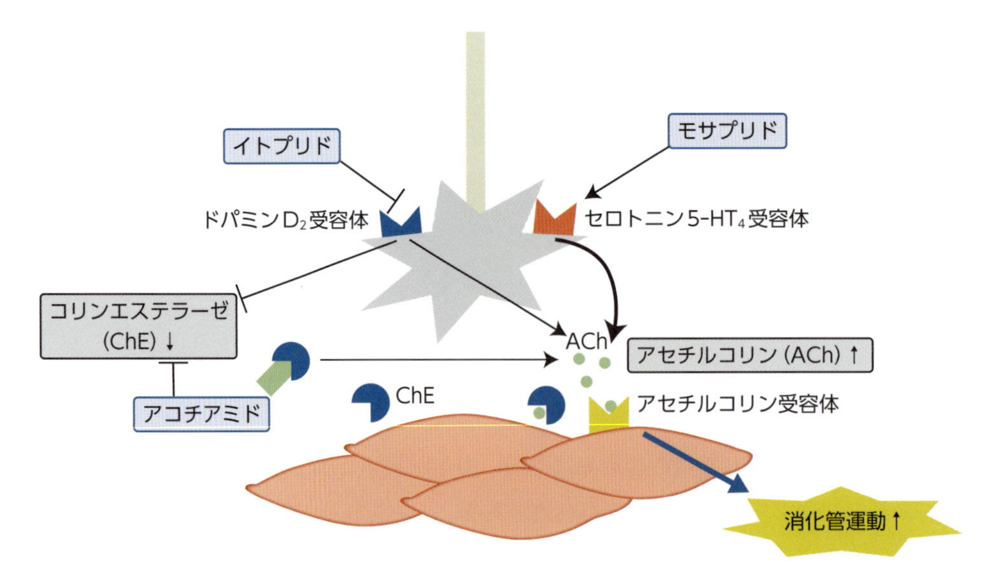

図1 運動機能改善薬の作用機序

作用を示す。

- モサプリドは非びらん性逆流症(non-erosive reflux disease；NERD)患者において，単独では有意な症状改善効果はないが，PPIとの併用による上乗せ効果が示されている[11)]。
- イトプリドも，PPIとの併用でGERD症状を改善させる。
- アコチアミドは，機能性ディスペプシアの一次治療薬として使用されるイメージが強いが，PPI抵抗性GERDやNERD患者においてもPPIとの併用で有意に逆流症状を改善させる[12)]。

3 使い方

運動機能改善薬はいずれも単独療法を推奨するエビデンスはなく，酸分泌抑制薬や漢方薬との併用により，胸やけなどの症状改善の上乗せ効果が期待される。

処方例 下記のいずれかを用いる。

1) ガスモチン®5mg錠(モサプリド)1回1錠1日3回(毎食前または食後)
2) ガナトン®50mg錠(イトプリド)1回1錠1日3回(毎食前)
3) アコファイド®100mg錠(アコチアミド)1回1錠1日3回(毎食前)

私ならこうする

運動機能改善薬は，わが国において使用経験が多く副作用が少ないことから比較的使用しやすい薬剤である。PPIなど酸分泌抑制薬で若干は症状が改善したものの，あと少し効果を高めたいときに追加で処方するのがお勧めである。

4 使用上の注意点

- いずれの薬剤も，過敏症の既往がある患者への投与は禁忌である。

- 抗コリン薬の併用により，薬効が減弱する可能性がある。
- モサプリドの重大な副作用として，劇症肝炎，肝機能障害，黄疸などが報告されている。
- イトプリドはドパミン作用阻害により，乳汁分泌や高プロラクチン血症を起こす可能性がある。その他ショックやアナフィラキシー，肝障害の副作用に注意が必要である。
- 投薬期間についての明確な推奨は存在しないが，4週間前後を目安に治療効果がみられない場合は他の薬剤への変更を検討し，長期にわたって漫然と使用しないようにする。
- 運動機能改善薬は現在わが国において，GERDやNERDに対する保険適用は有していない。

4 制酸薬，アルロイド

制酸薬の代表例

- 水酸化アルミニウムゲル・水酸化マグネシウム（マルファ®）
- 水酸化マグネシウム（ミルマグ®）
- 沈降炭酸カルシウム（沈降炭酸カルシウム，炭カル®）

アルロイドの代表例

- アルギン酸ナトリウム〔アルロイド®G内用液5％・顆粒67％（溶解用）〕

1 作用機序

①制酸薬

胃内に分泌されている酸（H^+）を中和することで制酸作用を示し，粘膜への刺激を緩和することで胸やけなどの症状を改善させる。

例）水酸化アルミニウム＋胃酸：$Al(OH)_3 + 3HCl \rightarrow AlCl_3 + 3H_2O$

②アルロイド

粘稠度が高く，食道に持続的に付着することで攻撃因子から粘膜を保護する。ほかにも血小板凝集作用やフィブリン形成促進作用を持ち，創傷部位の止血を促進する。

2 特徴

①制酸薬

- 胃酸を中和することで胃粘膜を保護するため，作用発現は速やかである。
- その一方で，約30分で胃内から排出されてしまうため，効果の持続時間は短い。
- GERDの内視鏡的治癒率はプラセボ群と有意差がないものの，自覚症状に関しては有意な改善を認める[13, 14]。

②アルロイド

- 粘膜防護因子増強薬であり，粘膜保護作用と止血作用を有している。
- 酸の胃食道逆流を有意に抑制することが証明されており，GERDによる自覚症状の改善効果を認める[15, 16]。

・NERD患者に対して，PPIとの併用による上乗せ効果も報告されている[17]。

3 使い方

制酸薬は即効性があるものの持続時間が短い。創傷治癒目的というよりは，胃酸過多による症状の一時的改善目的での使用が望ましい。

アルロイドも自覚症状改善の有効性が証明されており，GERDや術後食道炎による症状の一時的な改善が期待できる。

処方例 下記のいずれかを用いる。

1) マルファ®(水酸化アルミニウムゲル・水酸化マグネシウム) 1回1包(1.2g/包) 1日3回(毎食後)
2) マルファ®(水酸化アルミニウムゲル・水酸化マグネシウム) 1回1包(1.2g/包) 頓用(胃痛時)
3) アルロイド®G内用液5%(アルギン酸ナトリウム) 1回30～40mL 1日3回(毎食前)

薬剤選択のイメージ

中等度から重度の有症状患者に対して，制酸薬やアルロイド単独での治療は現実的ではないが，PPIと併用することで上乗せ効果が期待できる。

4 使用上の注意点

・長期の使用により，腎機能障害のある患者では高マグネシウム血症やアルミニウム脳症，アルミニウム骨症，貧血などの副作用が出現する可能性があり，定期的な血中濃度測定が望まれる。
・アルミニウムはリンの吸収阻害作用があり，低栄養患者では低リン血症に注意が必要である。
・水酸化マグネシウムは緩下作用もあり，下痢に注意が必要である。
・一部の抗菌薬(マクロライド系やニューキノロン系など)との併用で効果が減弱する。
・大量の牛乳やカルシウム製剤との併用で，milk-alkali syndrome(高カルシウム血症，高窒素血症，アルカローシスなど)が出現する可能性がある。

文献

1) 日本消化器病学会，編：胃食道逆流症(GERD)診療ガイドライン2021. 改訂第3版. 南江堂，2021，p51-4.
2) Kawahara H, et al: Pediatr Surg Int. 2007; 23(10): 1001-5.
3) Miwa H, et al: J Gastroenterol. 2010; 45(5): 478-87.
4) Takeda H, et al: Gastroenterology. 2008; 134(7): 2004-13.
5) Inokuchi K, et al: Front Pharmacol. 2021: 12: 640576.
6) Kono T, et al: Integr Cancer Ther. 2014; 13(5): 435-45.
7) Tominaga K, et al: J Gastroenterol. 2012; 47(3): 284-92.
8) Takeuchi T, et al: J Gastroenterol. 2019; 54(11): 972-83.
9) Tominaga K, et al: J Gastroenterol. 2014; 49(10): 1392-405.
10) Matsushita M, et al: Neurogastroenterol Motil. 2016; 28(5): 631-8.
11) Miwa H, et al: Aliment Pharmacol Ther. 2011; 33(3): 323-32.

12) Takeuchi T, et al : J Gastroenterol Hepatol. 2018 ; 33(3) : 623-30.

13) Grove O, et al : Scand J Gastroenterol. 1985 ; 20(4) : 457-61.

14) Weberg R, et al : Scand J Gastroenterol. 1989 ; 24(4) : 401-6.

15) Castell DO, et al : Dig Dis Sci. 1992 ; 37(4) : 589-93.

16) Madel KG, et al : Aliment Pharmacol Ther. 2000 ; 14(6) : 669-90.

17) Manabe N, et al : Dis Esophagus. 2012 ; 25(5) : 373-80.

参考文献

- 正岡建洋 : 消化管治療薬 使いこなし術. 日本医事新報社, 2022, p44-70, 89-96.
- 北原光夫, 他編 : 治療薬マニュアル2023. 矢崎義雄, 監. 医学書院, 2023.

執筆 : 深沢直人, 正岡建洋

4

各食道疾患の病態・治療法

1. 逆流性食道炎の病態

1 はじめに

胃食道逆流症（gastroesophageal reflux disease；GERD）は，日常診療で遭遇することの多い疾患であり，有病率は2.5〜7.8％と推定されている[1)]。GERDのうち食道粘膜傷害を認める症例は10〜15％にすぎず，その多くはロサンゼルス分類Grade AあるいはBの軽症型と言われており，GERDの多くはその臨床経過中に出血や狭窄を生じる可能性は少ない[2)]。したがって，わが国のGERDは通常，死に直面する病態に至ることは少ないと考えられるが，治療に奏効しない症例の中には稀ながら食道潰瘍からの出血，食道狭窄や食道腺癌などのような重篤な合併症を生じる可能性もあり注意を要する[3)]。また，胃内容物が食道に逆流することにより生じる様々なGERD関連症状により，患者の生活の質は著しく損なわれるが，適切な治療により改善することも明らかとなっている[4)]。したがって，GERDを適切に治療していく臨床的意義は高く，GERDの病態に沿って治療を行っていくことが理想的である。

GERDの病態の基本は酸性胃内容物の食道内への逆流であるが，逆流性食道炎と非びらん性逆流症（non-erosive reflux disease；NERD）の間には一部病態が異なっている部分も認められる。本項では，GERDのうち特に食道粘膜傷害を認める逆流性食道炎に焦点を当て，その病態について解説する。

2 逆流性食道炎の病態の基本的な考え方

逆流性食道炎は，酸性胃内容物などに代表される攻撃因子と逆流防止機構，食道酸排出能，食道粘膜抵抗性などの防御因子のバランスが崩れることで発症する（**図1**）[5)]。攻撃因子としては胃酸が最も重要であり，これまでの検討から逆流性食道炎の内視鏡的重症度が高くなるにつれて，胃食道逆流の程度も悪化していくことが判明している[6)]。一方，防御因子の中核を担う逆流防止機構には下部食道括約筋（lower esophageal sphincter；LES）と横隔膜脚が主要な役割を果たし[7)]，“一過性LES弛緩（transient LES relaxation；TLESR）”，“transient intra-abdominal pressure increase”，“spontaneous free reflux”と呼ばれる3つの機序により胃食道逆流が発生する（**図2**）[8)]。さらに，逆流してきた胃内容物に対する食道酸排出能の障害により，食道内で逆流物が停滞し，逆流性食道

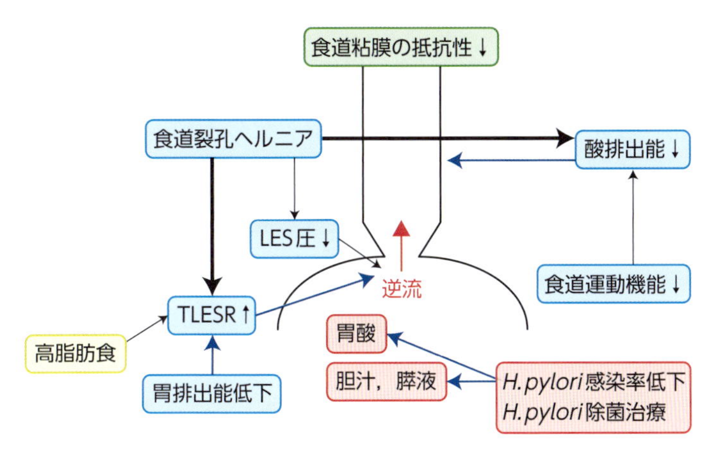

図1 逆流性食道炎の病態生理

（文献5より引用）

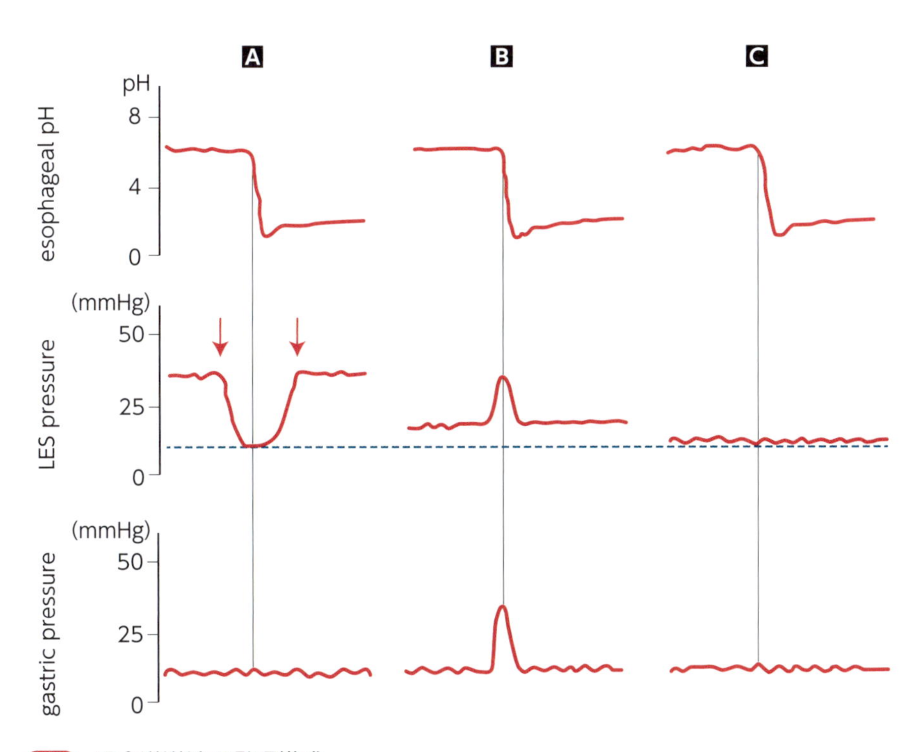

図2 胃食道逆流の発現様式

A：TLESR。嚥下と関係なく一過性に発生するLES弛緩に伴い胃食道逆流が発生するパターン

B：transient intra-abdominal pressure increase。急激な腹圧上昇の際，通常はLES圧もそれに伴い上昇し逆流を防ぐが，LES圧が十分に機能せず相対的に腹圧がまさり逆流が発生するパターン

C：spontaneous free reflux。持続的なLES圧の低値により，自然発生的に逆流が発生するパターン

（文献8より改変）

炎の発生，重症化に関与すると考えられている[9)]。以下に攻撃因子と防御因子にわけて順に解説する。

1 攻撃因子：胃酸分泌の観点から

①胃酸

胃液は，摂取した食物を小腸で消化・吸収することを助けており人体に欠かせないものであるが，胃酸だけでなく十二指腸から逆流した胆汁，各種消化酵素などが混在しており有害な混合液でもある。したがって，胃液を何らかのアルカリ液で緩衝したり，消化管粘膜をその直接的な傷害から守るための適切な防御機構が働かない限り，消化管粘膜は傷害を受けることになる。胃液に含まれるすべての成分が食道粘膜を傷害する可能性があるものの，食道炎や胸やけなどの逆流症状の主要因は酸と考えられている。しかしながら，胃酸分泌は健常者と逆流性食道炎患者の間で差を認めないことから，胃酸分泌亢進が逆流性食道炎発症の主要因ではないことが既に研究で示されている[10)]。確かに，Zollinger-Ellison症候群のような胃酸分泌過多の状態では重症逆流性食道炎を合併することが報告されているが，正常範囲内の胃酸分泌能でも，それが食道に逆流することで食道粘膜が傷害されることが証明されている。このようにこれまでの多くの基礎および臨床研究に基づき，胃酸分泌抑制が逆流性食道炎の第一選択治療法であると考えられている。

> **ここは押さえておきたい**
> 高用量のプロトンポンプ阻害薬(proton pump inhibitor；PPI)を投与した患者においても，胃酸分泌が完全には抑制されておらず，この場合の食道内逆流は「弱酸逆流」と呼ばれている。弱酸逆流は，逆流液の酸性度よりも逆流量が症状の発生に関与している[11)]。

②ペプシン

胃液に含まれる胃酸以外の成分，たとえば胆汁，消化酵素，微生物（腸内細菌），その他の有害因子も主要因ではないものの食道粘膜を傷害し，胸やけなどの逆流関連症状を引き起こすことが判明している[12, 13)]。また，ペプシンも食道粘膜傷害の一因となり，少量でも食道粘膜を傷害することが知られている[14)]。ただし，ペプシンの多くはpH 4.5～7.0で不活化するため，ペプシンの食道粘膜傷害は酸性環境下における重要事項と考えられる[14)]。

③胆汁酸

胆汁酸は，消化管の細胞機能を破壊し，細胞膜構造を傷害することによって，粘膜バリア機能を変化させる可能性があることが示されている[12)]。一般的に胆汁酸は近位小腸に分泌されるが，分泌異常や十二指腸胃逆流の増加により，胃内の胆汁酸量は増加する。胆汁酸が胃酸と混合し食道粘膜に曝露すると，胃酸のみの場合と比較してより重篤な食道炎が生じ，これは抱合型胆汁酸のレベルが高くなることにも関係している。胃酸および胆汁酸逆流と逆流性食道炎との関連性を解析したこれまでの報告を見ると，逆流性食道炎の発症と重症度の多くに胃酸逆流が関与しているが，Barrett食道の発症には胃酸と胆汁酸の両者の関与が示されているとされる[15)]。以上のように，胆汁酸とペプシンは有害な胃食道逆流の重要な成分と考えられるが，これまでのところ，これらの成分を標的とした治療法はなく，逆流性食道炎の治療の中心は，前述したように胃酸分泌の抑制と逆流防止治療である。

④腸内細菌

腸内細菌が各種消化管疾患の発症に及ぼす影響には大きな関心が寄せられているが，*Helicobacter pylori*（*H. pylori*）以外の細菌についての研究は，逆流性食道炎の領域ではほとんどなされていない。ごく一部で，食道内細菌叢の変化と逆流性食道炎，特にBarrett食道との関連性が研究されているのみである[16]。これらの変化が逆流性食道炎発症に関与しているのか，あるいは逆流の結果なのかを明らかにするためには，さらなる研究が必要である。

これまでの疫学研究で，逆流性食道炎と*H. pylori*起因性消化性潰瘍の有病率の時間的変遷には反比例の関係があることが報告されている[17]。胃体部優位胃炎では，*H. pylori*は壁細胞の数を減少させ胃酸分泌を減少させる。一方，幽門優位胃炎では，*H. pylori*は幽門におけるD細胞減少効果を介した負のフィードバックにより，胃酸分泌が増加すると報告されている。いずれにしても，逆流性食道炎の発症には，他の防御機能の障害の関与も必要であり，胃酸分泌の異常だけでは逆流性食道炎の症状，食道粘膜傷害を引き起こすことを説明するには不十分であると推察される。

⑤胃液の胃内分布

胃内での胃液の分布も，逆流性食道炎の発症に重要である。逆流性食道炎患者の多くに胃排出遅延がみられるが[18]，胃排出試験は通常，難治性嘔吐などの患者にのみ行われているため，逆流性食道炎と胃排出遅延の関係を証明することは難しいとされている。

最近では，食後のgastric acid pocket[19]との関係や，瀑状胃のような解剖学的胃形態的特徴と食道内酸逆流の関係性から，胃液の分布と逆流性食道炎の関係に関心が集まっている。逆流性食道炎患者では，gastric acid pocketが近胃の弛緩能と関連していること，また食道裂孔ヘルニア患者ではgastric acid pocketの位置が変化し，食道内酸逆流が増加しやすいことが研究で示されている[20]。これらの結果は，逆流性食道炎における近位胃の役割を支持するものであるが，近胃の弛緩能とgastric acid pocketの分布が逆流性食道炎の発症のみならず重症度にも関連するかについてはさらなる研究が必要である。

2 防御因子：食道運動の観点から

①逆流性食道炎における食道体部の蠕動運動障害

Kahrilasらによると，一部の逆流性食道炎患者では食道体部の蠕動運動障害が認められ，食道の酸曝露時間（acid exposure time；AET）の延長の要因になっていると結論している（**図3**）[21]。さらに，食道内圧検査と食道透視を組み合わせた検討で，逆流性食道炎患者では食道体部の蠕動運動障害により酸クリアランスが損なわれ，食道のAETが延長することを証明している[22]。一方，Timmerらは軽症型逆流性食道炎患者と健常対照者で食道体部の蠕動運動評価を行い，食道体部の収縮回数と蠕動波高は両群間に差はなく，食道蠕動運動障害は軽症型逆流性食道炎の重要な要因にはなっていないとしている[23]。Singhらは逆流性食道炎患者ではLES圧が有意に低下し，中部から下部食道における蠕

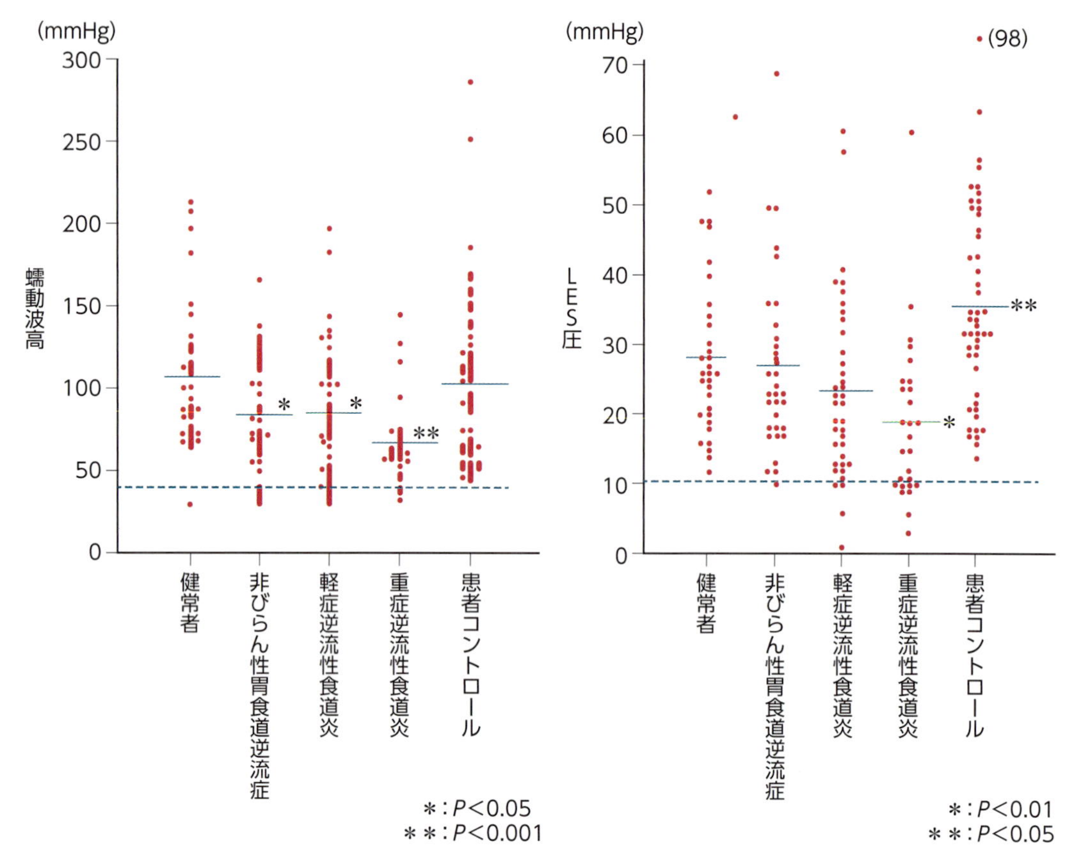

図3 従来法の食道内圧検査によるGERDと食道運動の関連性

食道体部の蠕動運動障害とLES圧の低下が，一部の逆流性食道炎患者にみられる

（文献21より改変）

動波高が低く，収縮時間も長く伝播速度も遅いことを示し，さらにBarrett食道患者では食道運動障害をより頻繁に認めると報告している[24]。

その後，逆流性食道炎の病態研究は食道蠕動運動不全（ineffective esophageal motility；IEM）に着目した検討が多く行われるようになっている。Dienerらの報告によると，IEMを合併したGERD患者はより重度の逆流を生じ，酸クリアランスが障害されており，食道粘膜傷害の重症化や呼吸器症状とも関連することを報告している[25]。さらに，IEMは，PPI投与中にもかかわらず夜間の酸逆流症を発症しやすい因子であることも示されている[26]。また，Fornariらは，軽度のIEMは酸クリアランスには影響を及ぼさず，重度のIEMのみが酸クリアランスの悪化要因であることを明らかにしている[27]。すなわち，食道運動機能から見た病態は，重症型逆流性食道炎と軽症型逆流性食道炎では大きく異なり，このことは臨床経過にも大きく関与することを示した筆者らの検討結果を支持する結果と言える（**図4**）[2]。

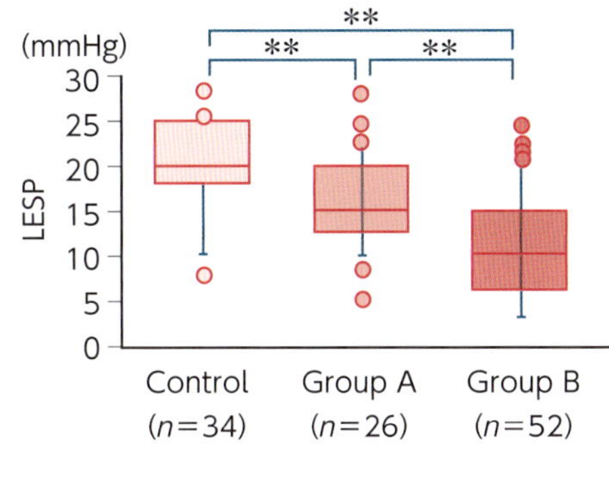

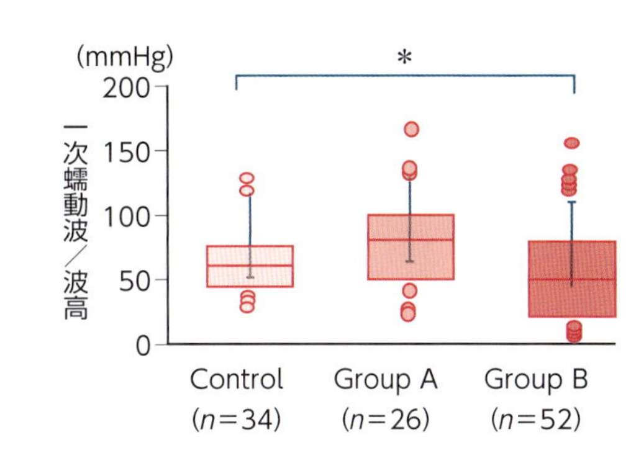

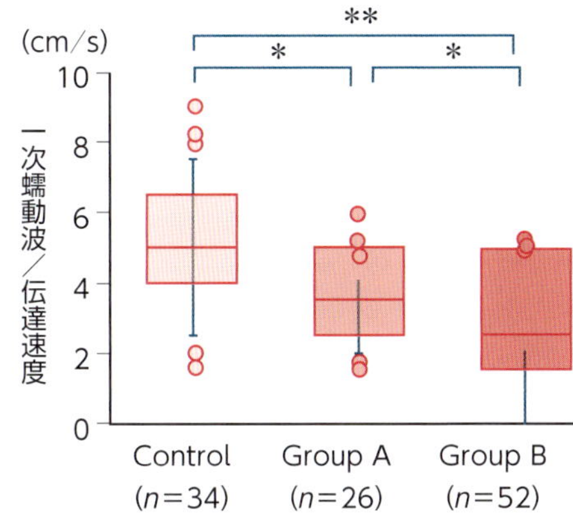

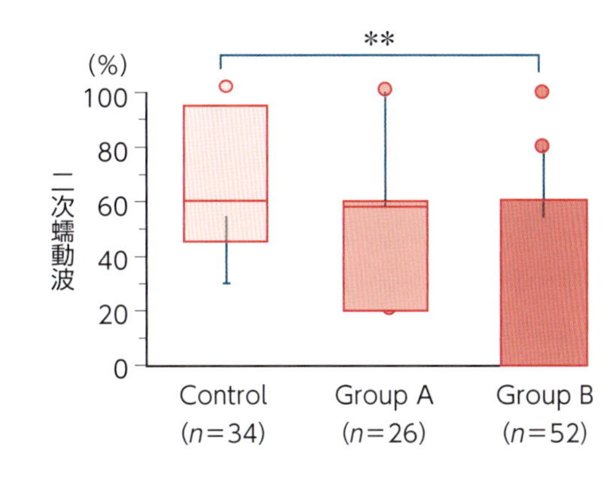

＊：$P<0.05$
＊＊：$P<0.01$

図4 食道運動機能とGERDとの関連性
治療用量のPPIを8週間投与し，反応がみられたGERD患者（Group A）と反応がみられなかったGERD患者（Group B）の食道運動能の違いを示す。食道運動能は，Group Aおよび対照群に比べ，Group Bでより低下していた
LESP：lower esophageal sphincter pressure

（文献2より引用）

②逆流性食道炎における食道胃接合部（EGJ）機能障害

TLESRは，胃食道逆流を引き起こす最も重要なメカニズムと考えられている[28]。しかし，2cm以上の巨大な食道裂孔ヘルニアのある逆流性食道炎患者の主な胃食道逆流の要因は，TLESRよりも低LES圧や嚥下性LES弛緩であり，TLESRについても軽症型と重症型で関与の度合いが異なることが示唆されている[29]。

一方，逆流性食道炎患者ではTLESR中に酸逆流が起こることが多いことが知られているが，その理由として逆流性食道炎患者と健常者ではgastric acid pocketの位置が異なる可能性や，逆流性食道炎患者ではLES圧の圧勾配が大きい可能性が推測されている[30]。Toloneらは，食道胃接合部（esophago-gastric junction；EGJ）タイプⅢ逆流性食道炎患者ではタイプⅠあるいはⅡと比較して，逆流エピソード数が多く，平均AETも長く，症状と逆流エピソードが強く関連することを示している（**図5**）[31]。

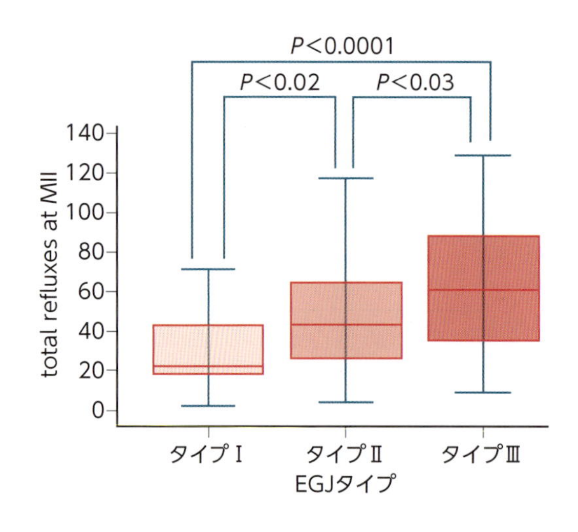

図5 GERD患者における逆流エピソードの数
EGJの形態に基づき分類された逆流性食道炎症状患者の逆流エピソード数
MII：multichannel intraluminal impedance
（文献31より改変）

また，esophago-gastric junction contractile integral（EGJ-CI）は，近年開発されたEGJの長さ，収縮時間，収縮波高を総合的に評価するEGJのバリア機能を評価する新たなパラメータである。EGJ-CIは，従来の内圧検査で評価されていたLESパラメータよりも正確に異常AETを識別することができ[32]，逆流性食道炎診断に対して感度77.8%，特異度81.7%と高い精度を示すことが報告されている[33]。

近年，食道内インピーダンス・pH検査（multichannel intraluminal impedance pH monitoring；MII-pH）所見より，夜間は昼間よりも嚥下や逆流が少ないという事象から，mean nocturnal baseline impedance（MNBI）が，胃食道逆流に起因する食道粘膜バリア障害のパラメータとして開発された。低EGJ-CIまたは，EGJタイプⅡ/Ⅲ，収縮力の低下で評価されるEGJのバリア機能の障害は，MNBI値の低下と良好に関連するという報告もみられる[34]。

一方で，正常なEGJ-CI値と，HRMにおけるEGJタイプⅠは，正常なEGJバリア機能を有していることを示唆するものであり，同症例では症状発現に胃酸逆流が関連している可能性は低く，PPIで奏効しないことを予測する指標であることが証明されている[35]。

3 おわりに

逆流性食道炎の病態について概説した。現在，難治性逆流性食道炎の治療に際しては，逆流と食道運動の関連性を明らかにするために，MII-pHとともに高解像度食道内圧検査を用いて病態を評価することが推奨されている。また，逆流防止手術の適応となる患者の術前評価においても高解像度食道内圧検査の果たす役割は大きいと言える。逆流性食道炎患者の病態は，個々の患者で異なっているため，逆流性食道炎の個別化医療をめざした治療戦略とは，個々の病態を加味した治療戦略とも言い換えられ，病態研究の進歩は現状の治療成績や症状の再発をさらに改善していく可能性につながると言える。

文献

1) El-Serag HB, et al:Gut. 2014;63(6):871-80.
2) Manabe N, et al:Esophagus. 2017;14:113-21.
3) Sakaguchi M, et al:World J Gastroenterol. 2017;23(2):318-27.
4) Hongo M, et al:J Gastroenterol. 2011;46(3):297-304.
5) 眞部紀明, 他:胃食道逆流症. カラー版 消化器病学 基礎と臨床. 浅香正博, 他編. 西村書店, 2013, p515-31.
6) Hatlebakk JG, et al:Scand J Gastroenterol. 1997;32(8):760-5.
7) Pandolfino JE, et al:Gastroenterology. 2003;125(4):1018-24.
8) Dodds WJ, et al:N Engl J Med. 1982;307(25):1547-52.
9) Savarino E, et al:Aliment Pharmacol Ther. 2011;34(4):476-86.
10) Hirschowitz BI:Gastroenterology. 1991;101(5):1149-58.
11) Boeckxstaens GE, et al:Aliment Pharmacol Ther. 2010;32(3):334-43.
12) McQuaid KR, et al:Aliment Pharmacol Ther. 2011;34(2):146-65.
13) Tack J:Aliment Pharmacol Ther. 2006:24 Suppl 2:10-6.
14) Roberts NB:Aliment Pharmacol Ther. 2006:24 Suppl 2:2-9.
15) Koek GH, et al:Gut. 2008;57(8):1056-64.
16) Hunt RH, et al:Gastroenterol Clin North Am. 2017;46(1):121-41.
17) Graham DY:Am J Gastroenterol. 2003;98(7):1462-70.
18) Buckles DC, et al:Am J Med Sci. 2004;327(1):1-4.
19) Fletcher J, et al:Gastroenterology. 2001;121(4):775-83.
20) Beaumont H, et al:Gut. 2010;59(4):441-51.
21) Kahrilas PJ, et al:Gastroenterology. 1986;91(4):897-904.
22) Kahrilas PJ, et al:Gastroenterology. 1988;94(1):73-80.
23) Timmer R, et al:Am J Gastroenterol. 1993;88(6):837-41.
24) Singh P, et al:Am J Gastroenterol. 1994;89(3):349-56.
25) Diener U, et al:J Gastrointest Surg. 2001;5(3):260-5.
26) Fouad YM, et al:Aliment Pharmacol Ther. 1999;13(11):1467-71.
27) Fornari F, et al:Aliment Pharmacol Ther. 2007;26(10):1345-54.
28) Holloway RH, et al:Am J Physiol. 1995;268(1 Pt 1):G128-33.
29) van Herwaarden MA, et al:Gastroenterology. 2000;119(6):1439-46.
30) Beaumont H, et al:Gut. 2010;59(4):441-51.
31) Tolone S, et al:Neurogastroenterol Motil. 2015;27(8):1175-82.
32) Gor P, et al:Dis Esophagus. 2016;29(7):820-8.
33) Ham H, et al:J Gastroenterol Hepatol. 2017;32(8):1443-9.
34) Ribolsi M, et al:Neurogastroenterol Motil. 2020;32(3):e13752.
35) Ribolsi M, et al:J Neurogastroenterol Motil. 2020;26(4):447-54.

執筆:眞部紀明, 春間　賢

2. 非びらん性逆流症（NERD）の病態〔プロトンポンプ阻害薬（PPI）抵抗性NERDの病態も含めて〕

1 はじめに

食生活など生活習慣の欧米化，高齢化，*Helicobacter pylori*感染率の低下などによってわが国における胃食道逆流症（gastroesophageal reflux disease；GERD）の有病率は増加傾向にあり，びらん性GERDすなわち逆流性食道炎（reflux esophagitis；RE）の有病率は約10％である[1, 2]。2005年に世界的コンセンサスであるMontreal definition[3]でGERDは「胃内容物の逆流によってわずらわしい症状あるいは合併症があるもの」と定義された。Montreal definitionでは「非びらん性逆流症（non-erosive reflux disease；NERD）」という用語はあえて用いられていないが，症候性症候群の中の定型的逆流症候群に相当する。

世界的な機能性消化管障害の定義であるRome基準は定期的に改訂がなされており，2016年に公刊されたRome Ⅳ基準では，食道症候群の中で逆流性過敏（reflux hypersensitivity；RH）が初めて定義され，NERDや機能性ディスペプシア（functional dyspepsia；FD）などを含めた機能性疾患への関心が高まってきた。なぜならこれらの疾患ではQOLが著しく損なわれ[4, 5]，治療に難渋することが多く，日常臨床で重要な課題となっているためである。本項では，食道粘膜に異常がないにもかかわらず胸やけなどの症状が生じるNERDの病態について概説する。

2 非びらん性逆流症（NERD）とは？

NERDは，内視鏡検査で食道粘膜に異常を認めないにもかかわらず胸やけなどの症状が生じるGERDの一症候群である（広義のNERD）（**図1**）[6]。NERD患者では健常者に比べて酸逆流が多いが，RE患者と比べると少なく[7]，食道粘膜傷害の程度は，食道24時間pHモニタリングの検討で酸逆流時間が長くなるとともに強くなるとされている。これらの知見からNERD患者の症状は軽度であると想起されるが，NERD患者の症状強度は

REと同程度である[8]。さらに，RE患者に比べて逆流時間が少ないにもかかわらず強い症状を訴えることがある[9]。またNERDでは食道裂孔ヘルニアが少なく，女性，若年者，やせている人に多いなどの特徴があり，REとは異なっている。NERDからREへの移行は，治療の有無にかかわらず3年で2.7％，6年で3％とかなり少ない[10]。以上より，「NERDはREの軽症型」との考えが一部にはあるが，異なる病態であると考えたほうが理解しやすい[7, 11]。

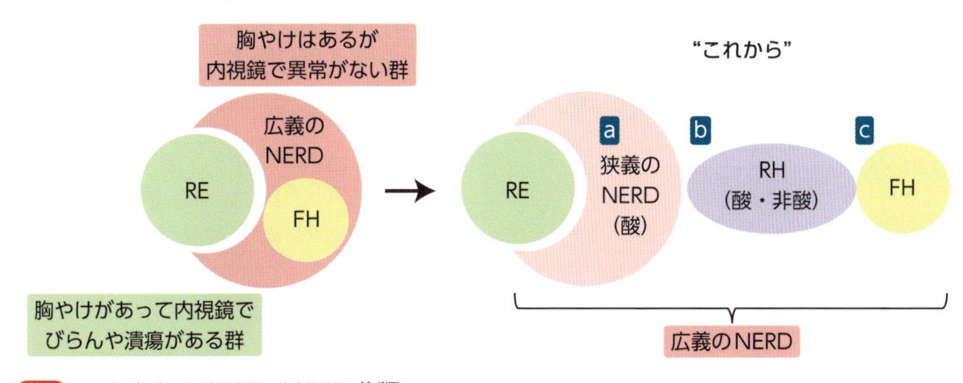

図1 これからのGERD／NERD分類
RE：びらん性胃食道逆流症＝びらん性食道炎＝逆流性食道炎 （文献6より改変）

3 広義のNERDの分類

これまでの日常臨床では，広義のNERDが用いられてきたが，この定義には異なる病態が含まれており，胃食道逆流症状の原因を考える際には，まず胃食道逆流の有無を確認することが重要となる。胸やけがあっても内視鏡検査で粘膜傷害がない患者に対して24時間食道内インピーダンス・pH検査（24-hour multichannel intraluminal impedance pH monitoring；24-h MII-pH）を行うと（a）異常酸逆流のある群，（b）異常酸逆流はないが逆流時に症状を認めるSI（symptom index）陽性群，（c）異常な逆流がなく症状発現に胃食道逆流が関与しない群にわけられる（**図2**）[12, 13]。（a）の異常酸逆流がある群が狭義のNERDである。一方，（b）のSI陽性群は異常酸逆流を認めないため，本来なら感じることのない程度の酸や非酸の逆流によって症状が生じる群である。これはRome Ⅳ基準でRHと定義され，症状発現に少量の逆流が関与している群である。また，（c）の異常な逆流のない群は，Rome Ⅳ基準で機能性胸やけ（functional heartburn；FH）と定義されている。これら3群は広義のNERDに該当するが，症状から3群を区別することは困難である。症状発現に酸が関わっているかどうかについては，プロトンポンプ阻害薬（proton pump inhibitor；PPI）への反応性をみることで簡便に区別できる。

広義のNERDを整理すると
広義のNERDは，（a）異常酸逆流がある狭義のNERD，（b）本来なら感じることのない程度の酸や非酸の逆流によって症状が生じるRH，（c）異常な逆流のないFHにわけられる。

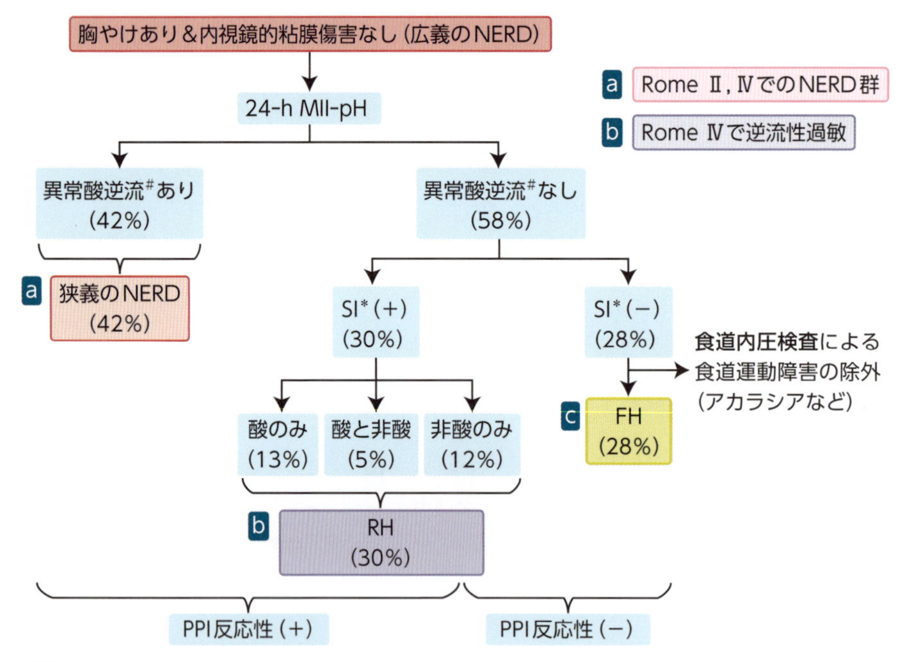

図2 これからのNERDとFH分類

#異常酸逆流：食道内pH 4未満の時間が6%/日以上

＊SI：pH 4未満のときにみられる胸やけの数/胸やけの総数×100 (%), SI (+) ≧50%, SI (−) <50%

（文献12, 13をもとに作成）

4 プロトンポンプ阻害薬（PPI）抵抗性NERD

PPI投与後も胃食道逆流症状が残存するPPI抵抗性NERDにおいて重要なことは，まずPPIによって十分に酸分泌が抑制されているかどうかである。すなわちPPIによる酸分泌抑制効果が十分でなく依然として逆流症状が残存している症例が含まれており[14]，24-h MII-pHができない一般診療では臨床的に重要な課題であった。近年，カリウムイオン競合型アシッドブロッカー（potassium-competitive acid blocker；P-CAB）であるボノプラザンが登場したことで，この問題は解決された。

P-CAB抵抗性NERDでは酸逆流の残存による症状発現はなく，酸以外の液体あるいは気体逆流がある群（RH群），あるいはFH群であることがわかってきた（**図3**）[14〜16]。すなわち，P-CAB投与により，狭義のNERDおよび酸逆流が関与するRHは，酸逆流が関与しないRHおよびFHと区別することができる。P-CAB抵抗性NERDでは，酸逆流以外が症状発現に関わっているため，その後の治療戦略に重要な情報となる。

ここは押さえておきたい

NERDの症状発現に酸あるいは弱酸の関与があるかどうかを最も簡便かつ早期に確認できる方法は，P-CABへの反応性を評価することである。

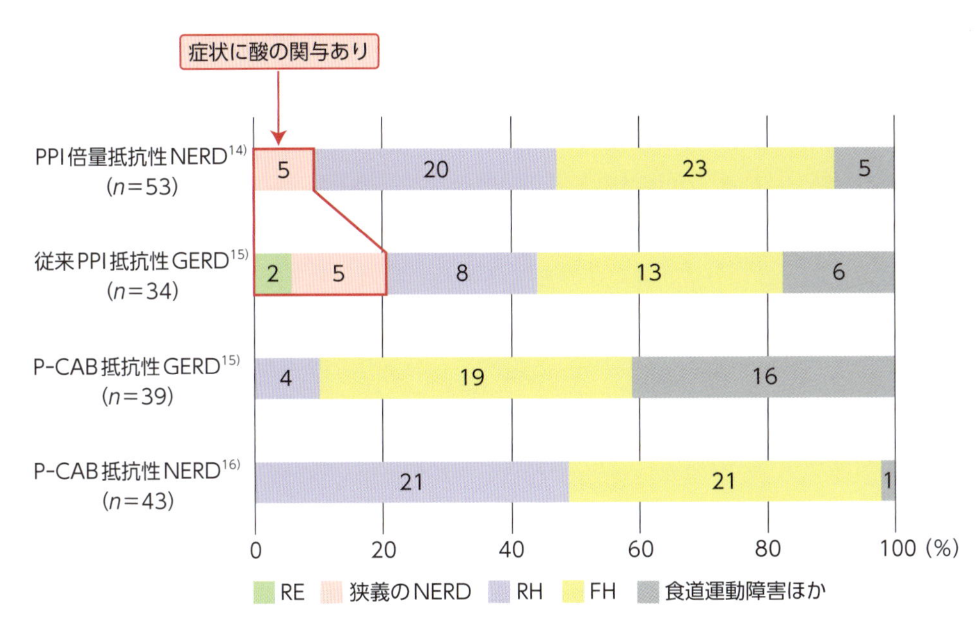

図3 PPI/P-CAB抵抗性GERDにおける胃酸逆流の関与

(文献14〜16をもとに作成)

5 NERDにおける食道知覚過敏

Rome Ⅳ基準では，RE，狭義のNERD，RH，FHの順に酸曝露の関与が連続的に低下し，食道知覚過敏の関与が連続的に増加すると考えられている。では，なぜNERDでは食道粘膜傷害がないにもかかわらず胸やけをはじめとする逆流症状が生じるのか？NERDの病態は酸逆流だけでは説明できず，弱酸，胆汁酸や気体などの逆流に対する食道知覚過敏，食道運動障害など多要因が病態形成に関わっていると考えられている[17]。さらに知覚過敏には，化学刺激と圧刺激の関与が指摘されている。

1 化学刺激に対する知覚過敏

NERD患者の食道内にpH 1の塩酸を注入すると，RE患者や健常者に比べて症状が発現するまでの時間が有意に早く，症状が有意に強い[18]。すなわちNERDでは化学刺激(酸)に対する知覚過敏があると考えられる。

では，どのように酸が逆流症状を発現させるのか？ これまで食道に逆流した酸が食道粘膜を透過し，酸が直接粘膜下にある神経終末を刺激して胸やけなどの症状が発現すると考えられてきた。さらにGERD患者でみられる食道粘膜上皮細胞間間隙開大(dilated intercellular spaces；DIS)によって酸が粘膜下に透過しやすくなるのではないかとの仮説が立てられた。実際，NERDやRH群ではDISがみられるが，FHや健常群ではこのDISがみられない。しかし，この開大は主に基底細胞層にみられ，表層側の顆粒層ではみられない。さらに興味深いことに，このDISは健常者に弱酸，酸あるいは胆汁酸を灌流したときにも発生し，中性の液体の灌流では発生しなかった。また，このDISがみられた被検者では症状の発現はなかった[19]。すなわち，DISは刺激のある液体逆流によって起こる食道粘膜の形態変化であり，逆流の指標としては有用であるが（**図4**），症状との関連はないと考えられ，胸やけ症状の発現メカニズムがそれほど簡単ではないことが示唆された。さらに食道粘膜下にpH 2や3の酸を注入しても食道症状の発現はみられず，カプサイシンを注入したときのみ症状発現がみられた[20]。これはこれまでの酸が直接神経終末を刺激しているという仮説を否定しうる大変興味深いでデータである。カプサイシンの受容体であるTRPV1（transient receptor potential vanilloid 1）の発現が食道粘膜上皮や食道粘膜下の神経終末にみられることから，症状発現にTRPV1を刺激することが関わっている可能性が考えられる。GERD患者の食道粘膜では，酸の知覚に関連するとされる侵害受容体TRPV1の発現が亢進しており[21]，NERDで異常酸逆流のある患者ではTRPV1発現神経が増加しているとの報告もある[22]。

では，食道に逆流した酸や胆汁酸などがどのようにTRPV1を介して胸やけ症状を発生させるのか？ これまでに筆者らは，食道粘膜上皮より放出されるメディエーターが症状発現に関わっているとの仮説を立て，このメディエーターとしてアデノシン三リン酸（ATP）やプロスタグランジンE2（PGE2）の関与を検証してきた。まず，食道粘膜上皮には，TRPV1やASIC3といった酸を感知する受容体が発現することを明らかにし，弱酸によって食道上皮より痛みのメディエーターとしてのATPの放出がみられることを見出した[23]（**図5**）。さらに，トリプシンやトリプターゼがPAR-2の活性化を介して弱酸によるATP放出を増強することも見出した。

炎症性発痛物質であるPGE2受容体拮抗薬が，食道知覚過敏の発生を抑制するとの報

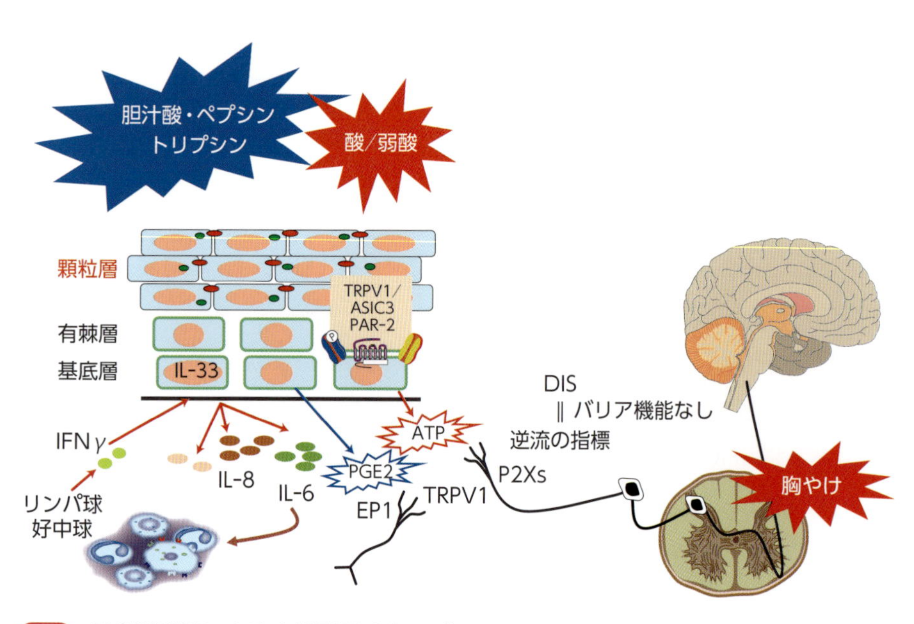

図4 胃食道逆流による症状発現メカニズム

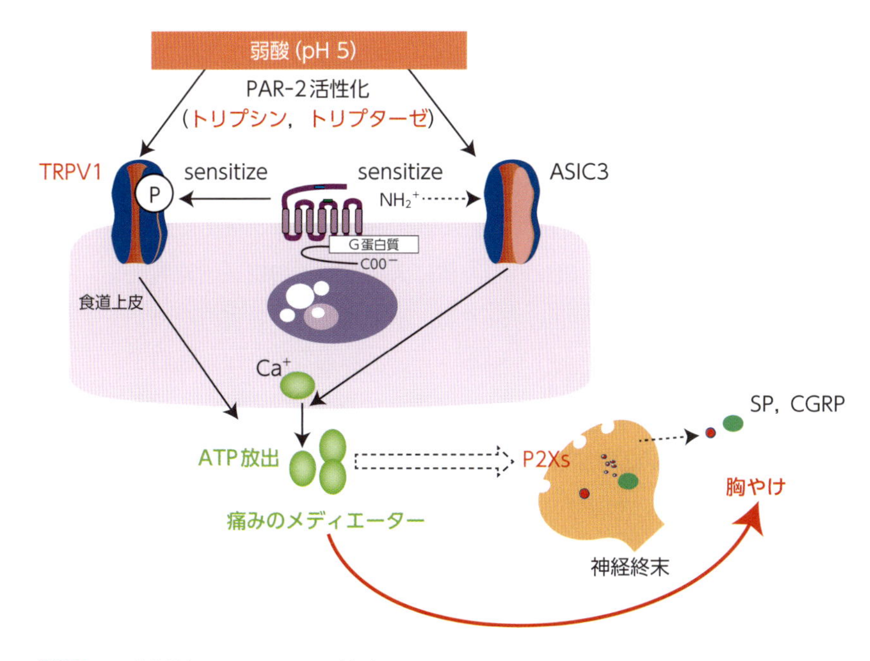

図5 弱酸刺激によるATPの放出
SP：substance P, CGRP：calcitonin gene-related peptide

告があり[24)]，筆者らは酸刺激によって食道上皮からPGE2の産生が亢進し，その産生と胸やけ症状の強度が相関することを明らかにした[25)]。一方，Dunbarらは，RE患者のPPI治療を中止すると食道上皮の粘膜傷害ではなく，まず上皮内へのTリンパ球の浸潤，基底層の肥厚，DIS，基線インピーダンスの低下がみられることを報告した[26)]。すなわち胃食道逆流によって酸が直接粘膜傷害を惹起してREを発症させるのではなく，まず食道粘膜内で炎症細胞浸潤を介した免疫学的な変化が起こることが示された。

以上のことから，食道に逆流する酸や胆汁酸，ペプシン，トリプシンなどが，食道上皮に影響を及ぼし，炎症性サイトカインであるIL-8の放出が増強されることで，食道粘膜局所で微小炎症が発生し，さらに食道上皮から痛みのメディエーターが放出されることで粘膜下の神経終末が刺激され，中枢へ刺激が伝わり，胸やけ症状が発生していると考えられる(**図4**)。この考えを裏付けるデータとして，RE患者を4週間あるいは8週間PPIで治療後，中止すると，その2〜3カ月後の再発率は4週治療群のほうが8週治療群よりも有意に高かったという報告がある[27)]。これは，粘膜内の炎症をしっかり抑制すると再度慢性的な炎症細胞浸潤が発生するまでに時間がかかり症状再発が抑制されている可能性を示しており，大変興味深い。

逆流症状発現の注目点

食道粘膜下に酸を注入しても症状は出ない。胃酸が直接神経終末を刺激するのではなく，微小炎症がある環境下で酸などの刺激が食道粘膜上皮からメディエーターを放出させ，症状が発現するとの仮説が提唱されている。

2 圧刺激に対する知覚過敏

Trimbleらは，バルーンを食道中部で徐々に膨らませ，不快感を認識するバルーン内空気量を検討し，異常酸逆流のないNERD群では，健常群や異常酸逆流のあるNERD（狭義のNERD）群に比べて，有意に少ない空気量で不快感を自覚したと報告している[28)]。これは，異常酸逆流のないNERDでは機械的な圧に対する知覚過敏があることを示しており，胸やけは酸曝露だけでなく，食事，気体，酸以外の液体による食道壁の機械的伸展刺激によっても生じることが示されている。Pehlivanovらは，持続的な食道筋層の肥厚を意味するsustained esophageal contraction（SEC）と胸やけ症状の発現との関係を検討し，SECは酸逆流にかかわらず胸やけと相関することを報告した[29)]。さらにBhallaらは，食道内への塩酸注入によって食道収縮能は増加し，収縮間隔が短縮すると報告した[30)]。この圧刺激に対する知覚過敏をどのように制御するかは，今後の課題のひとつである。

6 NERDにおける食道運動障害

NERD患者での胃食道逆流機序は，REと同様に食後に発生する一過性下部食道括約筋弛緩（transient lower esophageal sphincter relaxation；TLESR）によるものであり，TLESRの頻度は，健常者，RE患者と差がないと報告されている。さらに，NERDでは下部食道括約筋（lower esophageal sphincter；LES）圧の低下がなく，一次蠕動波は正常であるが，二次蠕動波の頻度が減少している[31)]。また，PPI抵抗性NERD患者で24-h MII-pHを行うと近位食道までの逆流で症状が発生する[32)]。これは，二次蠕動波の頻度の低下により逆流した酸，非酸あるいは気体が停滞し，胸やけ症状の発現に関与している可能性を示している。

2018年に報告されたリヨンコンセンサス[33)]で，24-h MII-pHを詳細に解析することで得られる新たな指標として逆流後嚥下蠕動（post-reflux swallow-induced peristaltic wave；PSPW）が定義された。PSPWは，酸などの逆流後に起こる“嚥下による蠕動波”であり[34)]，胃食道逆流後に嚥下によって食道をクリアランスする正常な反応である。これまでREやNERDの発生には胃食道逆流のみに目が向けられてきたが，逆流後の嚥下と食道蠕動運動によって食道内がクリアランスされることでREの発生が予防されている。PSPWを伴った逆流回数を全逆流回数で割った値をPSPWインデックス（PSPW index；PSPWI）として算出すると，REやRHではPSPWIが低い。すなわち，PPI投与下での24-h MII-pHでPPI抵抗性NERDではREと同様にPSPWIは低下し，FHでは低下しない。これまで酸逆流の指標とされてきた酸曝露時間（acid exposure time；AET）や酸逆流と症状の関連を示すsymptom association probability（SAP）/SIでは評価が困難であったPPI投与下での24-h MII-pH検査でも，胃食道逆流のあるNERDと胃食道逆流が関与しないFHを鑑別することが可能となった[35)]。胃食道逆流のある群でPSPWIが低下する原因としては，逆流に対する食道唾液反射の低下が挙げられるが[36, 37)]，さらなる検討が必要である。

7 おわりに

NERDの病態を概説した。広義のNERDの病態把握には，24-h MII-pHが有用であるが，専門施設のみで行うことができる検査である。日常診療で簡便に酸の関与についてNERDの病態把握をするには，P-CABの投与によって区別することが有用である。しかし，P-CABはNERDに対する保険適用がなく，使用が制限される。また，近年可能となった内視鏡的逆流防止粘膜切除術の適応決定において，24-h MII-pHでPSPWIを用いて狭義のNERD，RHとFHを区別できることは大変有益である。今後は，PSPWIを改善する手法や，酸以外による逆流症状を制御できる新たな薬剤の開発が望まれる。

ここで差がつく
NERDの病態を理解するためには，内視鏡検査ではとらえられない微小な変化を24-h MII-pHによって検出することが肝要であり，治療戦略を考える上で鍵となる。

文献

1) Furukawa N, et al:J Gastroenterol. 1999;34(4):441-4.
2) 藤原靖弘:日消誌. 2017;114(10):1781-9.
3) Vakil N, et al:Am J Gastroenterol. 2006;101(8):1900-20; quiz 1943.
4) Tew S, et al:Dis Esophagus. 1997;10(1):9-15.
5) Dimenäs E, et al:Scand J Gastroenterol. 1995;30(11):1046-52.
6) 大島忠之, 他:医のあゆみ. 2015;252(6):669-74.
7) Martinez SD, et al:Aliment Pharmacol Ther. 2003;17(4):537-45.
8) Venables TL, et al:Scand J Gastroenterol. 1997;32(10):965-73.
9) Shi G, et al:Gut. 1995;37(4):457-64.
10) Kuster E, et al:Gut. 1994;35(1):8-14.
11) Fass R, et al:Am J Gastroenterol. 2002;97(8):1901-9.
12) Galmiche JP, et al:Gastroenterology. 2006;130(5):1459-65.
13) Savarino E, et al:Am J Gastroenterol. 2008;103(11):2685-93.
14) Kawami N, et al:Digestion. 2017;95(2):140-5.
15) Hamada S, et al:Digestion. 2021;102(2):197-204.
16) Kawami N, et al:Digestion. 2018;98(3):194-200.
17) Orlando RC:Am J Gastroenterol. 1997;92(4 Suppl):3S-5S; discussion 5S-7S.
18) Miwa H, et al:Aliment Pharmacol Ther. 2004:20 Suppl 1:112-7.
19) Farré R, et al:Gut. 2010;59(2):164-9.
20) Lee RH, et al:J Neurogastroenterol Motil. 2016;22(3):436-43.
21) Matthews PJ, et al:Eur J Gastroenterol Hepatol. 2004;16(9):897-902.
22) Bhat YM, et al:Eur J Gastroenterol Hepatol. 2006;18(3):263-70.
23) Wu L, et al:Am J Physiol Gastrointest Liver Physiol. 2015;309(8):G695-702.
24) Sarkar S, et al:Gastroenterology. 2003;124(1):18-25.
25) Kondo T, et al:Clin Gastroenterol Hepatol. 2015;13(7):1249-55.
26) Dunbar KB, et al:JAMA. 2016;315(19):2104-12.
27) Hsu PI, et al:Clin Gastroenterol Hepatol. 2015;13(5):859-66.
28) Trimble KC, et al:Gut. 1995;37(1):7-12.
29) Pehlivanov N, et al:Am J Physiol Gastrointest Liver Physiol. 2001;281(3):G743-51.

30) Bhalla V, et al : Am J Physiol Gastrointest Liver Physiol. 2004 ; 287(1) : G65-71.
31) Iwakiri K, et al : J Gastroenterol Hepatol. 2007 ; 22(12) : 2208-11.
32) Iwakiri K, et al : Digestion. 2010 ; 82(3) : 156-61.
33) Gyawali CP, et al : Gut. 2018 ; 67(7) : 1351-62.
34) Ribolsi M, et al : Am J Gastroenterol. 2021 ; 116(11) : 2199-206.
35) Frazzoni M, et al : Neurogastroenterol Motil. 2017 ; 29(3).
36) Rogers BD, et al : Neurogastroenterol Motil. 2021 ; 33(2) : e13973.
37) Ribolsi M, et al : Neurogastroenterol Motil. 2022 ; 34(2) : e14183.

執筆：大島忠之

3. 胃食道逆流症の鑑別診断〔supragastric belching (SGB), rumination syndrome (RS) も含めて〕

1 背景

胃食道逆流症（gastroesophageal reflux disease；GERD）の有病率は，日本では10％程度で近年増加傾向と言われる[1)]。GERDの診断定義が確立していないこと，また病態に関しても不明点が多いことから，診断や治療方針が施設や医師ごとに異なるという問題がある。そのため，GERDと診断された患者群に他の病態が隠れている可能性がある。心臓病や悪性腫瘍などの疾患の発見の遅れは，患者の生命に関わる。また，胃酸の逆流とは関連ない病態に対する長期の胃酸分泌抑制治療は，効果に乏しいばかりか長期内服リスクも報告されており，注意が必要である。本項では，GERDの診断の問題点と鑑別疾患についてまとめる。

2 胃食道逆流症（GERD）診断の問題点について

GERDとは，「胃内要物の逆流により，煩わしい症状や合併症が起こっている状態」と定義される[2)]。しかし，臨床の現場でこれを客観的に確認することは困難であり，現実的には①逆流症状を有する場合，②客観的なGERD所見を内視鏡や逆流モニタリングで認める場合にGERDと診断される。

逆流症状に関しても，定義が不明瞭かつ診断精度が高くないと考えられる。典型的な食道逆流症状は胸やけ（heartburn）と逆流感（regurgitation：胃内容物が口や咽頭に上がってくる感覚）と言われ，非心臓性胸痛も食道症状に含まれることが多い。食道外の症状には，咳，咽頭/喉頭症状，喘息，歯科的な異常などが含まれる。時に心窩部痛や心窩部不快感など機能性ディスペプシア様の症状も広義の逆流症状としてとらえられることが臨床現場ではある。しかし症状の表現は個人差が大きく，症状だけで診断せず，後述の疾患の鑑別を常に考慮しながら診療にあたるべきである。

ここは押さえておきたい

診断方法によって，同じ「GERD」と診断された患者群でも病態や背景はまったく異なる場合が多い。そのため，臨床現場でも文献を読むときも，常にGERDの定義・診断根拠を確認することが必要である。

3 GERDの鑑別疾患

1 治療を開始する前に検討すべき疾患，検査

逆流症状を有する患者には，経験的にプロトンポンプ阻害薬（proton pump inhibitor；PPI）やボノプラザン投与が開始されることが多い（特に内視鏡へのアクセスが悪い国において）。しかし「PPIテスト」の診断精度は十分ではなく[3]，「PPIが効いたからGERD」などと安易に診断しないほうがよいだろう。なお，ボノプラザンの有効性と客観的なGERDの診断との関連性についての報告はない。

まず，急性冠症候群などの心血管病については，初診時に検討が必須である。典型的な狭心痛を訴えるとは限らず，ハイリスク患者に対しては積極的な心電図等でのスクリーニングが望まれる。

次に，悪性疾患の可能性は常に念頭に置くべきだろう。新規のつかえ感，鉄欠乏性貧血，黒色便・血便，体重減少，持続する嘔吐，消化器癌の家族歴などを認めた場合に，特に慎重な評価を要し，上部消化管内視鏡や腹部超音波検査が検討される。特に上部消化管内視鏡検査は，GERDに伴う粘膜傷害の有無の評価もできるため重要性が高い。

2 プロトンポンプ阻害薬（PPI）やボノプラザンの効果が無効もしくは不十分な場合に検討すべき疾患，検査

上部消化管内視鏡検査に加えて，食道内圧検査や24時間逆流モニタリング検査が検討される。近年，PPIの長期連用リスクが報告されており（ただし，エビデンスレベルは低い）[4]，長期の漫然とした効果の乏しい連用は避けるべきである。

①上部消化管内視鏡検査

粘膜傷害の有無

難治性，特にボノプラザン抵抗性の粘膜傷害を伴う逆流性食道炎は非常に稀である[5]。もし難治性の逆流性食道炎を認めた場合には，外科的もしくは内視鏡的逆流防止術が検討される。

好酸球性食道炎

つかえ感を有する30～50歳代男性がハイリスクである。輪状溝，縦走溝，白斑などの所見を認めた場合には積極的に生検を行う。もしこれらの所見がなくても，生検でしか診断がつかない場合も報告されている[6]。

②食道内圧検査

経鼻挿入のカテーテルを用いて，食道の圧や動きを見る検査である。

アカラシア

食道胃接合部の弛緩不全と体部正常蠕動の消失を特徴とする。一般的につかえ感を訴えることが多いが，逆流感（残渣が咽頭内に逆流してくることがある）が主訴となる場合もあり，GERDと混同されることがある。内視鏡で特徴的な所見を認めた場合には内圧

検査を積極的に行うべきである。

無蠕動（absent contractility），蠕動低下（ineffective esophageal motility）

食道の蠕動は，逆流内容物の胃への排出や酸緩衝能を有する唾液による食道粘膜保護作用を有し，逆流に対する重要な防御因子である。高度の蠕動低下を認めた場合には，強皮症などの蠕動障害の原因となりうる基礎疾患のスクリーニングを検討する。またこの運動障害を有していると，逆流防止術を施行する場合，術後つかえ感のリスク要因になる可能性がある。なお，この状態がGERDの原因なのか，結果なのかについては，現状はっきりしていない。

rumination syndrome（RS：反芻障害）

行動障害（behavioral disorder）のひとつで，食後の繰り返す逆流感の原因となる。食直後に無意識のうちに自発的に腹筋が収縮することによる腹腔内圧上昇＋食道胃接合部の弛緩→胃内容物が食道を介して咽頭口腔内に上ってくる。筆者らは，ボノプラザン抵抗性GERDの8％程度に本疾患を疑う症例がいることを報告した[7]。本疾患の診断のgold standardとして，内圧＋インピーダンスが測定できるカテーテルを挿入した状態で，通常の水嚥下試験に加えて米などの固形物を摂取してもらい，食後15分程度観察することで，**図1**のような典型的なパターンが指摘されたときに診断される。後述の逆流モニタリング検査でも診断できる場合がある[8]。治療は腹式呼吸を中心とした認知行動療法

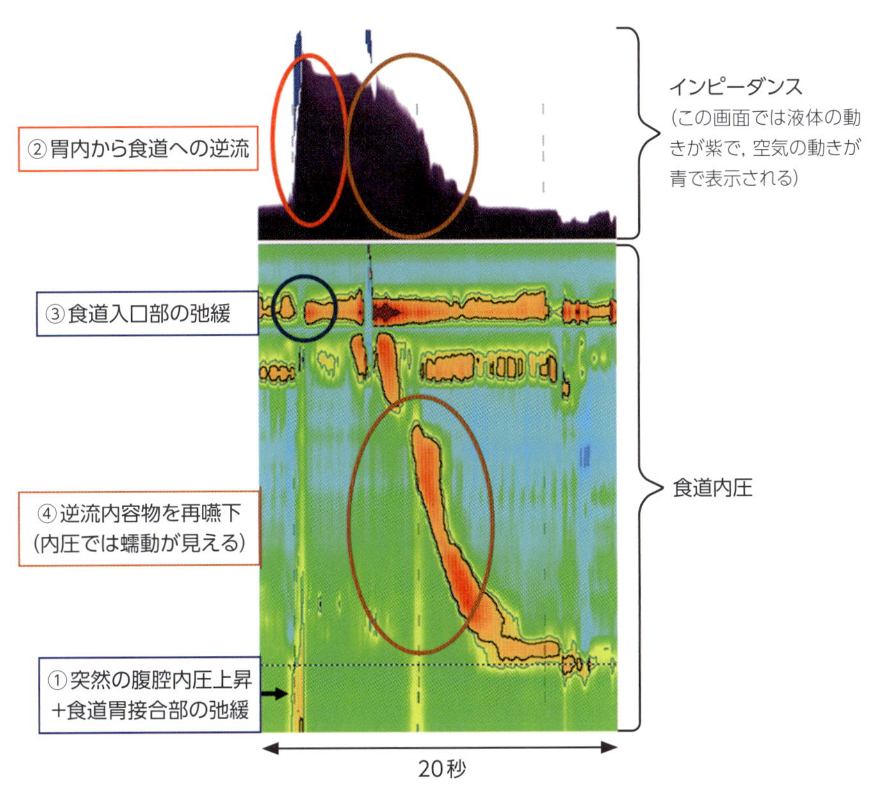

図1　rumination syndromeの典型的検査所見
このruminationイベントの直前に，後述するSGBを合併している
（画像：Diversatek社のHigh Resolution Impedance Manometry測定システムを使用）

が主体であるが，日本では保険適用がなく，治療に難渋することが多い。

③逆流モニタリング検査

経鼻挿入したカテーテルによる逆流測定を24時間行い，異常な逆流所見の有無と，患者が記録した症状マーカーと逆流との関連性を調べる検査である。一般的に胸やけを主体とする逆流症状を有する患者は，逆流モニタリング検査の食道内酸曝露時間と，症状・症状の関連性の有無をもとに下記のように分類される。

- **（狭義の）GERD**：異常な酸逆流を有する
- **逆流過敏性食道**：異常な酸逆流を認めないが，患者が記録した症状マーカーと客観的な逆流イベントの間に有意な関連がある。一般的に（広義の）GERDに含まれる
- **機能性胸やけ**：異常な酸逆流も，逆流イベントと症状マーカーの関連もない。病態的にGERDではないと考えられている

上記は，逆流病態による分類であり，病態研究には非常に有用である。しかし，症状の重症度や頻度は，逆流の重症度と相関なく，それよりは不安や過警戒（hypervigilance）などの精神的気質によるところが大きい[9]。そのため，逆流過敏性食道と機能性胸やけの区別の臨床的意義は不明瞭である。

supragastric belching（SGB），過剰な空気嚥下（aerophagia）

逆流モニタリング検査で指摘できる病態にsupragastric belching（SGB）がある。通常のげっぷ（gastric belching）が胃内の拡張により引き起こされる非自発的な生理的イベントである一方で，SGBは患者が無意識にただ自発的に行っている行動障害である[10]。無意識かつ自発的に空気を飲み込み，空気が胃内に入る前に腹筋に力を入れることで腹圧が上昇し，空気を口から吐き出すイベントである（**図2**）。SGBは，rumination syndrome（RS）と同様に腹式呼吸や言語療法を用いた認知行動療法が有効であると言われているが[11]，日本の現状では積極的な治療は難しいだろう。筆者らの検討では，カリウムイオン競合型アシッドブロッカー（potassium-competitive acid blocker；P-CAB）抵抗性GERDの12％が過剰なSGB（13回以上/日）を有していた[7]。

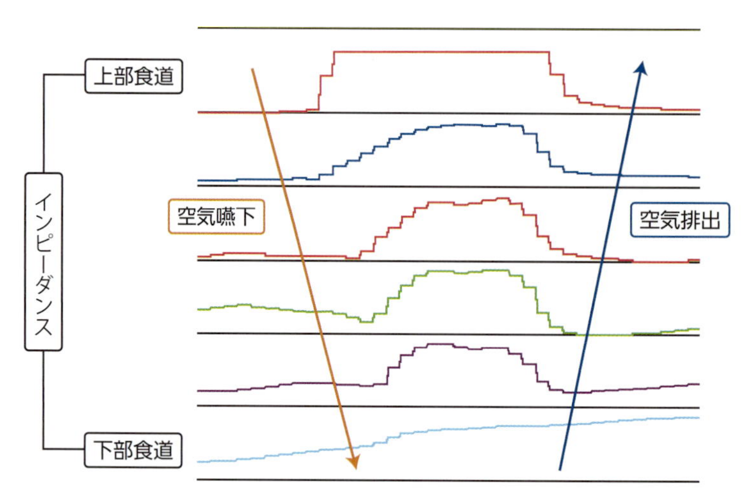

図2 SGBの典型的インピーダンス像

インピーダンスセンサーが空気に接すると電気抵抗が増すため，インピーダンスは高値となる。本例では，空気嚥下イベントの1秒以内に空気が排出され，これらの空気は胃内には入らない。今回のSGBは液体逆流を引き起こさず，単独のイベントである

通常のげっぷは生理的な現象と記載したが，回数が著しく多い場合（明確な回数の基準はない），過剰な空気嚥下（aerophagia）を疑う（**図3**）。食事摂取時や普段の唾液嚥下時に異常に空気を多く嚥下→胃が拡張→頻回のげっぷという経過となる[12]。げっぷ以外にも，腹部膨満感の症状を引き起こしやすい。不安との関連がある行動障害が疑われているが，明確な機序は不明である[13]。治療ターゲットは逆流予防よりも認知行動療法だろうが，確立された治療法はない。

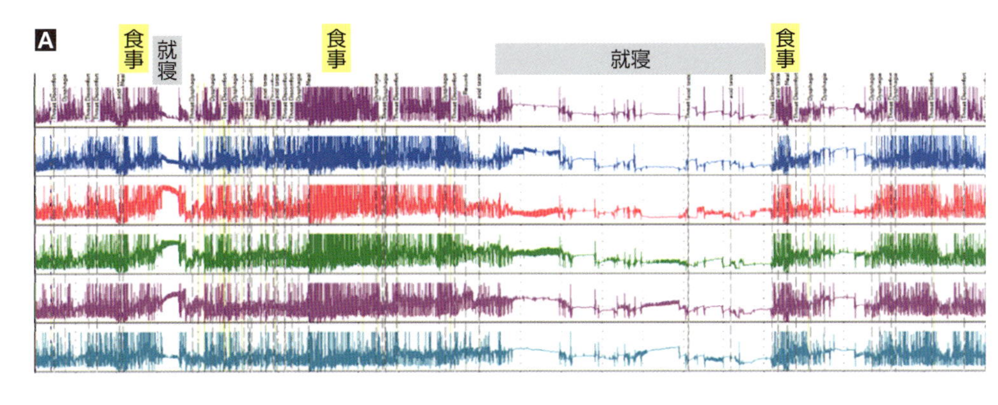

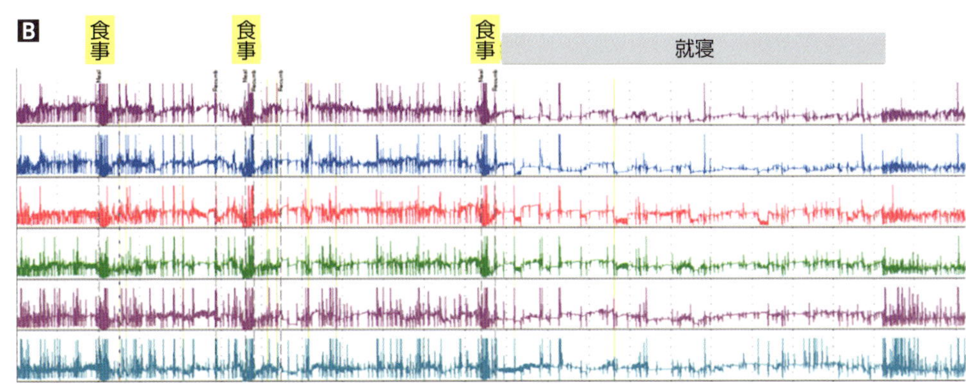

図3 過剰な空気嚥下とげっぷ（aerophagia：A）症例と無症状健常者（B）のインピーダンス像
高いインピーダンス値は，空気の動き（空気嚥下もしくはげっぷ）を示す。健常者では，食事摂取時と摂取直後以外の空気の動きは少ないが，aerophagia患者では就寝中以外は常時空気の動きを食道内に認める。特にaerophagia患者は，就寝中のほぼフラットなインピーダンスと日中の上下動が激しいインピーダンス変化が対照的であり，行動障害である可能性を示唆する。なお，各症例の上方が上部食道，下方が下部食道のインピーダンスを示している

3 GERDとの鑑別が時に困難，もしくは合併を疑う疾患

機能性ディスペプシア，過敏性腸症候群

GERDと並び有病率が高い疾患であり，GERDとの鑑別が困難な場合が多い。GERD以上に多数の病態が混在した疾患と考えられ，症例ごとに治療を調整する必要がある。またオーバーラップする疾患概念として，胃不全麻痺（gastroparesis：胃の蠕動障害による排出遅延）やsmall intestinal bacterial overgrowth（SIBO）も挙げられるが，これらに対して特異的かつ有効性が高い治療法があるわけではない。

4 まとめ

GERDは有病率が高く，一般的に症状のみで診断されることも多い。そのため，心臓病や悪性腫瘍など緊急性が高い疾患を見逃さないようにする必要がある。最近，初診時からの積極的な逆流モニタリング検査の施行により医療コストが低減されると報告されている[14]。

ここは押さえておきたい
難治性のGERDに対しては，積極的に逆流モニタリングなどの専門検査を行い，不必要なPPIやボノプラザンの長期服用は，安全面やコスト面からも避けるべきである。

文献

1) 日本消化器病学会，編：胃食道逆流症(GERD)診療ガイドライン2021. 改訂第3版. 南江堂, 2021.
2) Vakil N, et al: Am J Gastroenterol. 2006; 101(8): 1900-20.
3) Gyawali CP, et al: Gut. 2018; 67(7): 1351-62.
4) Yadlapati R, et al: Clin Gastroenterol Hepatol. 2022; 20(5): 984-94.e1.
5) Hoshino S, et al: Digestion. 2017; 95(2): 156-61.
6) Straumann A, et al: Gastroenterology. 2018; 154(2): 346-59.
7) Hoshikawa Y, et al: J Gastroenterol. 2021; 56(2): 117-24.
8) Nakagawa K, et al: Am J Gastroenterol. 2019; 114(8): 1248-55.
9) Geeraerts A, et al: Gut. 2023; 72(10): 1819-27.
10) Ooi JLS, et al: Curr Opin Gastroenterol. 2016; 32(4): 302-9.
11) Glasinovic E, et al: Am J Gastroenterol. 2018; 113(4): 539-47.
12) Bredenoord AJ, et al: Neurogastroenterol Motil. 2005; 17(3): 341-7.
13) Ribolsi M, et al: Neurogastroenterol Motil. 2023; 35(7): e14550.
14) Shah ED, et al: Clin Gastroenterol Hepatol. 2023: S1542-3565(23)00676-6.

執筆：星川吉正，岩切勝彦

4. 逆流性食道炎・非びらん性逆流症（NERD）の薬物治療

1 はじめに

胃食道逆流症（gastroesophageal reflux disease；GERD）は，胃食道逆流（gastroesophageal reflux；GER）により引き起こされる粘膜傷害と煩わしい症状のいずれかまたは両方を引き起こす疾患であり，内視鏡検査で食道粘膜傷害を有する「逆流性食道炎」と，症状のみを認める「非びらん性逆流症（non-erosive reflux disease；NERD）」に分類される。GERDは良性疾患ではあるが，QOLを著しく低下させることが大きな問題である。一方，治療によって症状のコントロールが達成された場合はQOLが改善し，さらに症状消失が得られた場合はQOLが健常者のレベルに改善することが明らかとなっている[1)]。『胃食道逆流症（GERD）診療ガイドライン2021（改訂第3版）』[2)]でも，合併症の予防とあわせて，適切な治療により症状をコントロールしていくことが，GERDの重要な治療目標となっている。

治療の第一選択としては，強力な酸分泌抑制作用を持つプロトンポンプ阻害薬（proton pump inhibitor；PPI）の使用が推奨されている。また，わが国では既存のPPIに比べ酸分泌抑制効果が強く，効果発現までの時間が短いカリウムイオン競合型アシッドブロッカー（potassium-competitive acid blocker；P-CAB）が2015年に発売され，上記のガイドライン[2)]ではその位置づけが明確にされている。

本項では，GERDの各病態に対する治療について，『胃食道逆流症（GERD）診療ガイドライン2021（改訂第3版）』[2)]に沿って概説し，PPI・P-CABの長期投与の留意点についても述べる。

2 逆流性食道炎の薬物治療

逆流性食道炎の粘膜傷害の主な要因は食道内の過剰な酸曝露であり，24時間食道内pH 4未満時間を4％未満にすることより，酸関連症状を改善させることが可能となる[3)]。逆流性食道炎は内視鏡検査による粘膜傷害の程度により，ロサンゼルス分類[4)]で「重症逆流性食道炎（ロサンゼルス分類Grade CまたはD）」と「軽症逆流性食道炎（ロサンゼルス分類Grade AまたはB)」にわけられる。また，そのGrade分類は酸のGERの程度，治療反応，PPI維持療法中の再発リスクなどとも相関していると報告されているため，それぞれの重症度に合った治療が必要であり，ガイドライン[2]でも重症度別の治療戦略が細かく提示されている。以下に重症度別の治療を概説する。

1 重症逆流性食道炎（ロサンゼルス分類Grade C，D）（図1）

①初期治療

重症逆流性食道炎に対する初期治療として，ボノプラザン20mg/日を4週間投与するほうがPPI常用量を8週間投与した場合より治癒率が高く，費用対効果も優れているとされている[5]。また，ボノプラザン20mg/日の4週間投与と8週間投与で逆流性食道炎の治癒率に差がないことより，初期治療として，ボノプラザン20mgの4週間投与が推奨されている。

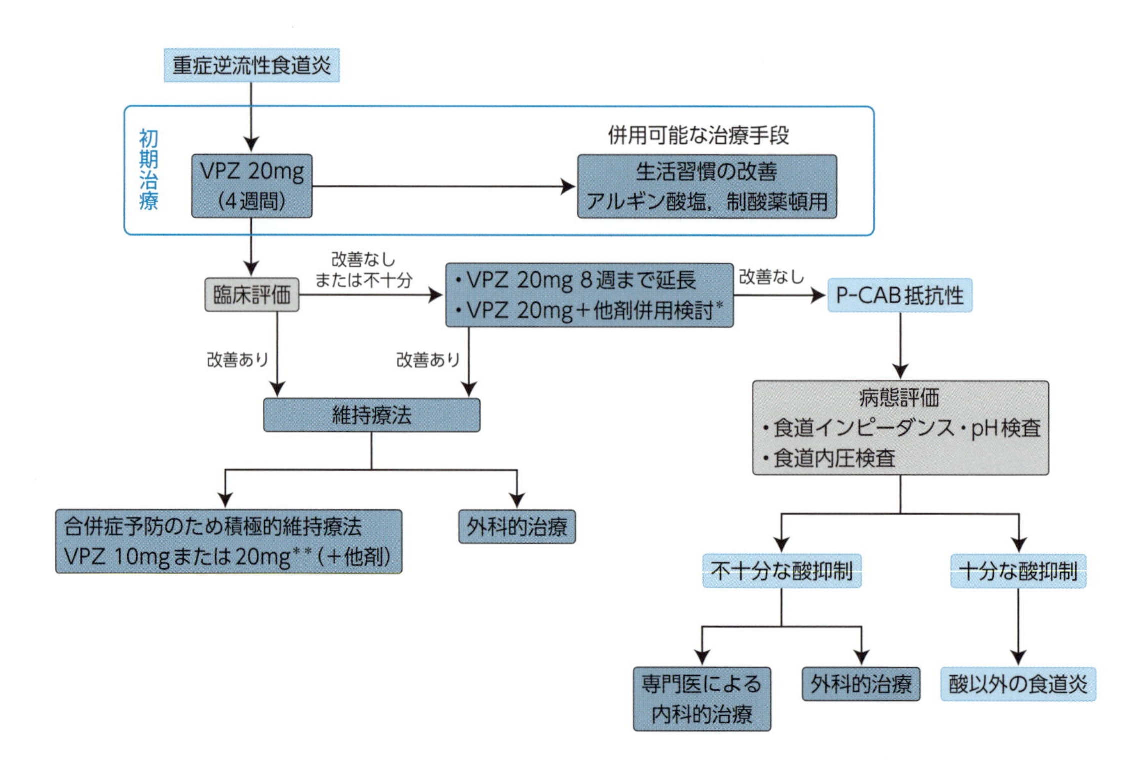

図1 重症逆流性食道炎の治療フローチャート

*消化管運動機能改善薬，漢方薬

**VPZ 10mgの維持療法が良好である場合には，改善効果を維持するPPI治療を含めた最低用量での酸分泌抑制薬への移行も可

VPZ：ボノプラザン

〔「日本消化器病学会編：胃食道逆流症（GERD）診療ガイドライン2021（改訂第3版），p.xvi，2021，南江堂」より許諾を得て転載〕

処方例

タケキャブ®20mg錠（ボノプラザン）1回1錠1日1回4週間（食後）

〈併用可能な薬剤〉

- アルロイド®G内用液5%（アルギン酸ナトリウム）1回20〜60mL 1日3〜4回（空腹時）
- マルファ®懸濁用配合顆粒（水酸化アルミニウムゲル・水酸化マグネシウム）
  1回0.6〜1.2g 1日3〜4回（空腹時）

上記治療で改善ない場合

処方例

タケキャブ®20mg錠（ボノプラザン）1回1錠1日1回8週間まで延長（食後）

〈併用可能な薬剤〉

- ガスモチン®5mg錠（モサプリド）1回1錠1日3回（食前または食後）
- アコファイド®100mg錠（アコチアミド）1回1錠1日3回（食前）
- ツムラ六君子湯（りっくんしとう）エキス顆粒 1回2.5g 1日3回（食前または食間）

②維持療法

重症逆流性食道炎は合併症（出血，狭窄）のリスクが高く[6]，PPI維持治療中においても約20%に合併症が認められる[7]ため，合併症予防の観点からも内視鏡的再燃率が低いことが望まれる。重症逆流性食道炎の維持治療における内視鏡的再発率は，ラベプラゾール10mgの104週間投与で27%[8]，エソメプラゾール20mgの24週間投与で24%[9]，PPI常用量抵抗性食道炎に対するラベプラゾール20mg分割52週間投与で26%である[10]。

一方，重症逆流性食道炎を対象に標準量のPPIとボノプラザン10mgによる再燃率を比較した報告はないが，ランソプラゾール15mg（半量）とボノプラザン10mg・20mgとで24週後の内視鏡的再燃率を比較したランダム化比較試験（randomized controlled trial；RCT）においては，ボノプラザン10mg・20mgともにランソプラゾール15mgより有意に再燃率が低いという結果であった[11]。また，ボノプラザン10mgと20mgとでは内視鏡的再燃率に差がなく，重篤な有害事象もみられていないことから，維持療法ではボノプラザン10mgが提案されている。ただ，標準量のPPIとボノプラザン10mgの比較がないこと，ボノプラザン10mgの長期投与による影響は不明であることより，慎重な経過観察が望まれる。

処方例 下記のいずれかを用いる。

タケキャブ®10mgまたは20mg錠（ボノプラザン）1回1錠1日1回（食後）

〈併用可能な薬剤〉

- ガスモチン®5mg錠（モサプリド）1回1錠1日3回（食前または食後）
- アコファイド®100mg錠（アコチアミド）1回1錠1日3回（食前）
- ツムラ六君子湯エキス顆粒 1回2.5g 1日3回（食前または食間）

2 軽症逆流性食道炎（ロサンゼルス分類Grade A，B）（図2）

①初期治療

軽症逆流性食道炎の治療においては初期治療を8週間以内と定義し，従来型PPIとボノプラザンのいずれが推奨されるかの定型的システマティックレビューが行われた[2]。内視鏡的な粘膜治癒をアウトカムとしたメタアナリシスでは，従来型PPIとボノプラザンを比較した国内外の3件のRCTが描出された。その結果，PPIとボノプラザンの非治癒リスク比は4週間後，8週間後ともに両群間に有意差は認めなかった。

そのため，軽症逆流性食道炎の初期治療においてPPIとボノプラザンはいずれも内視鏡的食道粘膜傷害の治癒をもたらし，軽症逆流性食道炎の第一選択薬として使用することを推奨するとされている。

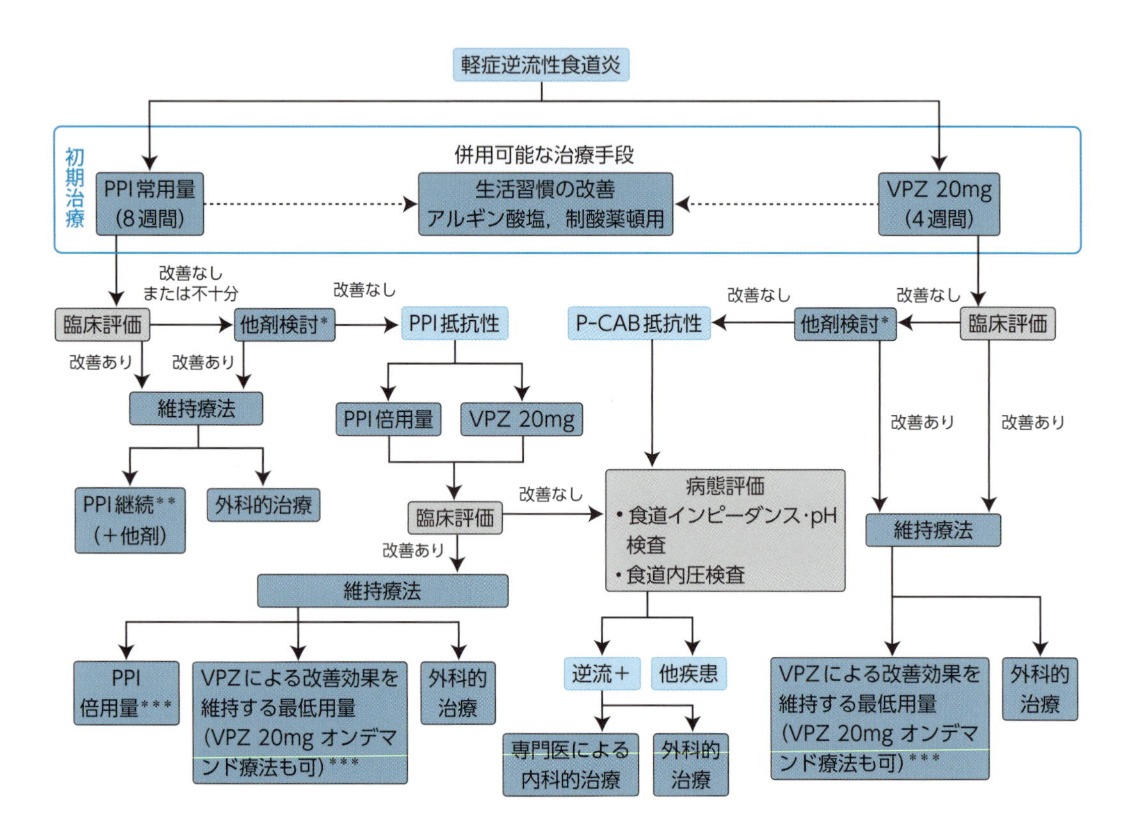

図2 軽症逆流性食道炎の治療フローチャート

*消化管運動機能改善薬，漢方薬

**PPIによる改善効果を維持する最低用量を用いる（PPIオンデマンド療法も可）

***維持療法が良好である場合には，改善効果を維持するPPI治療を含めた最低用量での酸分泌抑制薬への移行も可

VPZ：ボノプラザン

〔「日本消化器病学会編：胃食道逆流症（GERD）診療ガイドライン2021（改訂第3版），p.xvii，2021，南江堂」より改変〕

プロトンポンプ阻害薬(PPI)治療群

処方例 現在市販されている下記4種類のPPIから1つを選ぶ。

1) ネキシウム®20mgカプセル(エソメプラゾール) 1回1カプセル1日1回(食後)
2) パリエット®10mgまたは20mg錠(ラベプラゾール) 1回1錠1日1回(食後)
3) タケプロン®30mgOD錠(ランソプラゾール) 1回1錠1日1回(食後)
4) オメプラール®20mg錠(オメプラゾール) 1回1錠1日1回(食後)

〈併用可能な薬剤〉

- アルロイド®G内用液5%(アルギン酸ナトリウム) 1回20〜60mL 1日3〜4回(空腹時)
- マルファ®懸濁用配合顆粒(水酸化アルミニウムゲル・水酸化マグネシウム) 1回0.6〜1.2g 1日3〜4回(空腹時)

上記治療で改善ない場合

処方例 下記のいずれかを用いる。

1) ガスモチン®5mg錠(モサプリド) 1回1錠1日3回(食前または食後)
2) アコファイド®100mg錠(アコチアミド) 1回1錠1日3回(食前)
3) ツムラ六君子湯エキス顆粒1回2.5g 1日3回(食前または食間)

カリウムイオン競合型アシッドブロッカー(P-CAB)治療群

処方例

タケキャブ®20mg錠(ボノプラザン) 1回1錠1日1回(食後)

〈併用可能な薬剤〉

- アルロイド®G内用液5%(アルギン酸ナトリウム) 1回20〜60mL 1日3〜4回(空腹時)
- マルファ®懸濁用配合顆粒(水酸化アルミニウムゲル・水酸化マグネシウム) 1回0.6〜1.2g 1日3〜4回(空腹時)

上記治療で改善ない場合

処方例 下記のいずれかを用いる。

1) ガスモチン®5mg錠(モサプリド) 1回1錠1日3回(食前または食後)
2) アコファイド®100mg錠(アコチアミド) 1回1錠1日3回(食前)
3) ツムラ六君子湯エキス顆粒1回2.5g 1日3回(食前または食間)

②維持療法

わが国から逆流性食道炎の24週の維持療法に関する報告がある[11)]。ボノプラザン投与により治癒が確認された逆流性食道炎患者607例に対して維持療法が行われ，ボノプラザン10mg，20mgまたはランソプラゾール15mgのいずれかを1日1回24週間経口投与した結果，ボノプラザン10mg群の内視鏡所見で逆流性食道炎の再発率は5.1%，20mg群で2.0%であり，ランソプラゾール15mg群の16.8%に比較して再発率は低下していた。またロサンゼルス分類Grade AまたはBの軽症患者における再発率をみても，ランソプラゾール15mg群での11.0％に比べ，ボノプラザン群10mg，20mgではそれぞれ3.1％，1.3％であり，再発抑制効果を認めた。また，逆流性食道炎の維持療法に関するネットワークメタアナリシスの結果でも，ボノプラザン10mgがエソメプラゾール10mg，ラベプラゾール10mg，ランソプラゾール15mg，オメプラゾール10mgと比べ寛解維持効果が高いと報告されている[12)]。以上より，ボノプラザンによる長期維持療法はPPIによる長期維持療法と同等またはそれ以上の効果が期待されるが，ボノプラザンの長期投与における安全性に関しては，データは現在のところ不十分である。

一方，PPIの長期投与に関しては，懸念される有害事象はあるもののその影響はわずかであり，PPI長期投与の安全性は高いとされている[8)]。そのためガイドラインでは，軽症逆流性食道炎の長期維持療法にPPIを推奨し，P-CABは提案するとされている。

プロトンポンプ阻害薬（PPI）治療群

処方例① 現在市販されている下記4種類のPPIから1つを選ぶ（低用量で効果維持可能であれば低用量を選ぶ）。なお，いずれのオンデマンド療法も可能である。

1) ネキシウム®10mgまたは20mgカプセル（エソメプラゾール） 1回1カプセル1日1回（食後）
2) パリエット®10mgまたは20mg錠（ラベプラゾール） 1回1錠1日1回（食後）
3) タケプロン®15mgまたは30mgOD錠（ランソプラゾール） 1回1錠1日1回（食後）
4) オメプラール®10mgまたは20mg錠（オメプラゾール） 1回1錠1日1回（食後）

処方例② 現在市販されている下記1～4）の4種類のPPIから1つを選ぶか，5）を用いる（低用量で効果維持可能であれば低用量を選ぶ）。なお，タケキャブ®20mgに関してはオンデマンド療法も可能である。

1) ネキシウム®10mgまたは20mgカプセル（エソメプラゾール）1回1カプセル1日1回（食後）
2) パリエット®10mgまたは20mg錠（ラベプラゾール） 1回1～2錠1日1～2回（食後）
3) タケプロン®15mgまたは30mgOD錠（ランソプラゾール） 1回1錠1日1回（食後）
4) オメプラール®10mgまたは20mg錠（オメプラゾール） 1回1錠1日1回（食後）
5) タケキャブ®10mgまたは20mg錠（ボノプラザン） 1回1錠1日1回（食後）

カリウムイオン競合型アシッドブロッカー（P-CAB）治療群

処方例 下記を用いる。なお，タケキャブ®20mgに関してはオンデマンド療法も可能である。

タケキャブ®10mgまたは20mg錠（ボノプラザン） 1回1錠1日1回（食後）

③オンデマンド療法

軽症逆流性食道炎の維持療法に関しては，患者が“必要に応じて”服用する治療法であるオンデマンド療法の有用性が示唆されている[13)]。PPIにより良好に維持されていた軽症逆流性食道炎に対し，ボノプラザン20mgのオンデマンド療法を行ったところ，24週で内視鏡的寛解率は86.2％であり，ガストリン値もPPIと比較して差はなかったという報告がある[14)]。さらに，症状消失時間に関してはランソプラゾール30mgよりボノプラザン20mgのほうが早いという報告があり[15)]，作用効果発現の速さが必要とされるオンデマンド療法に関しては，ボノプラザンが適している可能性がある。

3 非びらん性逆流症（NERD）の薬物療法

NERD患者では，内視鏡検査にてGERDのように明らかな粘膜傷害を認めないため，食道内胃酸逆流以外の病態を合併している可能性がある。NERD患者の初期治療は，標準量のPPIが第一選択の治療となる。しかしその症状消失率は，GERDで55.4％のところ，NERD患者では35.8％と報告されている[16)]。そのため，PPI抵抗性のNERD患者の治療については，酸以外の逆流が症状に関与している可能性も考える必要がある。

筆者らがPPI抵抗性のNERD患者111例について24時間食道内インピーダンス・pH検査と食道内圧検査による病態解析を行ったところ，食道運動障害が33例含まれていた。これらを除いた78例は，食道内異常酸逆流を認める群22例，食道内の酸曝露時間は正常で，逆流と症状に関連を認める食道知覚過敏群34例，逆流と症状に関連を認めない機能性胸やけ群22例に分類された。すなわち，NERD患者の約半数に症状発現に胃食道逆流が関与しない病態が存在することが明らかとなった[17)]。そのためPPI抵抗性のNERD患者に関しては，病態評価のため食道内インピーダンス・pH検査，食道内圧検査が必要と考えられる。ここではガイドラインに沿ってNERDの薬物療法を概説する（**図3**）[2)]。

1 初期治療

NERDに対する初期治療薬は，PPIが推奨されている。しかしながらNERDに対するPPIの有効性は約半数であり，その無効例は上記でも解説した酸以外の逆流による症状（食道知覚過敏），機能性胸やけである。食道内の過剰な酸曝露を原因とするNERDに対してはボノプラザンも有効である可能性はあるが，現状ではNERDに対するボノプラザンの有効性を示すエビデンスはない。また現在わが国において，ボノプラザンのNERDに対する保険適用はない。

処方例 現在市販されている下記4種類のPPIから1つを選ぶ。

1) ネキシウム®20mgカプセル（エソメプラゾール）1回1カプセル1日1回（食後）

2) パリエット®10mgまたは20mg錠（ラベプラゾール）1回1錠1日1回（食後）

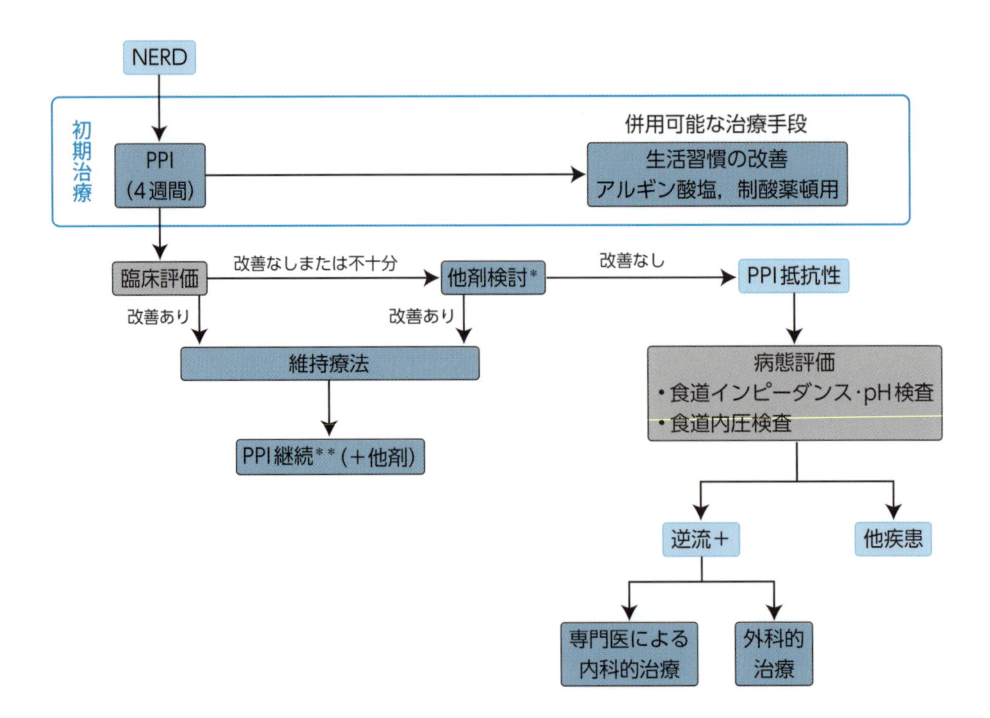

図3 NERDの治療フローチャート

*消化管運動機能改善薬, 漢方薬

**PPIによる改善効果を維持する最低用量を用いる(PPIオンデマンド療法も可)

〔「日本消化器病学会編:胃食道逆流症(GERD)診療ガイドライン2021(改訂第3版), p.xviii, 2021, 南江堂」より許諾を得て転載〕

3) タケプロン®30mgOD錠(ランソプラゾール) 1回1錠1日1回(食後)

4) オメプラール®20mg錠(オメプラゾール) 1回1錠1日1回(食後)

〈併用可能な薬剤〉

- アルロイド®G内用液5%(アルギン酸ナトリウム) 1回20〜60mL 1日3〜4回(空腹時)
- マルファ®懸濁用配合顆粒(水酸化アルミニウムゲル・水酸化マグネシウム) 1回0.6〜1.2g 1日3〜4回(空腹時)

2 維持療法

初期治療に反応するNERD患者の症状の原因は，酸逆流による可能性が高い。そのため維持療法はPPIの継続治療が主流である。ボノプラザンに関しては，酸逆流により症状を訴えるNERD患者に対しては有効であると考えられるが，現在ボノプラザンのNERDに対するデータはなく，NERDに対してボノプラザンの保険適用はない。

処方例 現在市販されている下記4種類のPPIから1つを選ぶ(低用量で効果維持可能であれば低用量を選ぶ)。

1) ネキシウム®10mgまたは20mgカプセル(エソメプラゾール) 1回1カプセル1日1回(食後)

2) パリエット®10mgまたは20mg錠(ラベプラゾール) 1回1〜2錠1日1〜2回(食後)
3) タケプロン®15mgまたは30mgOD錠(ランソプラゾール) 1回1錠1日1回(食後)
4) オメプラール®10mgまたは20mg錠(オメプラゾール) 1回1錠1日1回(食後)

〈併用可能な薬剤〉

- ガスモチン®5mg錠(モサプリド) 1回1錠1日3回(食前または食後)
- アコファイド®100mg錠(アコチアミド) 1回1錠1日3回(食前)
- ツムラ六君子湯エキス顆粒 1回2.5g 1日3回(食前または食間)

3 オンデマンド療法

NERDに対するPPIでのオンデマンド療法は，継続的なPPI治療と同等またはより有効であると報告されている[18]。また，PPIに反応したNERDに対するオンデマンド療法は，内服錠数の低下による医療費削減効果もあるとされているが，PPIによるオンデマンド療法は自己管理ができている割合は33%で，残りの67%はオンデマンド療法では十分なコントロールが得られていないとされている[19]。

ボノプラザンによるNERD患者に対するオンデマンド療法の報告は1報のみで，PPI維持良好のNERD患者に対しボノプラザン20mgを逆流症状時に内服する方法で，8週間でボノプラザンを内服した錠数の中央値は11錠(内服総数3〜28錠)であり，有用な可能性があるとされている[20]。

4 胃食道逆流症(GERD)治療においてのプロトンポンプ阻害薬(PPI)，カリウムイオン競合型アシッドブロッカー(P-CAB)の長期使用

PPI，P-CABに関しては，長期使用の安全性について様々な報告がある。直近ではわが国より，治癒した逆流性食道炎の維持療法におけるPPIとP-CABの長期安全性を評価するVISIONの結果が報告された。日本の33施設で実施された多施設共同研究で，内視鏡にて逆流性食道炎と診断された患者を4〜8週間の治癒期間で1日1回ボノプラザン20mgまたはランソプラゾール30mgにランダムに割り付け，内視鏡で治癒が確認された患者はボノプラザン10mgまたはランソプラゾール15mgを1日1回投与し260週間の維持期間が設けられた。

主要評価項目であった胃粘膜の病理組織学的変化ではどちらのグループでも腫瘍性変化は示されず，新たな安全性の問題は確認されなかった[21]。

最後に，ボノプラザン抵抗性，PPI抵抗性のGERD，NERDに関しては専門施設での病態評価が必要である。また，ボノプラザン

併用薬剤の使用ポイント

アルギン酸塩，制酸薬は一時的な症状改善効果はあるものの長時間持続効果はないため，症状発現が少ない軽症逆流性食道炎やNERD患者に使用するとよい。消化管運動機能改善薬，漢方薬については，PPI単独で効果不十分な場合，モサプリド，アコチアミド，六君子湯，半夏瀉心湯(はんげしゃしんとう)の併用で改善効果が得られる可能性がある。

やPPIの長期の副作用に関しては一定の評価はされているものの，これからも注意深い経過観察を行い，漫然とした長期投与は控えるべきである。

文献

1） Bytzer P : Am J Gastroenterol. 2003 ; 98(3 Suppl) : S31-9.
2） 日本消化器病学会，編 : 胃食道逆流症(GERD)診療ガイドライン2021. 改訂第3版. 南江堂，2021.
3） Joelsson B, et al : Gut. 1989 ; 30(11) : 1523-5.
4） Lundell LR, et al : Gut. 1999 ; 45(2) : 172-80.
5） Yokoya Y, et al : J Gastroenterol. 2019 ; 54(12) : 1083-95.
6） Sakaguchi M, et al : World J Gastroenterol. 2017 ; 23(2) : 318-27.
7） Manabe N, et al : Ther Res. 2011 ; 32 : 590-3.
8） Fujimoto K, et al : J Gastroenterol. 2010 ; 45(12) : 1193-200.
9） Lauritsen K, et al : Aliment Pharmacol Ther. 2003 ; 17(3) : 333-41.
10） Kinoshita Y, et al : J Gastroenterol. 2018 ; 53(7) : 834-44.
11） Ashida K, et al : World J Gastroenterol. 2018 ; 24(14) : 1550-61.
12） Miwa H, et al : J Gastroenterol. 2019 ; 54(8) : 718-29.
13） Pace F, et al : Aliment Pharmacol Ther. 2007 ; 26(2) : 195-204.
14） Umezawa M, et al : Digestion. 2018 ; 97(4) : 309-15.
15） Oshima T, et al : Aliment Pharmacol Ther. 2019 ; 49(2) : 140-6.
16） Miwa H, et al : Aliment Pharmacol Ther. 2007 ; 26(1) : 69-77.
17） Tamura Y, et al : World J Gastroenterol. 2015 ; 21(16) : 5009-16.
18） Khan Z, et al : Gastroenterol Res Pract. 2018 : 2018 : 6417526.
19） van der Velden AW, et al : Digestion. 2010 ; 81(1) : 43-52.
20） Hoshikawa Y, et al : Esophagus. 2019 ; 16(2) : 201-6.
21） Haruma K, et al : BMC Gastroenterol. 2023 ; 23(1) : 139.

執筆：井澤晋也，春日井邦夫

5. 非薬物治療（内視鏡的逆流防止術―― ARMS，ARMA，ARM-P）

1 はじめに

胃食道逆流症（gastroesophageal reflux disease；GERD）の治療の基本は薬物療法や生活習慣の改善であるが，これらの治療が無効な症例や薬物依存の症例を経験する。そのような症例において，これまでは外科的噴門形成術（腹腔鏡下Nissen手術やToupet手術）が行われてきた。大きな食道裂孔ヘルニアを伴う場合には解剖学的修復が必要となるため，外科的噴門形成術が良い適応となる。一方で，大きな食道裂孔ヘルニアがないにもかかわらず様々な要因で薬物療法に抵抗性を示す症例に遭遇する。そのような症例には低侵襲である内視鏡的逆流防止術が良い適応となる。

筆者らは，2014年にGERDに対する内視鏡的逆流防止術としてanti-reflux mucosectomy（ARMS）を報告した[1]。ARMSは，噴門部胃側の粘膜切除に伴う瘢痕収縮による噴門の粘膜唇再形成を目的とした治療であり，2022年4月よりESD-G法（endoscopic submucosal dissection for GERD）[2]とともに「内視鏡的逆流防止粘膜切除術」として保険適用となった。一方で，anti-reflux mucosal ablation（ARMA）[3]はARMSの知見をもとに，粘膜切除を「粘膜焼灼（ablation）」に置き換えたものである。ARMAはアルゴンプラズマ凝固法（argon plasma coagulation；APC）を用いて粘膜焼灼を行うことにより粘膜切除と同等の効果が得られ，手技的に簡便であることから所要処置時間も短いといった特徴を有する。ARMS/ARMAの有用性が確認された一方で，術後出血のリスクや瘢痕収縮程度の個人差などの課題が残る。この課題を克服するために，噴門部の粘膜切除直後に粘膜欠損部の潰瘍を閉創する新しい治療法anti-reflux mucoplasty（ARM-P）[4]を考案した。

本項では，GERDに対する内視鏡治療であるARMS，ARMA，ARM-Pについて詳述する。

ここは押さえておきたい

これまでは薬物治療，生活習慣の改善で治療が困難であれば，外科的治療が次の一手であった。内視鏡的逆流防止術が保険適用となり，高いエビデンスレベルでの安全性・有効性が確認されている。内視鏡的逆流防止術が，治療の選択肢のひとつになったことを強調したい。

2 内視鏡的逆流防止術（EARTh）

表1[5]は，薬物抵抗性や依存性GERDに対して筆者らが施行している手技の一覧であり，これらを「内視鏡的逆流防止術（endoscopic anti-reflux therapy；EARTh）」と総称している。

表1 内視鏡的逆流防止術（endoscopic anti-reflux therapy；EARTh）

anti-reflux mucosectomy (ARMS)	逆流防止粘膜切除術
anti-reflux mucosal ablation (ARMA)	逆流防止粘膜焼灼術
anti-reflux mucoplasty (ARM-P)	逆流防止粘膜形成術
per-oral endoscopic fundoplication (POEF) *	経口内視鏡的皺壁形成術

＊POEF：GERDにおいて食道体部の運動が消失している場合などに行う（粘膜下トンネルを活用した皺壁形成術）[5]

■ 内視鏡的逆流防止術の適応

食道裂孔ヘルニアが3cm以下にとどまる薬剤抵抗性や依存性GERDで，かつ食道蠕動機能が保たれている症例が適応である。術前に食道内圧検査で食道運動機能異常の有無を確認すること，そして24時間pHモニタリング（MII-pH）を施行することは必須である。機能性胸やけや食道運動機能異常と診断した症例は除外する。3cmを超えるヘルニア症例は，外科的噴門形成術による治療が望まれる。

ここが最も大事
内視鏡的逆流防止術の適応を判断するためには，食道内圧検査や24時間pHモニタリングが不可欠である。これらの精査を実施できる施設で適応を検討することが肝要と考えている。

3 anti-reflux mucosectomy（ARMS）

筆者らは2003年に，高度異型上皮を伴うBarrett食道に対して下部食道および噴門部粘膜全周切除を行ったところ，病変が根治的に切除されたことのみならずGERD症状が完全に消失した症例を経験した。粘膜切除後潰瘍の治癒過程において噴門形成がなされ，逆流防止機能を生み出したことを報告した[6, 7]。これを応用し，薬剤抵抗性や依存性GERD症例に対して意図的に噴門部胃側の粘膜切除を行ったのがARMSである。また，同様の機序で噴門部の狭小化をめざした内視鏡治療がESD-Gである[2]。ESD-Gでは，粘膜切除の手法としてESDを行う。食道胃接合部の食道側粘膜を中心に半周性に粘膜切除を行う手技であり，噴門部の胃側粘膜のみを切除するARMSとは手法が異なる。

1 ARMS手技

ARMSにおいては，手技の簡便さを考慮してキャップ法（endoscopic mucosal resection using cap-fitted panendoscope；EMR-C）を応用している。**図1**[8]の通り，噴門粘膜

の小弯を中心として，3/4周から4/5周の粘膜切除を行い，大弯側の噴門粘膜を温存する。この亜全周の粘膜切除の治癒過程において瘢痕収縮が起こり，結果として噴門唇(mucosal flap valve)の再構築が起こる。粘膜切除の方法は，ESDでも内視鏡的粘膜切除術(endoscopic mucosal resection；EMR)でもどちらでも同様な効果が期待される。

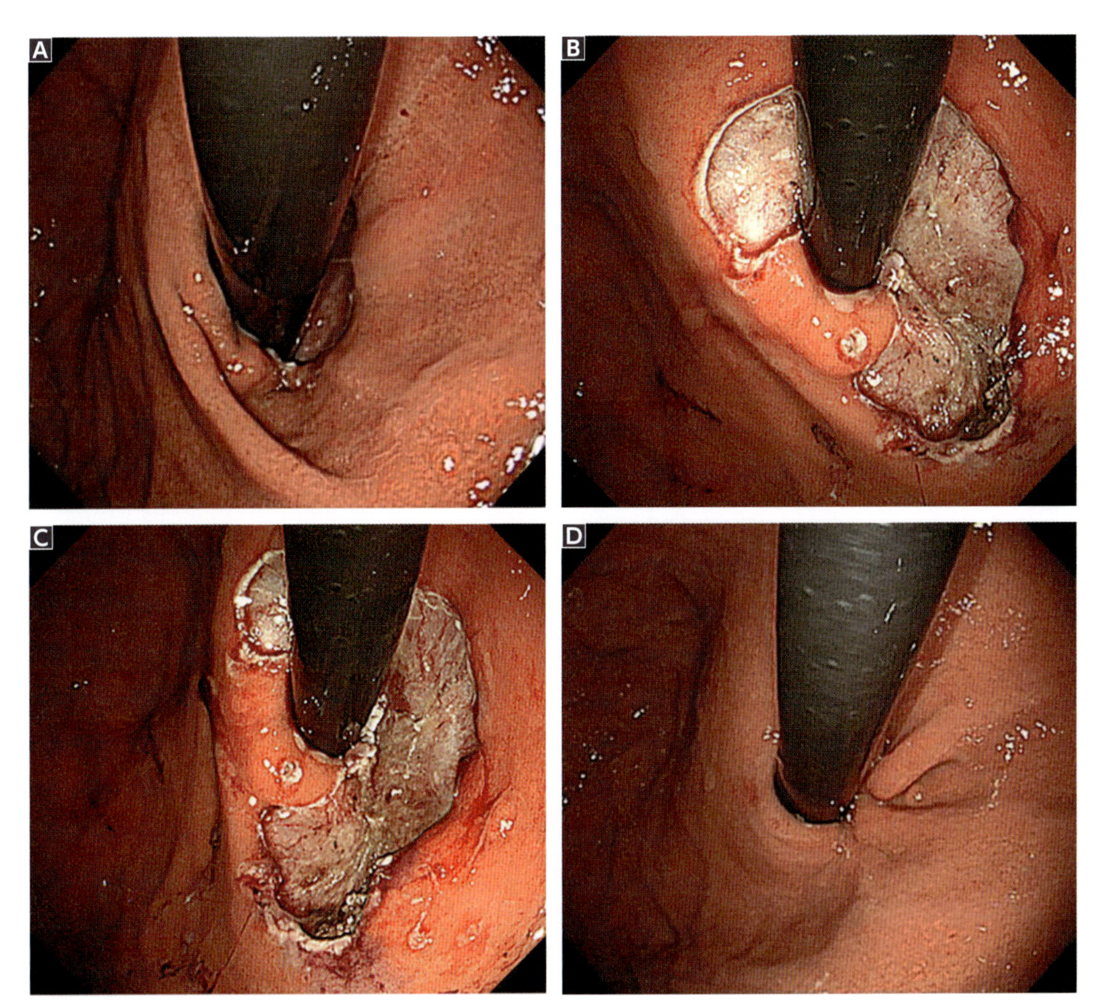

図1 ARMS手技(ARMSにおける粘膜切除)

A：ARMS前。反転視で切除範囲を決定する

B, C：ARMS。噴門粘膜の小弯を中心として，3/4周から4/5周の粘膜切除を行う。すなわち，大弯側の噴門粘膜を温存する

D：ARMS後。瘢痕収縮の結果，噴門唇(mucosal flap valve)の再構築が起こる

(画像：文献8より引用)

2 ARMSの臨床成績

当院において，2012年から2018年の間に109例のARMSを施行している[9)]。ARMSによりGERD問診スコア〔frequency scale for symptoms of GERD(FSSG)およびGERD-Q〕は有意に改善した。さらに，MII-pHでの酸逆流項目〔酸曝露時間(acid exposure time；AET)，DeMeester composite score〕も有意に改善した。術後の制酸薬内服量に関して

は，70％の症例において減量でき，半数程度で制酸薬内服を中止できた。ARMSの手技時間は平均54.7分であり，粘膜切除をEMR-Cとすることでより短時間に完遂できた。手技関連の偶発症は，後出血2例（1.8％），筋層損傷1例（0.9％），有症状狭窄14例（12.8％）であった。術後の有症状狭窄はいずれも内視鏡的バルーン拡張術で改善した。また，切除範囲を工夫することで（バタフライ型に粘膜切除を行う）狭窄は回避可能であった。

2021年にARMSの短期治療成績は報告したが，5年以上の経過を追えた60例を対象とした長期治療成績を2024年に報告した（**表2**）[8]。41例（68.3％）において長期効果維持が確認でき，制酸薬中止率は41.7％（25/60例）であった。術前のMII-pHにて27例が逆流過敏性食道と診断されたが，そのうち81％において長期成績が良好であった。これにより逆流過敏性食道に対しても，長期成績含めARMSが有用であることが示唆された。効果不十分な症例に対して，追加治療が14例（外科的噴門形成術：11例，ARMA：3例）に行われたが，そのうち10例において追加治療が有効であった。よって，効果が不十分な症例においては，外科的治療を追加することで効果が期待できる。

表2　ARMSの長期治療成績（ARMS後5年）

ARMS症例背景（n=60）			
年齢，mean±SD	54.4±16.2		
性別（男性），n（%）	35（58.3%）		
ロサンゼルス分類 Grade（M:A:B:C:D）	36:10:13:1:0		
逆流性食道炎：逆流過敏性食道	33:27		
ARMSの治療効果			
臨床奏効率	68.3%（41/60）		
制酸薬中止率	41.7%（25/60）		
症状スコア	ARMS前	ARMS後（5年後）	P値
FSSG	25.6±10.0	7.8±4.9	<0.001
GERD-Q	9.4±2.6	6.0±1.2	<0.001

（文献8をもとに作成）

4 anti-reflux mucosal ablation（ARMA）

ARMSで効果が不十分であった症例に対して粘膜焼灼を追加したところ，粘膜切除と同様の瘢痕収縮効果が得られた。ARMAの第1例を**図2**[3]に提示する。本症例は追加でARMAを施行したことによりGERD症状が著明に改善し，制酸薬を中止することができた。

ARMA翌日に内視鏡観察を行うと，焼灼した領域は潰瘍となり，これはARMS後の潰瘍とほぼ同様の所見である。術後3〜4日目には，人工潰瘍の収縮が始まる。術後3週の時点で人工潰瘍が瘢痕収縮することにより噴門は大幅に縮小し，個人差はあるものの

4週頃までに潰瘍の瘢痕化は完了する。このように治癒経過は，ARMSでもARMAでも同等である。

手技の難易度を考慮した場合，ARMAによる粘膜焼灼のほうが，ARMSによる追加粘膜切除より簡便である。結果として，ARMSにおける粘膜切除を粘膜焼灼に置き換えた手法ARMAが定着した[3)]。

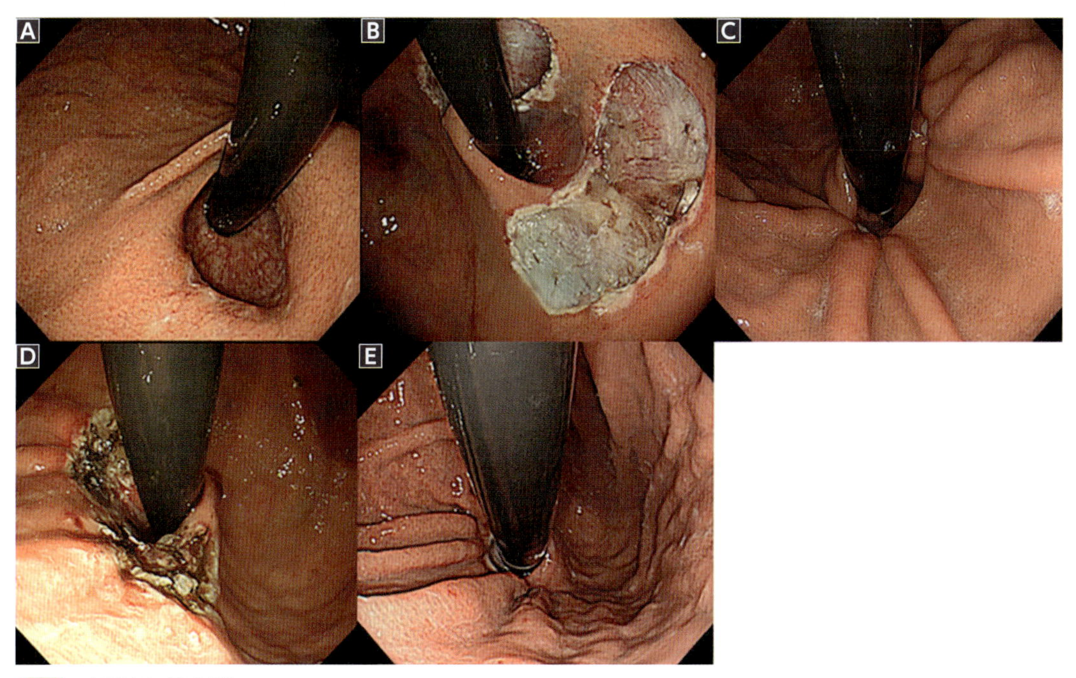

図2 ARMA 第1例

A：ARMS前：薬剤抵抗性GERDと診断。FSSG 23点，GERD-Q 12点とGERD症状を認めていた

B：ARMS直後（バタフライ型に粘膜切除）

C：ARMS 2カ月後。噴門は術前と比較し縮小しているが，若干の隙間が残った。この時点で夜間の逆流症状が残存し，追加治療を希望された

D：ARMAによる追加治療。潰瘍瘢痕部も含め，三角ナイフ（Triangle Tip Knife J）のSpray凝固モードで亜全周に粘膜焼灼を行った

E：ARMA後1カ月。FSSG 1点，GERD-Q 1点とGERD症状は著明に改善し，制酸薬を中止することができた

（画像A, C, E：文献3より引用）

1 ARMA手技

ARMA開発当初はTriangle Tip Knife J（オリンパス社：KD-640L）を用い，Spray凝固50〜70W，effect 2で焼灼していた。しかし，現在はより簡便な手技をめざしてアルゴンプラズマ凝固法（forced APC：出力80〜100W，ガス流量1L/分）を用いて粘膜焼灼を行っている。広範囲を効率良く焼灼することができるため，短時間で施行が可能である。潰瘍形成による十分な瘢痕収縮効果を得るため，焼灼深度は粘膜筋板より深部の粘膜下層深層を目標としている。焼灼範囲のデザイン決定は，胃噴門での反転視野で行うことが重要である。胃噴門粘膜で，食道胃接合部から1cm離れた胃側の粘膜に，幅2cmの帯状・馬蹄形（horseshoe）に粘膜焼灼を行う（**図3**）[3)]。

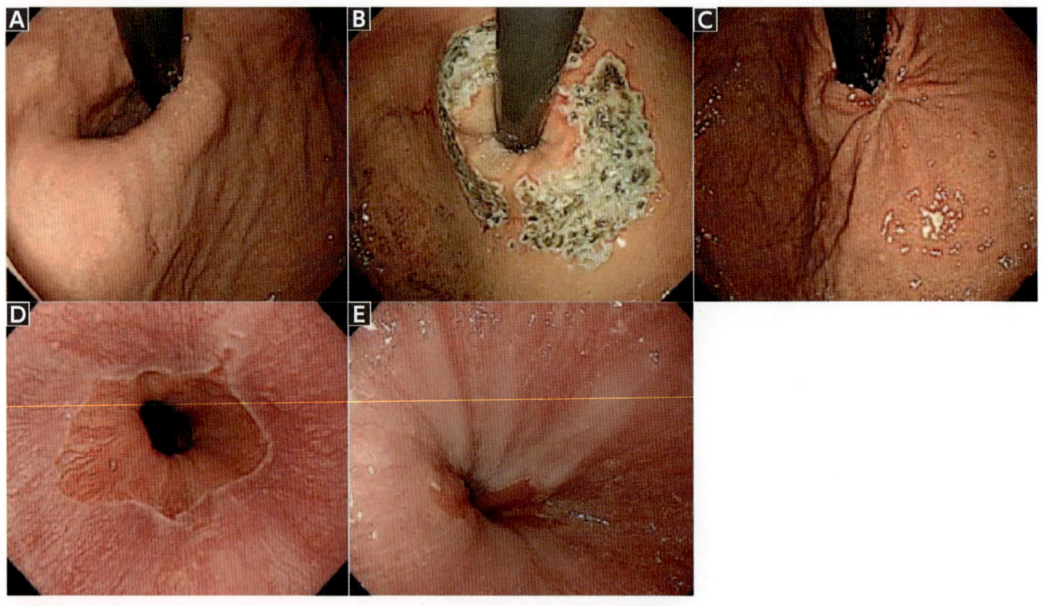

図3 ARMA前後の内視鏡像
A：ARMA前
B：ARMA後
C：ARMA2カ月後
D：ARMA前。ロサンゼルス分類Grade Aのびらんを認めた
E：ARMA2カ月後。びらんの改善を確認した

（画像：文献3より引用）

2 ARMAの臨床成績

2018年から2022年までに，薬剤抵抗性または依存性GERD症例に対して，ARMAを施行した症例を後ろ向きで検討した〔昭和大学江東豊洲病院とHospital Universitario Ramón y Cajal（Madrid，Spain）の国際共同研究〕（**表3**）[10]。計68例に対してARMAを施行した。MII-pHにて，44例（64.7％）で明らかなGERDと診断し，24例（35.3％）で逆流過敏性食道と診断した。ARMA 2～6カ月後および1年後の臨床的奏効率（GERD-HRQLの50％以上の改善）はそれぞれ60％および70％であった。51例（71.8％）でAETが5.3％から0.7％に有意に減少し（$P=0.003$），びらん性食道炎の割合も有意に減少した（$P<0.001$）。9例（13.2％）で一過性の有症状狭窄を認めたが，内視鏡的バルーン拡張術の施行で症状は消失した。

ARMAをいつ選択するのか
内視鏡的逆流防止粘膜切除術（ARMS，ESD-G）後に追加治療が必要となる場合には，治療後瘢痕により追加治療が困難となる可能性がある。よって，追加治療を要する場合には，ARMAが良い適応となる。

表3 ARMAの臨床成績

ARMA症例背景（*n*＝68）			
性別（男性），n（%）		40（58.8%）	
ロサンゼルス分類 Grade（N:A:B:C:D）		43:16:6:2:1	
手術時間，分，median（range）		32（16～100）	
術後偶発症，n（%）		後出血6（8.8%），有症状狭窄9（13.2%）	
ARMA術前後の変化			
症状スコア	ARMA前	ARMA後（2～6カ月）	ARMA後（1年）
GERD-HRQL，median（range）	26（5～51）	11（0～50）；$P<0.001$	7（0～41）；$P<0.001$
制酸薬内服率	100%	67.7%（44/65）；$P<0.001$	56.6%（17/30）；$P<0.001$
MII-pH	ARMA前	ARMA後（2～6カ月）	ARMA後（1年）
AET（%）（range）	5.3（0～98）	0.7（0～59），$P=0.003$	N/A
DeMeester composite score（range）	23（1～242）	4.2（1～199），$P=0.010$	N/A

（文献10をもとに作成）

5 ARMS/ARMAのエビデンスおよびその限界

これまでに3つのメタ解析の報告がなされており，その有効性と安全性が確認されている。筆者らもそのうちのひとつのメタ解析を2021年に報告している[11]。合計15件の非ランダム化研究（ARMS 12件，$n=331$：ARMA 3件，$n=130$）を解析したが，治療後6カ月以内，1年，3年の臨床的奏効率はそれぞれ78%，72%，73%であり，ARMSとARMAは同等の治療効果を示した。術後1年で制酸薬を中止した患者の割合は64%であった。GERD問診スコア，びらん性食道炎，およびMII-pHにおけるAETは有意に改善した。主な偶発症は嚥下障害が11%であり，7%に拡張を要した。ARMSで4例の穿孔が確認されたが，重篤な偶発症は確認されなかった。

Yehらの研究でも同様の結果を報告しており，臨床的奏効率はARMSでは68.6%，ARMAでは86.7%であり，AET，DeMeester composite score，食道裂孔ヘルニアの程度は有意に改善していた[12]。ARMS/ARMA後に10%で内視鏡的拡張術を要する食道狭窄，ARMSで2%の穿孔率が報告された。Gargらの解析においても，内視鏡的逆流防止術の臨床的奏効率は80.1%であり，有症状食道狭窄の発生率は11.4%であったが，重篤な偶発症は確認されなかった[13]。

ARMS/ARMAは，高いエビデンスレベルによりその安全性と有効性が確認されたことで，有用な低侵襲治療法として評価されている。しかし，ARMS/ARMAにも限界はある。まず，噴門唇（mucosal flap valve）の再形成が，自然の治癒過程で得られる潰瘍瘢痕の収縮に強く依存していることである。つまり瘢痕収縮の程度を予測することが困難であり，個人差が生じる可能性がある。次に，潰瘍の治癒には少なくとも数週間の時間を要し，約5％前後の出血リスクがあることが挙げられる。また，潰瘍瘢痕の収縮には上記のような個人差があるため，食道狭窄による嚥下障害を訴える患者も一定数存在する。これらが現時点におけるARMS/ARMAの限界であり，さらなる改良が求められる。

強調したいポイント
内視鏡的逆流防止術は高いエビデンスレベルで安全性，有効性が確認されている。中長期治療効果に関しても新たな知見が次々と出てきている。常に新しい知見に注目し，アップデートする必要がある。

6 anti-reflux mucoplasty（ARM-P）

ARMS/ARMAにおける瘢痕収縮の個人差や術後出血といった偶発症リスクに対応するために，粘膜切除直後に潰瘍を閉創する新しい治療法として，筆者らはARM-Pを考案し[4]，その臨床成績を2023年に報告した[14]。ARM-Pは，噴門部の粘膜切除直後に創閉鎖を加える治療法であるため，ARMS/ARMAで起こりうる術後偶発症を可能な限り最小限にしうる手法である。

1 ARM-P手技（図4）[14]

ARMS/ARMAでは，3/4周から4/5周ほどの粘膜切除/焼灼を施行していたが，ARM-Pでは粘膜切除後に創閉鎖を加えることから，胃噴門部の小弯1/3周のみの粘膜を切除する。閉創を行うことにより同時に噴門形成を行うため，切除範囲が狭くても十分な効果が期待できる。粘膜欠損部の閉鎖法としては，筆者らが過去に報告していたLoop-9法[15]，Loop-10法[16]，Loop-11法[4]やその他のクリップ閉鎖術（エンドループを用いた巾着縫合やMANTIS™ Clip）を用いて創閉鎖を行っている。

2 ARM-Pの臨床成績

2022年10月から2023年7月までに当センターで薬剤依存性/抵抗性GERDに対してARM-Pを施行した症例の臨床成績を検討した。6カ月以上の制酸薬投与にもかかわらず週2回以上の逆流症状を認めた症例を対象とした。すべての症例において食道造影検査，食道内圧測定，上部消化管内視鏡検査，MII-pHを実施し，明らかな食道運動機能異常や機能性胸やけの症例を除外した。20例のARM-Pの臨床成績を**表4**[14]にまとめた。

手技成功率は100％であり，術後出血や一過性狭窄などの術後偶発症は認めなかった。自覚症状に関しては，GERD-HRQL中央値が治療前：21（0～46）から治療2～3カ月後：6（0～35）（P＝0.0026），FSSG中央値が治療前：16（2～39）から治療2～3カ月後：7（2～39）（P＝0.0003），GERD-Q中央値が治療前：9（2～15）から治療2～3カ月後：7（1～11）（P＝0.0022）と有意に改善した。また，制酸薬中止率は55％（11/20例），半

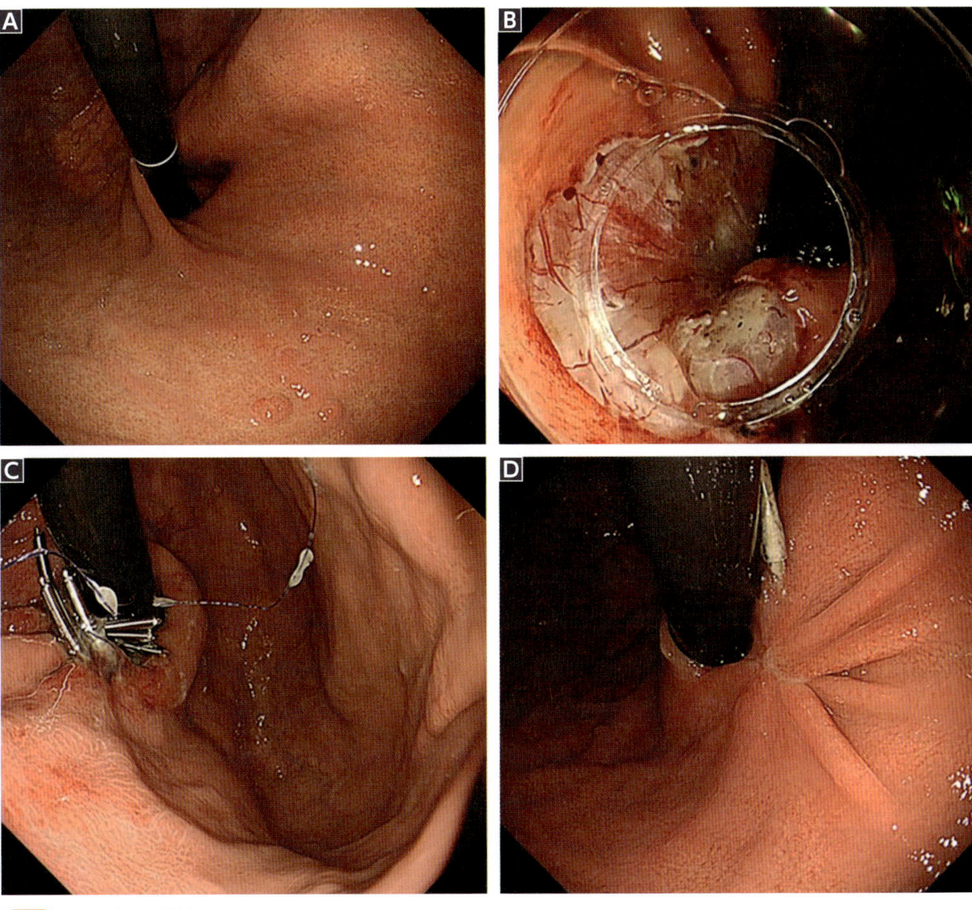

図4 ARM-P手技

A:術前の内視鏡所見。噴門開大を認める

B:内視鏡的粘膜切除術EMR-Cを用いた胃噴門部小弯1/3周の粘膜切除

C:粘膜切除後の閉創

D:術後2カ月後の内視鏡所見

(画像:文献14より引用)

表4 ARM-Pの臨床成績

ARM-P症例背景 (*n*=20)			
年齢, 歳, median (range)	61.5 (14~82)		
性別 (男性), n (%)	14 (70.0%)		
ロサンゼルス分類 Grade (N:A:B:C:D)	16:3:1:0:0		
手術時間, 分, median (range)	75 (45~205)		
術後偶発症, n (%)	後出血0 (0%), 有症状狭窄0 (0%)		
ARM-P術前後の変化			
症状スコア	ARM-P前	ARM-P後 (2~3カ月)	*P*値
GERD-HRQL, median (range)	21 (0~46)	6 (0~35)	0.0026
FSSG, median (range)	16 (2~39)	7 (2~39)	0.0003
GERD-Q, median (range)	9 (2~15)	7 (1~11)	0.0022

(文献14をもとに作成)

減率は15.0%(3/20例)と，70%の患者において薬剤の内服に影響を与えた。さらにヘルニアの重症度に関してもGrade(中央値)Ⅲ(範囲：Ⅰ～Ⅳ)からGrade(中央値)Ⅰ(範囲：Ⅰ～Ⅱ)へと有意な改善がみられた(P=0.0001)。

私たちはこうしている

ARM-Pの登場により，従来の内視鏡的逆流防止術で経験した術後合併症発生率の低下に大きく貢献できている。粘膜閉創は技術的難易度が高いが，様々な創閉鎖法を応用することで実行可能であり，筆者らの施設においては現在ARM-Pを第一選択としている。

3 ARM-Pの考察

薬剤依存性/抵抗性GERD患者を対象としたパイロット・スタディ[14]で，ARM-Pの有用性を示すことができた。ARMS/ARMA同様，GERD関連症状に有意な改善をもたらし，さらにはARMS/ARMAの限界であった術後偶発症を0%に抑えられた。閉創術はもちろんのこと，ARMS/ARMAと比較しARM-Pでは粘膜切除範囲が約1/3と少ないことも要因であったと考えられる(図5)[4]。この結果は，抗血栓薬内服症例においても術後出血のリスク低下に寄与する可能性がある。また，術後に嚥下障害を訴える患者が1人もいなかったのは，潰瘍瘢痕治癒を自然経過に任せるのではなく，閉創術を加えることで個人差を最小限に抑えることができたからだと考える。今後も症例を集積し，追加検討していく必要がある。

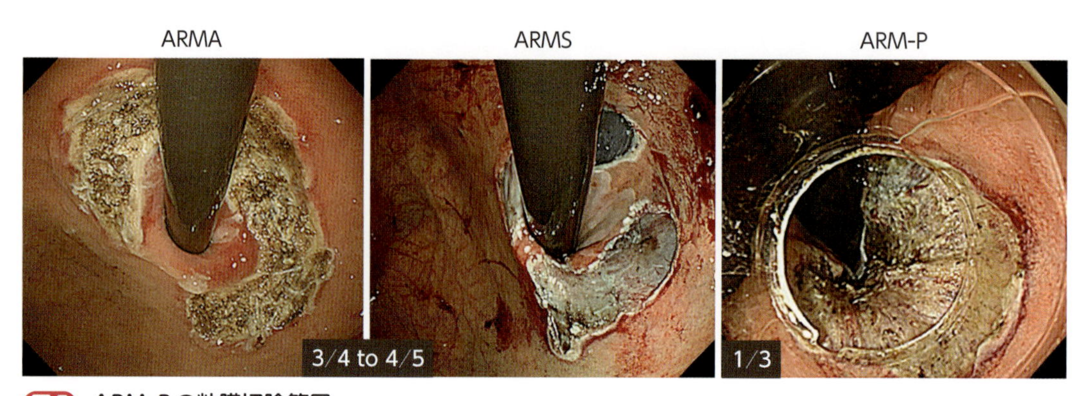

図5 ARM-Pの粘膜切除範囲
ARMS, ARMA, ARM-Pにおける粘膜切除/焼灼範囲の比較

(画像：文献4より引用)

7 まとめ

内視鏡的逆流防止術(ARMS/ESD-G/ARMA)は，薬物治療抵抗性・依存性GERDの中で大きな滑脱を伴わない食道裂孔ヘルニア症例に有効である。これらの治療法は国内のみならず国外からも高いエビデンスレベルで安全性・有用性が確認されている。さらに，ARM-Pの登場により，従来の内視鏡的逆流防止術で経験した術後合併症発生率の低下に大きく貢献できると考える。外科手術に踏み切る前に考慮すべき治療法であり，増加の一途をたどるGERD患者のQOLを長期的に改善することが期待される。

文献

1) Inoue H, et al : Ann Gastroenterol. 2014 ; 27(4) : 346-51.
2) Ota K, et al : Scand J Gastroenterol. 2014 ; 49(12) : 1409-13.
3) Inoue H, et al : Endosc Int Open. 2020 ; 8(2) : E133-8.
4) Inoue H, et al : VideoGIE. 2023 ; 8(11) : 435-40.
5) Toshimori A, et al : VideoGIE. 2020 ; 5(6) : 244-6.
6) Satodate H, et al : Gastrointest Endosc. 2003 ; 58(2) : 288-92.
7) Satodate H, et al : Endoscopy. 2004 ; 36(10) : 909-12.
8) Sumi K, et al : Dig Endosc. 2024 ; 36(3) : 305-13.
9) Sumi K, et al : Dig Endosc. 2021 ; 33(3) : 347-54.
10) Shimamura Y, et al : J Gastroenterol Hepatol. 2024 ; 39(1) : 149-56.
11) Rodríguez de Santiago E, et al : Endosc Int Open. 2021 ; 9(11) : E1740-51.
12) Yeh JH, et al : Therap Adv Gastroenterol. 2022 ; 15 : 17562848221094959.
13) Garg R, et al : Endosc Int Open. 2022 ; 10(6) : E854-64.
14) Inoue H, et al : Dig Endosc. 2024 ; 36(6) : 690-8.
15) Inoue H, et al : Endoscopy. 2022 ; 54(2) : 158-62.
16) Inoue H, et al : VideoGIE. 2023 ; 8(5) : 186-8.

執筆：島村勇人，井上晴洋，山本和輝，田邊万葉，角　一弥

1. Barrett食道の病態，診断，治療

1 はじめに

Barrett食道は，繰り返す酸逆流によって食道粘膜が傷害を受け，食道下端の扁平上皮が円柱上皮に置換された状態である。食道の円柱上皮化生は，重炭酸分泌などの中和反応によって酸曝露に対する耐性を獲得する適応反応である。一方で，Barrett食道内での持続する炎症によって，Barrett食道は発がんポテンシャルを有することになり，近年，世界中で増加している食道腺癌の発がん母地として注目されている。このようにBarrett食道は，逆流性食道炎→Barrett食道→食道腺癌と続く一連の病態〔胃食道逆流症(gastroesophageal reflux disease；GERD)シークエンス〕として注目されている。

ここは押さえておきたい
Barrett食道診療の臨床的意義は食道腺癌の発生母地から早期がんを発見することであり，発がんリスクはBarrett食道の長さと関連する（長いほど，リスクが高い）。

Barrett食道の発がんリスクはその長さに依存するため，長さによって3cm以上のものはlong segment Barrett's esophagus(LSBE)，3cm未満のものはshort segment Barrett's esophagus(SSBE)に分類され，さらに後者の中で特に1cm未満のものは“ultra-short segment Barrett's esophagus(USSBE)”と呼ばれることがある。

本項では，Barrett食道の病態，診断，治療について概説する。

2 病態

胃酸，または胆汁酸の食道内逆流によってBarrett食道が形成される過程には，逆流胃液による繰り返す粘膜傷害による間接作用と，逆流胃液による食道上皮細胞の遺伝子発現に作用する直接作用が知られている。直接作用として，食道上皮培養細胞を用いた実験，または動物実験で，胃酸，または，胆汁酸の曝露で，食道扁平上皮では，腸型の形質発現を規定する*CDX2*の発現，およびそれに引き続く特殊円柱上皮化生を促進することが示されている[1]。このようにBarrett食道は繰り返す胃内容物の食道内逆流によって生じるが，逆流性食道炎に長期に罹患した患者に必ずしもBarrett食道が発生するわけではなく，Barrett食道の発生には種々の要因が関連していることが報告されている。

1 胃食道逆流症（GERD）

胃酸の食道内逆流は，食道粘膜傷害を惹起し，間接作用，直接作用によってBarrett食道の発生を惹起する。さらに純粋な胃酸逆流よりも胃酸と胆汁酸の混合逆流がBarrett食道の発生により促進的に働くことが臨床研究，基礎研究から示されている。このようにGERDに伴う胸やけ症状はBarrett食道，または腺癌の最も主要なリスクファクターとして重要視され，実際に胸やけ症状を有する者にBarrett食道を発見するための内視鏡検査を行うことが欧米では広く推奨されている。しかし，サーベイランスの実効性は芳しいものではなく，その理由として，胸やけ症状のない患者からBarrett食道，腺癌が発生することが考えられている[2)]。

2 一酸化窒素（NO）

ヒトの食道胃接合部（esophago-gastric junction；EGJ）には限局して高濃度の一酸化窒素（nitric oxide；NO）が発生している。これは葉物野菜など硝酸塩を多く含む食物を摂取後は唾液中の硝酸塩濃度，亜硝酸塩濃度が食後数時間にわたり増加し，それが唾液とともに嚥下されEGJに達すると強酸性の胃液と瞬時に化学反応し発生するものである。さらに胃酸が逆流する状況では，NOの発生部位は下部食道に移動する。高濃度のNO曝露はBarrett食道の生成を促進することが，動物実験，培養細胞を用いた基礎研究で示されている[1, 3)]。

3 *H. pylori*

Helicobacter pylori（*H. pylori*）感染は，Barrett食道の発生に抑制的に働くことが示され，特にわが国を含むアジアからの報告で顕著にみられる。これは，アジア人種では*H. pylori*感染によって胃酸分泌が低下し，結果的に逆流胃液の酸度が低下することが関連している[4)]。近年，日本人の*H. pylori*感染率低下に伴い，胃酸分泌レベルが相対的に増加しており，これがわが国における逆流性食道炎の増加に関連していると考えられる[4)]。さらに，これに伴って日本人でBarrett食道も増加している可能性があるが，後述のようにBarrett食道の診断には診断医によるばらつきが大きく詳細は不明である。

4 性別

逆流性食道炎，Barrett食道，食道腺癌はいずれも男性優位で，病状が進むにしたがって性差は顕著になる（例：逆流性食道炎1.5：1，Barrett食道2：1，食道腺癌5：1）。この要因として，逆流胃酸の程度は男女で違いがないことから，食道粘膜の酸に対する抵抗性が男性で弱い（または，女性で強い）可能性がある。これに関して動物実験，およびヒトでの検討で，女性ホルモンであるエストロゲンが食道粘膜防御機序を増強させることで，逆流胃酸に対して保護的に作用することが示されている[5)]。エストロゲンによる食道粘膜保護作用は，女性でも閉経後にエストロゲン分泌が停止すると逆流性食道炎の罹患が増えるという疫学データに合致する。女性では，エストロゲンが逆流性食道炎における粘膜傷害を抑えることで，順次，その後に続くBarrett食道，食道腺癌の発生を抑制すると考えられる[5]。よって，特に非高齢女性での食道腺癌の発生はきわめて稀である。

5 肥満

肥満，特に内臓肥満は，Barrett食道の危険因子であることが主に欧米の研究で報告されている。内臓肥満の増加は，腹圧を上昇させることにより胃食道逆流を増やすことで逆流性食道炎，Barrett食道の発生を促進させる。その他に，脂肪組織から産生されるレプチンのような炎症性サイトカインによる食道上皮の細胞増殖促進，アポトーシス抑制などを介してBarrett食道の発生に促進的に作用すると考えられている。

一方，アジア人種では，肥満とBarrett食道との関連に関しては一定の結論が出ていない。CT画像を用いて腹部内臓脂肪を計測した検討では，LSBEにおいては内臓脂肪との関連が報告されており[6]，より長いBarrett食道のみを対象にした場合には，わが国でも有意な関連がみられる。

6 人種

欧米での検討で，白人は黒人や黄色人種に比べてBarrett食道の罹患率が高いことが知られている。最近の報告では，傷害因子に対する宿主側の反応性に関する人種間の遺伝子多型の違いとBarrett食道との関連も指摘されている[7]。

3 診断

Barrett食道の診断のもとになる臨床的な（内視鏡的）定義は，Barrett食道の長さの基準，組織学的な特殊円柱上皮の証明，EGJの同定法において国際的に統一されていない[1]。特に，わが国では，欧米とはこれらすべての面で異なる独特な定義となっている。欧米の基準では，Barrett食道の診断に，長さが1cm以上，食道生検による特殊円柱上皮の証明のうちのいずれか，または両方が必要とされている。一方，わが国の基準では，これらの項目に関する規定（制限）はなく非常に緩い診断基準となっている[8,9]。その結果，食道下端にたとえ数mmのわずかな円柱上皮を見つけたとしても直ちに（生検なしで）Barrett食道と診断することも可能で，施設によっては内視鏡検査受診者の80〜90％がBarrett食道と診断されている状況である。また，どこまで細かくBarrett食道を診断するかは，施設間でも大きなばらつきがあり，診断率は内視鏡検査受診者の15〜90％となっている[10]。よって，わが国ではBarrett食道の実態を把握するのが難しい状況になっている。ただし，誰がみても明らかなBarrett食道である3cm以上のLSBEに限って言えば0.2〜0.3％程度と欧米に比べ（1.5％）非常に低い頻度になっている[8]。

このようにわが国におけるBarrett食道の経時的変化を把握するのが困難な状況となっ

ているが，GERDシークエンスの中で前後にあたる逆流性食道炎，食道腺癌はわが国において増加していることが示されており，Barrett食道も増加していると考えるのが妥当かもしれない。また，わが国では前がん状態とされる「Barrett食道」という病名が頻繁に診断されている現状であるが，それが患者に与える心理的負担も考慮する必要がある[11]。

ここで差がつく
Barrett食道の発がんリスクはBarrett長と関連するため，内視鏡観察時はその長さを正確に記載することが有用である。プラハ分類によるC因子（全周部分の長さ，cm）＋M因子（最長部分の長さ，cm）の記載が望ましい。

Barrett食道が長くなるにつれて，その発がんリスクは上昇するため，Barrett食道を認めた場合はその長さを記載することが有用である。Barrett食道の長さの記載の統一基準としてプラハ分類が推奨されており（**図1**）[12]，それによるとBarrett食道の全周部分の長さ（C因子：cm）と最長部分（舌状伸展部など）の長さ（M因子：cm）で，たとえば「C1M4」などと記載される[12]（**図2**）。このうち，M因子を基準にして3cmのものはLSBE，3cm未満のものはSSBEとされ，その中で特に1cm未満のものは“USSBE”と呼ばれることがある。わが国の以前のガイドラインではC因子が3cm以上のBarrett食道はLSBEとされてきたが，最新のものではM因子が3cm以上のものがLSBEとされ，欧米の基準に合わされている[8]。

Barrett長の計測にあたり，その口側端と肛門側端を決める必要がある。Barrett食道の口側端は，白色調の食道扁平上皮とサーモンピンク色のBarrett食道上皮の境界（squamocolumnar junction；SCJ）であり，内視鏡的に明瞭に区別される。

一方，肛門側端はいわゆるEGJになるが，その同定は，Barrett食道とそれに続く胃粘膜がともに円柱上皮であるため，明瞭な色調の変化による境界は存在せず，代わりのメルクマールが必要になる。EGJの同定によって全体のBarrett長が決まるため，その定義は重要である。EGJの同定に関して，諸外国はすべて，胃粘膜ひだの上端をもって定義しているが（**図3**），わが国は唯一，食道柵状血管の下端をもってEGJと定義している[1]（**図4**）。

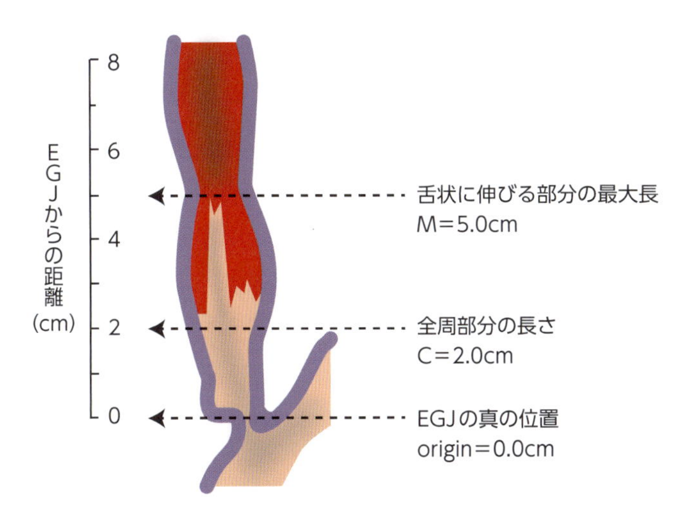

図1 プラハ分類によるBarrett食道の記載法
（文献12より改変）

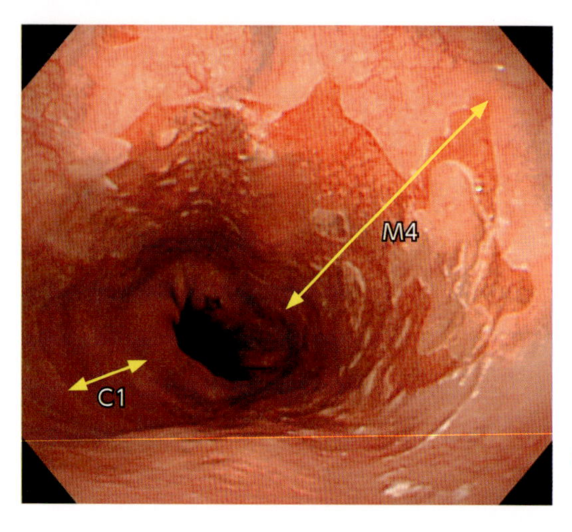

図2 プラハ分類によるBarrett食道記載例(C1M4)

こうした状況で，胃粘膜ひだ上端をEGJとした場合の問題点（特に送気空気量によって変わってしまう）が指摘されて，最近の国際コンセンサス会議ではわが国の主張が通り，第一に柵状血管の下端をもってEGJとすることで一定の同意が得られた[1)]。このコンセンサスによって，EGJの定義が世界的に統一されるか（欧米がわが国の基準にしたがってくれるか）注目される。

私ならこうする

EGJの定義は，欧米と諸外国では異なっており，これは特に1cm未満など微妙なBarrett食道を診断するときには問題となる。しかし，こうしたBarrett食道の発がんリスクは低く，診断価値は少ない。一方で，2cm以上などの明らかなBarrett食道を診断する際は，EGJの細かい定義はあまり問題とならない（どちらを用いてもだいたい同じ長さとなる）。

Barrett食道それ自体では症状が出現するわけではないので，食道腺癌の発生母地となるところに臨床的意義があり，内視鏡観察時は早期がんの発見に努める必要がある。Barrett食道内には腺癌の好発部位があり，長軸方向にはBarrett食道の口側端付近で，周在性では0～3時方向であり，内視鏡観察時にはこれらの部位に特に注意する。早期がん発見には，Barrett食道内のわずかな発赤，結節を見逃さないようにして，LSBEでは多発病変にも注意する必要がある。Barrett食道内のがんは範囲診断も難しいことが知られており，酢酸散布も有用であり，口側の扁平上皮下進展にも注意する必要がある。

欧米では，Barrett食道からの早期がん発見のために多数（2cmごとに4個）のランダム生検（シアトルプロトコール）が推奨されているが，煩雑でありわが国では行われていない。代わりにわが国では，NBI（拡大），酢酸散布によってできるだけ病変を見つけ出した後の狙撃生検によって早期がんを診断するのが一般的である。また，重症逆流性食道炎合併例では，炎症の影響で早期がん発見が難しいことがあり，プロトンポンプ阻害薬（proton pump inhibitor；PPI），または，P-CAB（potassium-competitive acid blocker）投与によって，炎症を取り除いた後の内視鏡検査再検が望ましい。

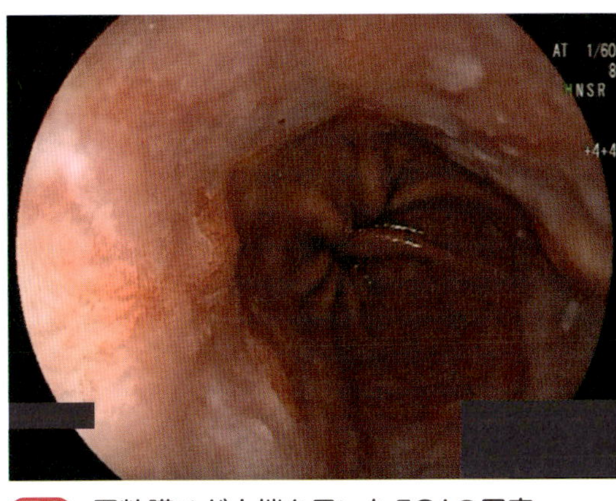

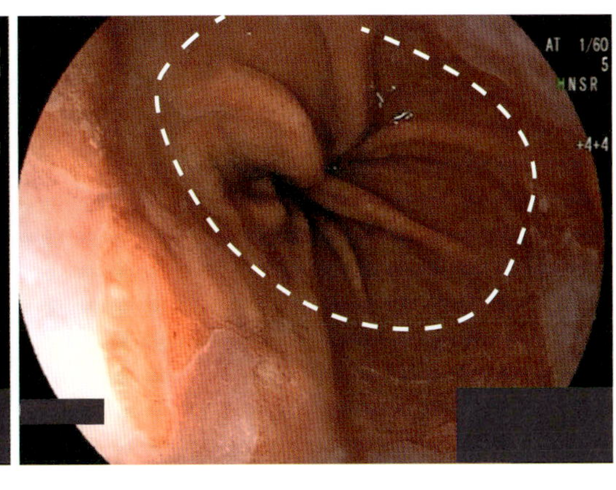

図3 胃粘膜ひだ上端を用いたEGJの同定

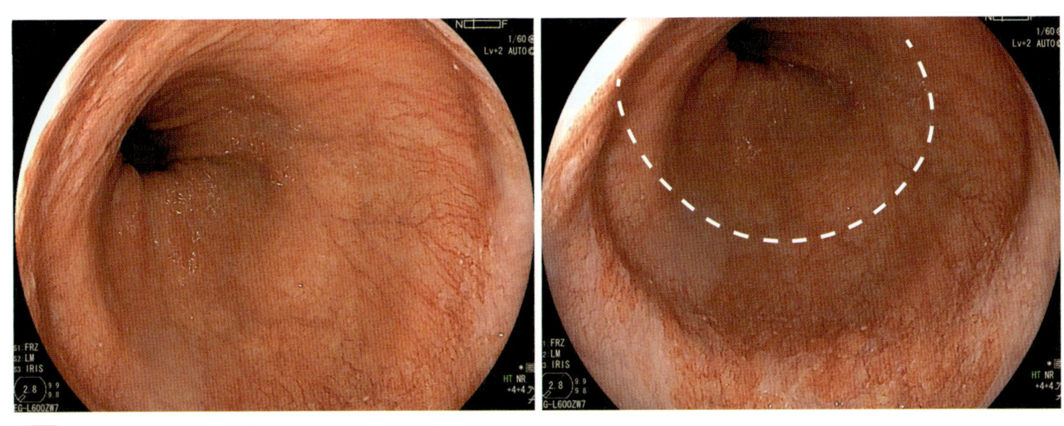

図4 食道柵状血管下端を用いたEGJの同定

4 治療

Barrett食道に対しては，随伴する逆流性食道炎，または，胸やけ症状がある場合にはGERDに準じてPPIでの治療対象となるが，それらがない場合，すなわち，純粋にBarrett食道の発がん予防目的でのPPIの投薬は推奨されていない。これまで後ろ向きの観察研究では，Barrett食道患者に対するPPI投与によって発がんが抑制されることが多数示されてきた。一方で，PPIによるBarrett食道発がん抑制効果を前向きに介入試験で検証したものは英国を中心としたAspECT研究ただ1つである[13]。AspECT研究では，2,557人のBarrett食道を平均8.9年観察した前向き介入試験でエソメプラゾール80mg＋アスピリン300mg投与によって，Barrett発がん率＋総死亡率を合わせた複合イベントをわずかに抑えられたと報告された[13]。しかし，Barrett発がん率単独のイベントに対しては有意差が示されず結果の解釈には注意が必要である。こうした状況で，欧米のガイドラインでも発がん予防としてのPPIは推奨されていない。また，ここで使用されているエソメプラゾール80mgはわが国での適正投与量（20mg）の4倍量にあたり，わが国での実施は現実的ではない。わが国のガイドラインでもBarrett食道患者に対する発がん予防目的でのPPIの投与は推奨されていない[7, 8]。また，PPIの長期使用においては，頻度は低いもののPPIによる種々の有害事象が起こりうるので，リスク・ベネフィットを考慮する必要がある。その他，Barrett食道の発がんリスクを下げる可能性がある薬剤として非ステロイド性抗炎症薬（nonsteroidal anti-inflammatory drugs；NSAIDs），COX-2阻害薬，スタチンが挙げられているが，介入試験で有効性を示したものはない[7]。また，欧米では，（特に早期がんの内視鏡的治療後など）発がん母地であるBarrett食道全体を内視鏡的にラジオ波などで焼灼する治療が行われているが，わが国では実施されていない。

Barrett食道は発がんポテンシャルを有するので，定期的な内視鏡検査によるサーベイランスが重要となる。Barrett食道の発がんリスクを決める最も重要な因子はBarrett長である。実際に欧米のガイドラインでは，Barrett食道のサーベイランスの必要性，間隔はBarrett長に基づき規定されている（例：3〜5年間隔）[14]。このほかに欧米ではBarrett食道の発がんリスクに関わる因子として男性，喫煙，肥満が報告されているが，こうした因子によって実際のサーベイランスに強弱をつけることはされていない。

上記のようにわが国の診断基準で非常の多くのBarrett食道が診断されている現状では，どの症例をサーベイランスすべきかの選択が特に必要となる。しかし，Barrett食道からの発がん例の少ないわが国においては，発がんと関連する因子の解析は進んでいない。わが国の現状のガイドラインでは，3cm以上のBarrett食道に対してのみ内視鏡的サーベイランスが推奨されているが（間隔については記載なし），その他の短いタイプのBarrett食道に対するサーベイランスの必要性に関しては不明であるとされている[7, 8]。ただし，最近の研究からBarrett長はわが国においても最も重要な発がんリスクであることが報告されている。たとえば，わが国においてもBarrett長による食道腺癌発がん率は，3cm以上で年率1.2％，2cm以上で年率0.47％であり[15, 16]，これは，*H. pylori*陽性中等度萎縮有症例の胃癌発がんリスク（年率0.50％）に相当する数字であり，こうしたBarrett食道はサーベイランスの対象に含まれてよいと考えられる。一方，わが国のBarrett食道の大多数を占める1cm未満の短いBarrett食道の発がん率は年率0.0068％ときわめて低く（*H. pylori*陰性者における胃癌リスクに相当）[17]，こうしたBarrett食道はサーベイランスから外すのが現実的な対応である。

欧米に比べ胃癌の多いわが国では，現在，50歳以上の全住民を対象にした胃癌に対する2年に1回の内視鏡検診が実施されており（受診率は高くないが），同時にBarrett食道，食道腺癌の有無も確認されるため，それに加えてBarrett食道に対するサーベイランスを組み入れる余地は少ない。しかし，胃癌罹患率の低下に伴い，将来的に胃癌の低リスク群（*H. pylori*陰性者）に対してはサーベイランスの間隔を5年などに広げる措置が取られた場合は，

考え方を整理すると

PPIによるBarrett食道発がん予防効果は確認されておらず，純粋な発がん予防目的でのPPI長期使用は推奨されていない。現時点での，Barrett食道診療の重点は，定期的な内視鏡検査によりがんの早期発見をめざすことにある。

私ならこうする

わが国ではBarrett食道のサーベイランスに関しては，LSBEを除いては定められていない。差し当たり誰が見ても（EGJの定義にかかわらず）Barrett食道と診断できる明らかなもの（2cm以上など）は年1回の内視鏡サーベイランスを勧めている。

Barrett食道の有無，長さによってサーベイランスの有無，間隔を決めていく必要が出てくるので，それまでに症例の蓄積が望まれる。

文献

1) Sugano K, et al: Gut. 2022; 71(8): 1488-514.
2) Sami SS, et al: Am J Gastroenterol. 2021; 116(8): 1620-31.
3) Iijima K, et al: J Gastroenterol Hepatol. 2014; 29(5): 898-905.
4) Iijima K, et al: J Gastroenterol. 2015; 50(8): 853-61.
5) Asanuma K, et al: World J Gastroenterol. 2016; 22(5): 1800-10.
6) Usui G, et al: J Gastroenterol. 2020; 55(2): 189-97.
7) Ferrer-Torres D, et al: Gastroenterology. 2019; 156(5): 1404-15.
8) 日本消化器病学会，編：胃食道逆流症(GERD)診療ガイドライン2021. 改訂第3版. 南江堂, 2021.
9) 日本食道学会，編：食道癌診療ガイドライン2022年版. 第5版. 金原出版, 2022.
10) Ishimura N, et al: Esophagus. 2019; 16(1): 71-6.
11) Fukuda S, et al: DEN Open. 2024; 4(1): e329.
12) Sharma P, et al: Gastroenterology. 2006; 131(5): 1392-9.
13) Jankowski JAZ, et al: Lancet. 2018; 392(10145): 400-8.
14) Clermont M, et al: Dig Dis Sci. 2018; 63(8): 2122-8.
15) Matsuhashi N, et al: J Gastroenterol Hepatol. 2017; 32(2): 409-14.
16) Norita K, et al: Dig Endosc. 2021; 33(7): 1085-92.
17) Fukuda S, et al: Dig Endosc. 2022; 34(4): 757-65.

執筆：飯島克則

1. 好酸球性食道炎の病態

1 はじめに

好酸球性食道炎（eosinophilic esophagitis；EoE）は，食物や吸入抗原に対するTh2型免疫応答に基づく慢性アレルギー反応が主な病態である。炎症相と線維狭窄相にわけられ，遺伝的要因，環境因子，食道バリア機能破綻，炎症細胞，様々なサイトカインなどが関与する。

2 定義

EoEは，食物や吸入抗原によるTh2型の免疫応答を介した慢性アレルギー疾患である。診断基準は，①嚥下困難や食物つまり感といった食道症状，②生検で食道上皮内に好酸球浸潤を高視野に15個以上認める，③二次性食道好酸球浸潤をきたす疾患の除外である[1, 2]。欧米に多い疾患であるが，わが国でも近年増加傾向にある。特に，わが国では健診などで偶然見つかる無症候性EoE（asymptomatic EoE；aEoE）が存在し，全体の約20％を占める[3]。本項では，EoEの病態について述べる。

3 病態

1 遺伝的要因

家族歴を有する双生児を対象としたEoEの発症リスクを検討した欧米の研究では，約20％に遺伝的要因の関与が認められた。ゲノムワイド関連解析（GWAS）では，*TSLP*, *CAPN14*, *STAT-6*などがEoEの関連遺伝子と報告されている[4, 5]。しかしながら，わが国のEoE患者における関連遺伝子の報告はない。

バレット粘膜とEoEの関連
筆者らは，内視鏡で観察されるバレット粘膜とEoEとの関連について検討したところ，負の相関が存在することを明らかにした[6]。免疫応答の違いに加えて，何らかの環境因子が関与する可能性が高いと思われる。

2 環境因子

様々な因子が疫学的に証明されている。早期イベントとして帝王切開，人工乳による哺育，新生児期入院（抗菌薬使用），*Helicobacter pylori*未感染などである。これらの因子は腸内細菌叢に変化をきたし，アレルギー疾患発症に関与する[4, 5]。

3 アレルゲン

食物抗原や吸入抗原が挙げられる。牛乳，小麦，大豆，卵，ナッツ類，魚介類の6種除去食によるEoE寛解と食物再導入による再発から食物抗原はEoEの病態に大きく関与する[7]。最近，動物乳の1種除去食が6種除去食と同様の治療効果を示したことが証明された[8]。欧米の患者では，EoEの食物抗原として動物乳が最も重要かもしれない。

吸入抗原の関与は①EoEの増悪に季節性があり，花粉飛散の時期と関連を認めること，②スギやダニによるアレルギー性鼻炎に対する舌下免疫療法によりEoEが発症する症例の存在や，舌下免疫薬の吐き出しによるEoEの寛解が得られたこと[9]で説明できる。後者は，吸入抗原が食道管腔側より侵入することを示している。

一方，EoEにおける抗原の同定は容易ではない。一般臨床ではIgE-RAST検査がアレルゲン同定のために行われているが，EoEに併存するアレルギー疾患の関与も大きく，解釈は困難である。

多項目IgE-RASTデータのクラスター解析

筆者らはEoE患者の多項目IgE-RASTデータについてクラスター解析を行い，3つに分類されることを見出した。クラスター3（屋内外抗原と植物性および動物性食物抗原陽性）の患者では，嚥下困難症状やリング所見が有意に多いことが判明した[10]。

4 バリア機構の破綻

抗原の侵入は，食道上皮バリア機構低下による。Calpain14発現増加はデスモグレイン-1を抑制することによりIL-13によるバリア機能低下を誘導する[5]。またIL-13刺激はフィラグリン発現を低下させ，上皮透過性を亢進することが報告されている[11]。これらはいずれも1kDa以下の小さな分子の侵入に関わる。

一方，EoE患者の活動期食道粘膜内にダニ抗原が認められることが報告されており[12]，20～40kdaの分子がどのように侵入するかは明らかでない。Tobeyらは逆流性食道炎患者において上皮細胞間隙が開大し10kDa以上の分子の透過性が亢進することを報告しており[13]，胃酸の逆流によるバリア機構破綻の関与も示唆される。これは実際EoE患者では病変が下部食道に多いことや酸分泌抑制薬が約60％の症例に対して効果を示すこと[1, 2]からも裏付けされる。

5 病期

EoEの病態は様々な研究により詳細に解明されつつあり，主に炎症相と線維狭窄相の2つにわけられる[4, 5, 7]。食物由来や吸入抗原曝露により樹状細胞が抗原を認識すると，Th2免疫応答が誘導される。IL-33を介した2型自然リンパ球や好塩基球，上皮細胞から分泌されるTSLPも関与する。Th2細胞からIL-4，IL-5，IL-13が分泌され上皮細胞からのeotaxin-3産生を誘導し，好酸球を局所に遊走させる。浸潤好酸球からmajor basic protein（MBP），eosinophil derived neurotoxin（EDN），eosinophil cationic protein（ECP）などが放出され炎症が惹起されるとともに，前述のような上皮バリア機構の破綻も生じる（炎症相）。制御性T細胞，肥満細胞，好酸球により局所でTGF-β1が産生され，ペリオスチンなどによりリモデリングと粘膜下層の線維化が起こり，最終的に食道狭窄

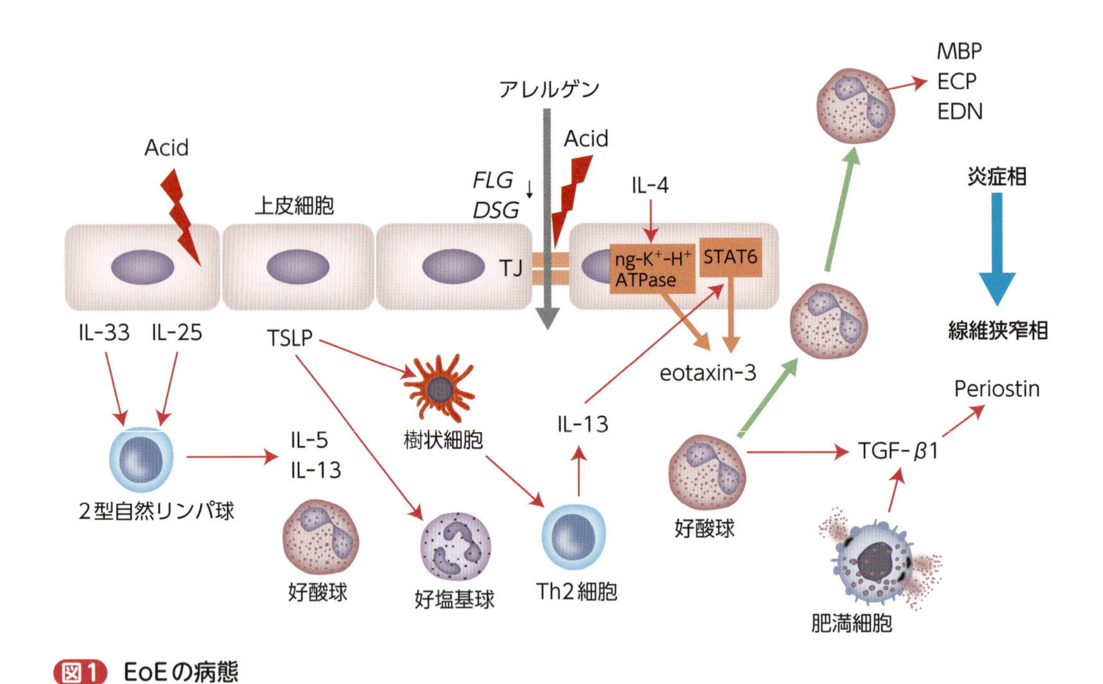

図1 EoEの病態

（文献14より改変）

を呈する（線維狭窄相）[4, 5, 7]。**図1**にEoEの病態をまとめた[14]。

6 無症候性好酸球性食道炎（aEoE）の病態 ——肥満細胞の関与

国際的なEoE定義では，食道症状を認めないことから，aEOEは無症候性食道好酸球浸潤（asymptomatic esophageal eosinophilia；aEE）とされる。しかしながら，aEE 18例とEoE 43例の臨床背景を比較したところ，症状以外の年齢，性別，アレルギー歴，内視鏡所見，組織学所見などに有意差は認められなかった。好酸球浸潤に関連するMBP，EDN，eotaxin-3を免疫染色したところ陽性細胞数や沈着スコアは差を認めず，免疫制御に関わるIgG4沈着も有意差を認めなかった。以上より，aEEとEoEはほぼ同様な病態と考えられた[15]。したがって，“aEoE”と呼称してよい。さらに症状の有無の病態について検討したところ，肥満細胞トリプターゼ，PAR-2陽性細胞，VPAC-1陽性細胞数がaEoEに比較してEoEで有意に高いことから[16]，症状の有無に肥満細胞が関与する可能性が示唆された。感染性腸炎後過敏性腸症候群における肥満細胞の役割について，細菌感染により食事由来抗原に対する局所免疫応答，特異的IgE・肥満細胞活性化が起こり，再曝露の際に肥満細胞が脱顆粒を起こして侵害受容体ニューロンを刺激，腹痛を惹起させるという結果を報告している[17]。

EoE病態において好酸球と肥満細胞のどちらがメインに関わるかは議論の多いところである[5]。好酸球が病態のメインであることの根拠として，①診断に必須であること，②*CCL26*が最も発現の高い遺伝子のひとつであること，③胃食道逆流症（gastroesophageal reflux disease；GERD）との鑑別に好酸球の脱顆粒が重要であること，④EoEにおいて70％以上の好酸球が脱顆粒していること，⑤食道リモデリングと好酸球数が相関すること，⑥治療による食道上皮内好酸球数の正常化が挙げられている。

一方，肥満細胞に関しては，①EoE患者の食道組織では肥満細胞数の増加や活性化を認めること，②平滑筋肥厚と肥満細胞やTGF-β1発現が相関すること，③IL-5抗体で好酸球とともに肥満細胞が減少すること，④mast cell stabilizerが食道好酸球数に影響を与えずに症状を改善させること，⑤食道好酸球数が減少しても肥満細胞浸潤が残存し症状が持続する難治症例が存在することなどが根拠として挙げられる[5)]。今後，詳細な検討が求められる。

7 基底細胞過形成（BZH）

炎症粘膜において基底細胞過形成（basal zone hyperplasia；BZH）と好酸球・肥満細胞が相関すること，病勢評価にBZHが追記されていること，治療によりBZHが改善することなどから，EoE病態へのBZHの関与が注目されている。特にIL-5抗体により好酸球浸潤は改善したにもかかわらず症状が持続する症例においてBZHが継続してみられたことから，難治例における治療標的になりうることが判明している[18)]。

4 おわりに

EoEの病態についてまとめた。好酸球性胃腸炎に比較して病態は詳細に解明されつつあり，治療標的候補も判明しつつある。特に抗IL-4Rα抗体であるデュピルマブはEoEの症状や組織所見がプラセボに比較して有意に改善したこと[19)]から，2022年に米国食品医薬品局（Food and Drug Administration；FDA）承認を得ているが，わが国では適応にはなっていない。

文献

1） 厚生労働省好酸球性消化管疾患研究班，編：幼児・成人好酸球性消化管疾患診療ガイドライン．2020.
2） Dellon ES, et al：Gastroenterology. 2018；155(4)：1022-33.e10.
3） Fujiwara Y：J Gastroenterol. 2020；55(9)：833-45.
4） O'Shea KM, et al：Gastroenterology. 2018；154(2)：333-45.
5） Chehade M, et al：J Allergy Clin Immunol. 2023；152(6)：1382-93.
6） Takashima S, et al：Esophagus. 2019；16(2)：168-73.
7） Gonsalves N, et al：Gastroenterology. 2012；142(7)：1451-9.
8） Kliewer KL, et al：Lancet Gastroenterol Hepatol. 2023；8(5)：408-21.
9） Fujiwara Y, et al：Clin J Gastroenterol. 2021；14(6)：1607-11.
10） Nakata A, et al：J Gastroenterol. 2021；56(5)：422-33.
11） Wu L, et al：Am J Physiol Gastrointest Liver Physiol. 2018；315(3)：G341-50.
12） Ravi A, et al：Gastroenterology. 2019；157(1)：255-6.
13） Tobey NA, et al：Am J Gastroenterol. 2004；99(1)：13-22.

14) 藤原靖弘：日内会誌. 2021；110(12)：2631-6.
15) Kitamura H, et al：J Clin Biochem Nutr. 2021；68(3)：246-52.
16) Kanamori A, et al：Esophagus. 2023；20(2)：333-41.
17) Aguilera-Lizarraga J, et al：Nature. 2021；590(7844)：151-6.
18) Khokhar D, et al：Clin Exp Allergy. 2022；52(10)：1142-56.
19) Dellon ES, et al：N Engl J Med. 2022；387(25)：2317-30.

執筆：藤原靖弘

2. 好酸球性食道炎の治療（現状および将来の治療）

1 治療目標と評価方法

好酸球性食道炎（eosinophilic esophagitis；EoE）の治療目標は，症状の改善によるQOLの向上と好酸球性炎症に伴う内視鏡像および組織所見の寛解であり，長期的には治療に伴う不利益を最小限にとどめ，線維性食道狭窄などの合併症を予防することである[1)]。症状発現から診断までの期間が長いほど，食道狭窄のリスクが増加することが示されており[2)]，適切な治療介入を行うことが重要である。

ここは押さえておきたい
無症候性の食道好酸球浸潤例に対する治療介入の必要性については十分なコンセンサスが得られていないが，経過中に症状が出現する例もあるため，経過観察は必要である。

治療評価項目には，症状と内視鏡所見，組織学的所見が挙げられるが，治療効果に関して明確な基準は定められていない。組織学的所見では，高倍率視野（high power field；HPF）当たりの好酸球数が15個未満で「治療効果あり」と判定することが多いが，治験などでは，より厳密に6個以下/HPFとする基準が用いられることもある[3)]。治療効果判定を行う期間についても，明確な基準は定められていないが，症状の改善と内視鏡・組織所見の改善とは一致しないこともあり，治療効果判定には内視鏡による生検を行うことが望ましい。しかし，頻回の内視鏡による評価は患者の負担が大きくなるため，治療効果判定に有効な侵襲の少ないバイオマーカーの確立が求められている。

2 標準治療

EoEの治療は薬物療法，食事療法，内視鏡的拡張術の３本の柱からなる[3, 4)]。2020年にわが国で作成された『幼児・成人好酸球性消化管疾患診療ガイドライン』で示されているEoEの治療のフローチャート（**図1**）および各治療法の特徴（**表1**）を示す[1)]。

ここで差がつく
好酸球性胃腸炎の約２割で，食道にも好酸球浸潤を呈する。この場合，EoEに対する治療のみを行っても胃腸炎による症状や障害は改善しないことがあるため，治療前に好酸球性胃腸炎の鑑別は重要である。

注意すべき点
わが国では現在，EoEに対して保険適用のある薬剤はない。

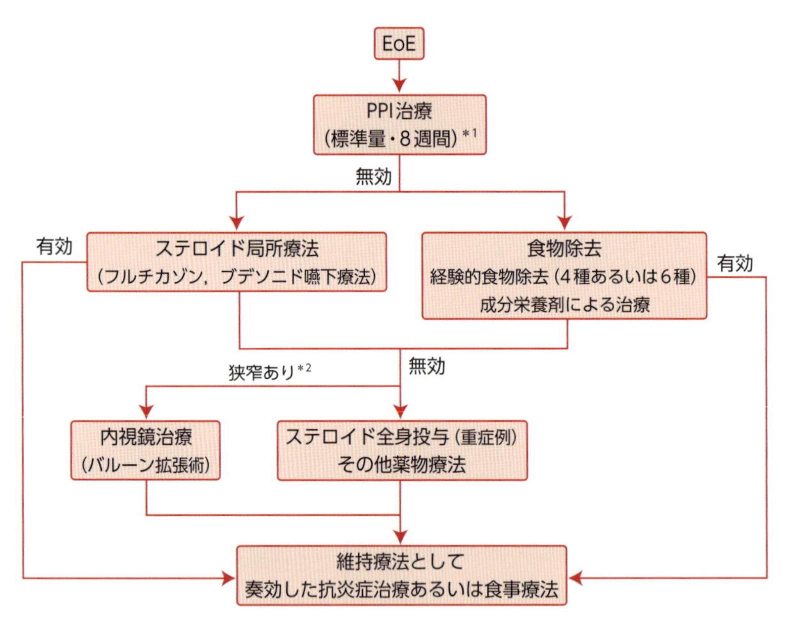

図1 EoEの治療ステップ

＊1：PPIの用量・用法・投与期間は確立していない

＊2：狭窄症例では内視鏡治療が第一選択となることもある

(文献1より改変)

表1 主な治療法の特徴と成績

治療法	投与法	有効性	特徴・注意点
酸分泌抑制薬(PPI, P-CAB)	標準量 1日1回	5〜7割で組織学的寛解	・低価格 ・忍容性が高い ・長期投与でも比較的安全
局所ステロイド薬(嚥下治療)	フルチカゾン：800μg/日 1日2回 ブデソニド：1〜2mg/日 1日2回	6〜9割で組織学的寛解	・気管支喘息用の薬剤を使用(専用の剤形なし) ・口腔・食道カンジダに注意
成分栄養食	アミノ酸製剤：年齢や体型に応じた量	約9割で組織学的寛解	・高価格 ・忍容性が低く，維持は困難
抗原除去食(6種・4種・2種)	牛乳，小麦，卵，大豆，ナッツ類，魚介類を除去	6種抗原除去食で約7割の組織学的寛解	・除去の食品が多ければ，有効性が上がるが，忍容性は低下 ・長期間の維持は困難

1 薬物療法

①酸分泌抑制薬

プロトンポンプ阻害薬(proton pump inhibitor；PPI)が第一選択薬として用いられる。PPIの治療効果に関するメタ解析では，50.5%に組織学的改善を認め，60.8%に症状の改善を認めた[5]。わが国の報告では組織学的改善は7割程度と，海外の成績よりも良好である[6]。これは，わが国の症例の大半が軽症例であることが要因と考えられる。欧米では倍量が用いられるが，わが国では標準量が用いられることが多い。通常，2〜3カ月程度治療後に内視鏡検査，組織生検を行う[3]。カリウムイオン競合型アシッドブロッカー

(potassium-competitive acid blocker；P-CAB)であるボノプラザンはPPIと同等以上の効果があることが報告されており，初期治療あるいは，PPI投与で効果不十分な際に用いられる[6, 7]。

PPIの作用機序として，酸分泌抑制によって食道内への酸逆流を抑制し食道バリア機能を改善させることでEoEの病態改善に寄与していると考えられている。また，基礎的検討ではSTAT(signal transducer and activator of transcription)-6シグナルを介したeotaxin-3産生抑制や上皮に存在するnon-gastric proton pump(ngH^{+}/K^{+}ATPase)阻害によるeotaxin-3産生抑制などの機序など，免疫調節作用の関与も想定されている[8, 9]。

②局所作用ステロイド薬

PPI不応例やPPIによる治療中に再燃した症例では，局所ステロイド療法が選択される。ステロイドは強力な抗炎症作用を持ち，局所における好酸球性炎症を改善させる。剤形によって差はあるが，6～9割の組織学的改善効果が示されており，メタ解析において，プラセボに比して12.5倍〔95％信頼区間(CI)：6.0～25.9〕と著明な組織学的改善効果が証明されている[10)]。

投与方法は，気管支喘息で用いられるフルチカゾン(800μg/日・分2)やブデソニド(1～2mg/日・分2)を口腔内に噴霧し，唾液とともに嚥下する[1)]。嚥下後は，30～60分間は飲食を禁止する。口腔・食道カンジダ予防のため，嚥下後にうがいをすることも重要である。消化管から吸収される量はわずかであり，全身投与に比して副作用も少なく有効性が高いことも示されている。欧州医薬品庁でブデソニド口腔崩壊錠がEoEに対して承認されているが[11)]，わが国では未承認である。

考え方を整理すると
PPI，P-CABを第一選択薬として用い，効果不十分であれば増量する。不応例では局所作用ステロイド薬を使用する。

③その他

酸分泌抑制薬や局所作用ステロイド薬が奏効しない場合あるいは入院加療を要する重症例での治療選択肢として全身性ステロイドが挙げられるが，治療効果に関する十分な検討がなく副作用の観点から使用は推奨されていない[3)]。その他，抗アレルギー薬であるクロモグリク酸ナトリウムやロイコトリエン受容体拮抗薬(モンテルカスト)が用いられるが，有効性に関する検証は十分に行われておらず，効果は限定的と考えられている[12)]。

回避事項
全身性ステロイドは治療効果に関する十分な検討がなく，副作用の観点からも使用しないことが推奨されている。

2 食事療法

EoEの病態には食物抗原の関与が大きいと考えられており，食事療法は有効な治療法である。成分栄養食では，約9割の組織学的改善を示すことが示されているが，コストや忍容性の問題から，原因となる可能性の高い食品を除去する経験的食物除去治療が行われることが多い[13)]。実際に6種類の食品(牛乳，小麦，卵，大豆，ナッツ類，魚介類)を除去すると約7割で有効であることが示されている。しかし，原因抗原の同定まで日数がかかり，評価に頻回の内視鏡検査，生検を要するため，患者のQOLを考慮して，4種類（牛乳，小麦，卵，大豆）あるいは2種類（牛乳，小麦）の抗原除去食療法も行われている。

一方，特異的IgE抗体価や皮膚プリックテストの結果に基づいた食事療法の治療効果は上記に比して低いため，推奨されていない[3]。抗原除去食治療を行って症状および食道好酸球浸潤の改善がみられた場合，1種類ずつ食品を再開して，症状や組織所見によって原因抗原の同定を試みる。原因食物が同定できた場合は，以後，原因食物の除去を継続する。食物除去療法を厳密に行う際には，専門施設において長期間の入院が必要であり，退院後に食事療法を継続することも困難なため，成人例が大半であるわが国では治療選択となることは少ない。

迷ったときは…
薬物治療抵抗例や小児例では食事療法を考慮する。厳密な抗原除去食療法には長期の入院管理が必要であり，施行にあたっては専門施設へのコンサルトが望ましい。

3 内視鏡的拡張術

慢性的な好酸球性炎症によって線維性狭窄をきたすと，通過障害や食物嵌頓（food impaction）を繰り返すなど，著しくQOLが低下する。このような症例では，内視鏡を用いたバルーン拡張術の適応となる。

内視鏡的拡張術に関するメタ解析では穿孔を生じたのは0.38％と低いことが報告されており[14]，比較的安全性の高い処置と考えられるが，治療経験の多い専門施設での対応が望ましい。また，拡張術後は，再狭窄を防ぐために適切な治療を行う必要がある。

3 維持治療

EoEは治療中断によって高率に再発をきたすことから，維持治療として奏効した薬物療法あるいは食事療法を継続することが一般的である。PPIの有効例において，減量または維持療法で1年以上の経過観察を行った症例では7～8割の寛解維持が得られたことが示されている[15]。また，PPIの代謝に関与するCYP2C19のrapid metabolizerでは，有意に経過中のPPIの反応性低下が認められたが，再燃例にPPIの増量投与を行うと9割で改善がみられ，PPIは長期にわたり有効性が維持されたことが示されている。局所作用ステロイド薬による維持療法においても，数年程度の観察期間では組織学的寛解が3～8割程度で得られることが示されているが，減量すると寛解維持効果は減弱する。

局所作用ステロイド薬は長期投与によっても全身投与ステロイドのような重篤な合併症を生じるリスクは低く，安全性も高いと考えられるが，長期使用の場合は，副腎機能低下や耐糖能異常の出現に注意が必要である。わが国では，食物嵌頓や狭窄などの合併症のない軽症例が多く，薬物治療で寛解が得られた症例では，薬剤を徐々に減量，中止を行うことも多い[16]。無治療で経過観察する場合，再燃の評価として症状のみでは不十分であり，定期的な

私ならこうする
PPI有効例で狭窄などの合併症がない場合は，徐々に減量して中止も考慮する。無治療で再燃がない場合でも病状把握のため，年1回程度の内視鏡検査での評価が望ましい。

上部消化管内視鏡検査および生検による評価を行う必要がある。

4 将来の治療

1 抗体製剤

近年，喘息やアトピー性皮膚炎などのアレルギー疾患において，抗体製剤による治療が臨床応用されている。これらの疾患では，抗原に対するTh2型の免疫応答や自然リンパ球2型(ILC2)の関与が病態として重要であり，炎症部位においてIL-4，IL-5，IL-13などのTh2型サイトカインの発現が亢進している。EoEにおいても同様にIL-13をはじめとするTh2型サイトカインの発現亢進が認められており，これらをターゲットとする抗体製剤の治験が進められている。

これまでの検討で，抗IL-5抗体(メポリズマブ，reslizumab)や抗IL-5受容体α抗体(ベンラリズマブ)では，食道好酸球浸潤の有意な改善がみられたが，症状の改善については有意な改善を認めなかった[17]。一方，IL-4とIL-13のシグナル伝達を阻害するデュピルマブのEoEに対する第Ⅲ相試験にて，プラセボ投与群に比して有意な症状および組織学的改善効果が認められた[18]。この臨床結果から2022年に米国食品医薬品局(Food and Drug Administration；FDA)により初めてEoE治療薬として承認された(わが国では未承認)。現在も複数の抗体製剤による治験が計画・進行中である。わが国では，欧米に比して軽症例が多いため，使用頻度は低いと思われるが，難治例，標準治療抵抗例における治療選択肢として期待される。実際に，他のアレルギー疾患に対して用いた抗体製剤がEoEの病態を改善させたとの報告もある。

「難しさ」のその先
EoEに対する複数の抗体製剤の治験が進められており，今後，難治例に対する治療選択肢となることが期待される。

2 個別化医療

EoEの第一選択薬である酸分泌抑制薬(PPI，P-CAB)の治療効果は5～7割であるが，PPIの治療効果を予測する因子については十分に明らかになっていない。これまで，食道生検組織におけるmicroRNAの発現状況やPPIの代謝に関与する*CYP2C19*17*および*STAT6*バリアント(rs324011)がPPIの治療効果に関連するとの報告があり[19, 20]，さらに検証が進めば，治療効果予測因子となる可能性がある。また，EoEの内視鏡像，組織所見，炎症部位の遺伝子発現パターンから3つのタイプにわけられることが示されており[21]，治療方針の決定にもつながる可能性がある。今後，EoE患者の年齢や病態に合わせた最適な治療の選択が行われることによって，医療の質の向上や医療費の削減に寄与することが期待される。

文献

1) 厚生労働省好酸球性消化管疾患研究班，編：幼児・成人好酸球性消化管疾患診療ガイドライン. 2020.

2) Schoepfer AM, et al: Gastroenterology. 2013; 145(6): 1230-6.

3) Dhar A, et al: Gut. 2022; 71(8): 1459-87.

4) Lucendo AJ, et al: United European Gastroenterol J. 2017; 5(3): 335-58.

5) Lucendo AJ, et al: Clin Gastroenterol Hepatol. 2016; 14(1): 13-22.

6) Okimoto E, et al: Digestion. 2021; 102(1): 33-40.

7) Kuzumoto T, et al: Esophagus. 2021; 18(2): 372-9.

8) Odiase E, et al: Gastroenterology. 2021; 160(6): 2072-88.

9) Zhang X, et al: PLoS One. 2012; 7(11): e50037.

10) de Heer J, et al: Digestion. 2021; 102(3): 377-85.

11) Walgraeve S, et al: Acta Gastroenterol Belg. 2023; 86(3): 437-48.

12) Rank MA, et al: Ann Allergy Asthma Immunol. 2020; 124(5): 424-40.

13) Visaggi P, et al: Best Pract Res Clin Gastroenterol. 2023; 62-3: 101825.

14) Moawad FJ, et al: Aliment Pharmacol Ther. 2017; 46(2): 96-105.

15) Molina-Infante J, et al: Am J Gastroenterol. 2015; 110(11): 1567-75.

16) 藤原靖弘，他：日消誌. 2022; 119(10): 929-36.

17) Pitlick MM, et al: World Allergy Organ J. 2022; 15(8): 100676.

18) Dellon ES, et al: N Engl J Med. 2022; 387(25): 2317-30.

19) Cañas JA, et al: J Pediatr Gastroenterol Nutr. 2020; 71(6): 755-63.

20) Mougey EB, et al: J Pediatr Gastroenterol Nutr. 2019; 69(5): 581-7.

21) Shoda T, et al: Lancet Gastroenterol Hepatol. 2018; 3(7): 477-88.

執筆：石村典久

1. 食道アカラシアの病態

1 食道アカラシアの概要

食道アカラシアは，下部食道括約筋（lower esophageal sphincter；LES）の弛緩不全と食道体部の蠕動の消失により，食道から胃への通過障害を引き起こす運動機能障害である。近年のhigh-resolution manometry（HRM）やper-oral endoscopic myotomy（POEM）といった診断・治療技術の進歩により，より精度の高い診断と高い症状改善効果が得られる。一方で症状，身体所見や内視鏡所見に高頻度にみられ，かつ特異的なものはなく，疑わしい症例を積極的かつ早期に専門施設に紹介することが望ましい。

ここは押さえておきたい
つかえ症状があるが内視鏡で食道癌などの器質的疾患が否定的な場合にはアカラシアの可能性を疑い，さらに食道胃接合部の伸展不良などの所見を認めた場合には，積極的に専門施設に紹介することが望ましい。

2 食道アカラシアの疫学

新規発症は1年当たり10万人に1人程度と言われているが，診断技術の向上に伴い2，3倍高い可能性がある[1, 2]。有病率は1万人に1人程度と言われ，明らかな性差や年齢差の報告はない[1]。なお，日本での新規発症率は10万人中0.81〜1.37人と報告されており，欧米からの報告と同等である[3]。年齢や性別による発症/有病率の違いはないと考えられている。

3 食道アカラシアのメカニズム

健常者の平滑筋領域は，迷走神経と固有神経叢を介して興奮系と抑制系の両方によって支配される。抑制系神経系による弛緩時間が下部食道ほど長くなり，この弛緩時間の部位ごとの差異により上部から連続する蠕動が生み出される。アカラシア患者では，遠位食道やLESの筋層間神経叢が失われ，抑制系神経が進行性に障害され興奮系優位となる。それによりLES弛緩不全，遠位食道の同期性収縮等の異常収縮や縦走筋収縮による食道短縮が誘発される。進行すると興奮系神経系も障害され，体部は無蠕動となる。病因として自己免疫性の病態，遺伝的背景，ウイルス感染，好酸球浸潤等の関連が疑われるが，発病や進行の詳細なメカニズムは不明である[1]。

4 症状

90％以上の患者に嚥下困難・つかえ感（dysphagia），75％に胸やけ，45％に逆流症状（regurgitation），20％に胸痛といった胃食道逆流症（gastroesophageal reflux disease；GERD）様の症状を呈し，30％に咳・喘息症状，慢性的な誤嚥や咽頭痛・嗄声等の咽頭・呼吸器症状も伴う[1]。アカラシアに特異的な症状はなく，症状だけで積極的に診断することは困難である。また，症状の重症度はアカラシアなどの運動障害の有無よりも，過警戒や不安などの精神的気質に影響を受けると言われている[4]。

5 診断

つかえ感を認める場合，悪性腫瘍などの器質的疾患の除外が必要である。その上でHRM，内視鏡，透視検査等の検査所見から総合的に判断する。どれか1つの検査だけに依存すると，見逃しや誤診につながりうる。

1 上部消化管内視鏡（esophagogastroduodenoscopy；EGD）

嚥下困難・つかえ感の症状を認めた患者にまず行うべき検査である。必要なら生検で好酸球性食道炎を除外し（時に生検でしか診断つかない場合もある）[5]，びらん性逆流性食道炎（reflux esophagitis；RE）や食道内から噴門部にかけての器質的疾患（悪性腫瘍や瘢痕狭窄など）の精査を行う。アカラシアの古典的な内視鏡所見として，拡張や残渣貯留（**図1A**），異常収縮像，反転観察時の巻き込み像などがあるが，長期罹患の進行例を除くと，これらの所見の感度や検査者間一致率は高くない。比較的早期と考えられる症例に認められる所見として下記が報告されている（**図1**）。

①esophageal rosette（**図1B**）：深吸気時の下部食道観察で，柵状血管の全体像を確認できず，また狭窄部に集簇する放射状のひだを認める[6]

②gingko leaf sign（**図1C**）：esophageal rosette陰性の非拡張アカラシア症例において，深吸気時に柵状血管の下端の観察ができず，食道胃接合部の縦断像において，食道内腔側からではなく外側より凸な形状を示す

③pinstripe pattern（**図1D**）：60％のアカラシア患者で，食道内を縦走するスジの所見が陽性であった[7]

上記①～③の所見は大学病院での単施設後ろ向き症例対照研究によるものであり，実臨床における診断精度は不明である。典型的な症状とこれらの所見を認めた場合は，HRMや透視検査を検討するのが望ましい。

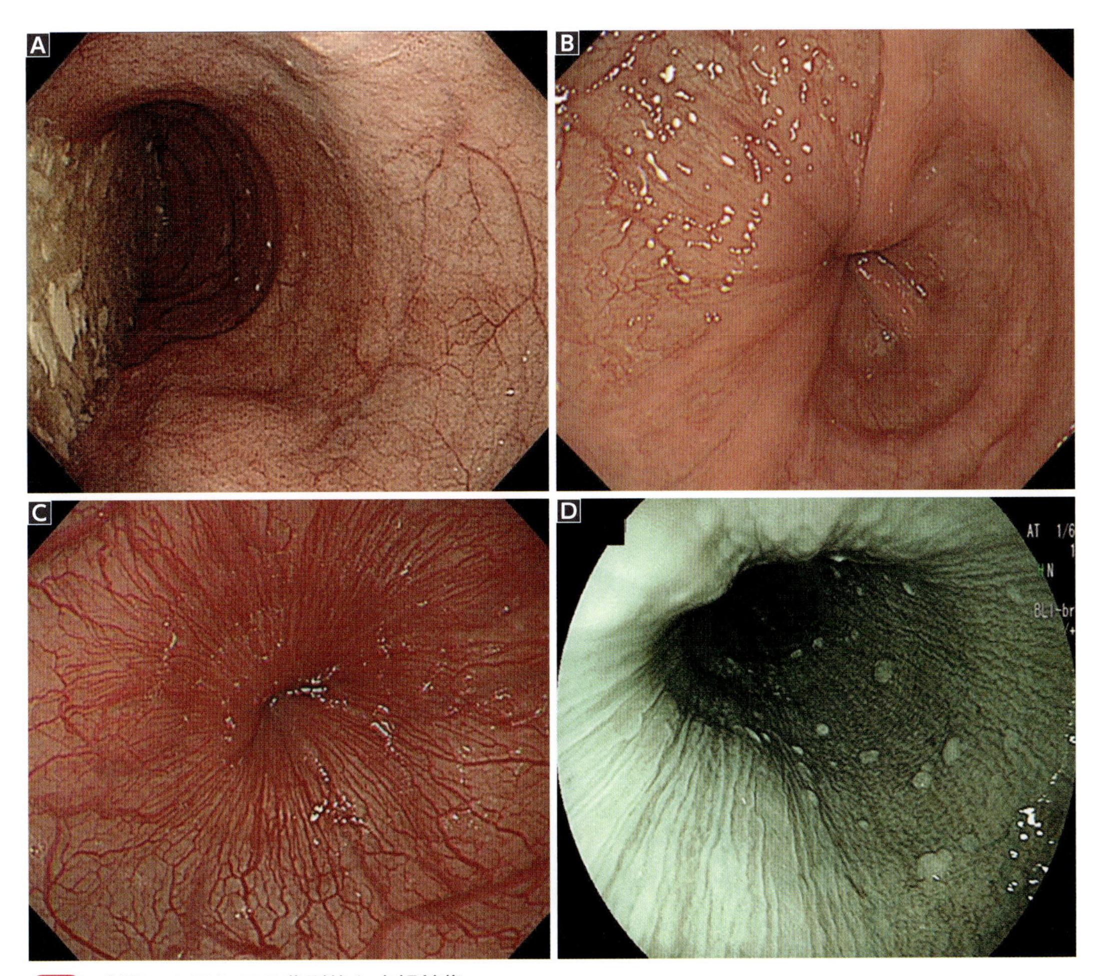

図1 食道アカラシアの典型的な内視鏡像
A：拡張した食道内に残渣を認める
B：esophageal rosette
C：gingko leaf sign
D：pinstripe pattern

2 食道造影検査（図2）[8)]

狭窄を示唆するbird's beak signの有無や食道形態評価を行う。バリウム嚥下から1，2，5分後に食道内バリウム柱の高さを評価するtimed barium esophagogram（TBE）も診断に非常に有用である。1分後に5cm，5分後に2cm以上を認めた場合は，他疾患との鑑別に有用である[9)]。液体バリウムだと通常の食事と性状が大きく異なり，さらに食道の拡張能の評価が困難なため，おにぎりにバリウム粉末をつけた“Onigiri esophagography”が報告され，診断に有用な可能性がある。

3 高解像度食道内圧検査（HRM）（図3）[10)]

現在アカラシア診断のgold standardであり，病態の本質であるLES弛緩不全を直接的に評価できる。内視鏡や標準のGERD治療で軽快しない嚥下困難・つかえ感を有する

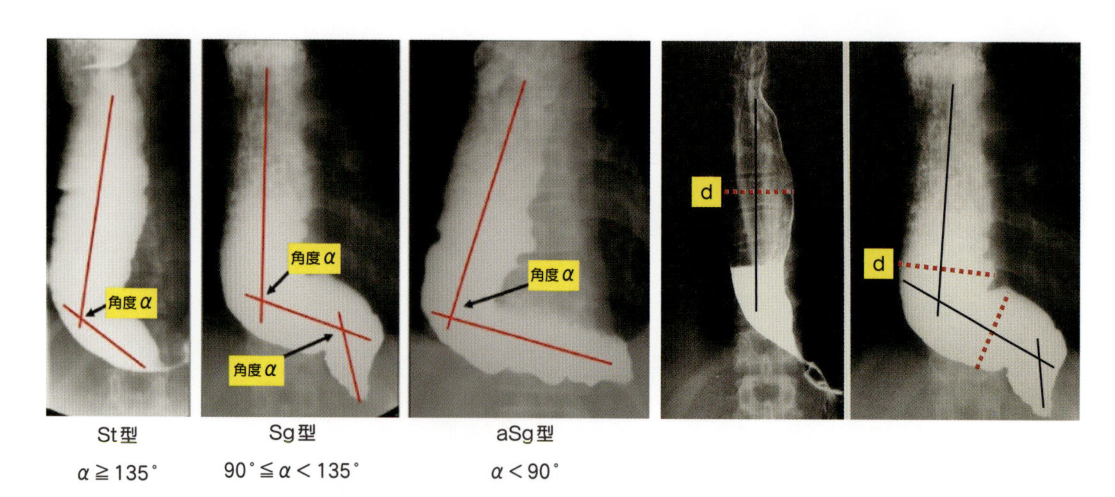

図2 食道アカラシアの透視画像による分類

食道形態を食道体部軸と下部食道軸の角度（α），拡張度を食道最大径（d）を用いて下記のように分類する
［形態］直線型（St）：α≧135°，シグモイド型（Sg）：90°≦α＜135°，進行シグモイド型（aSg）：α＜90°
［拡張度］Ⅰ度：d＜3.5cm，Ⅱ度：3.5cm≦d＜6.0cm，Ⅲ度：d≧6.0cm

〔文献8，図版（p9）図4・5より転載〕

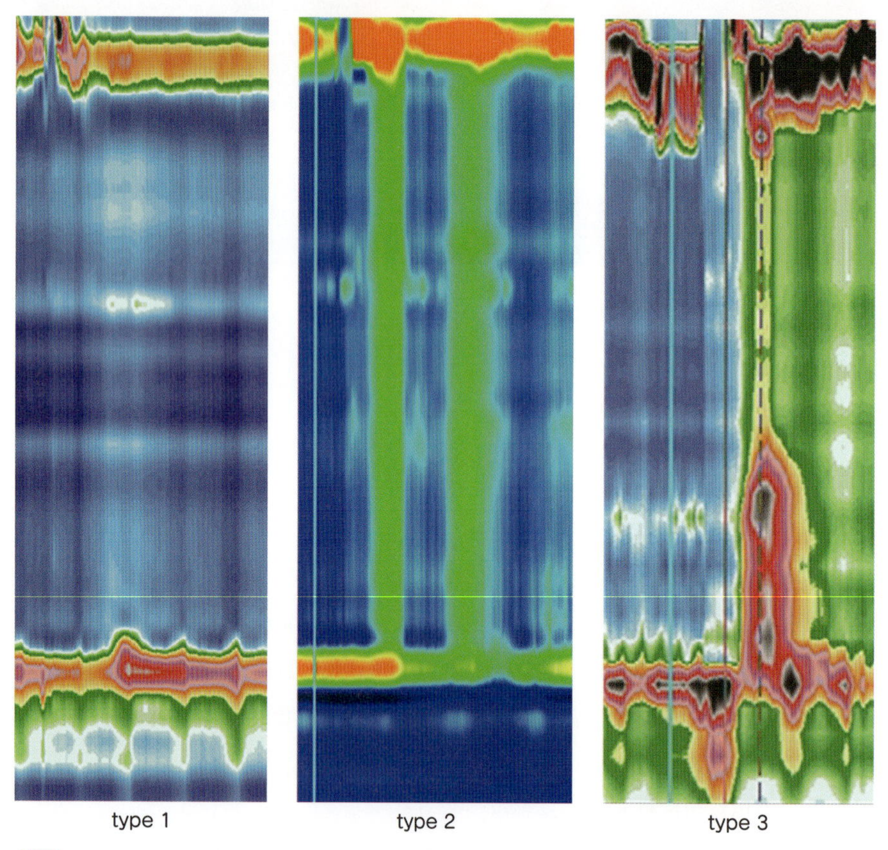

図3 HRMによる食道アカラシアの分類（シカゴ分類ver4.0）

100% failed peristalsisもしくはspasmと，LESの弛緩不全があることは共通しているが，HRMでの食道体部の圧パターンから下記のように分類する
type 1：食道体部内に圧上昇なし，type 2：20%以上にpanesophageal pressurization（30mmHg以上），type 3：20%以上に遠位食道spasm

患者には積極的に検討すべきである。嚥下後の食道胃接合部の圧低下を反映するintegrated relaxation pressure（IRP）が基準値を超えること，100％正常蠕動が認められないことが診断基準となる。なおIRPの基準範囲は絶対的な基準ではないこと，カテーテルにより基準値が大きく異なることに注意する。200mLの水を連続嚥下するrapid drink challengeで食道内圧上昇を認めた場合，アカラシアの診断や治療効果測定に有用であり，補助的な診断手段となりうる。

6 治療

アカラシア病態の本質であるLES弛緩不全と体部壁運動異常を回復させる方法はない。そのため，アカラシアの治療はLES圧を低下させ，重力により液体，固形物が食道内から胃内に少しでも多く通過できるようにすることに主眼が置かれている。

1 経口内視鏡的筋層切開術（POEM）

2016年4月から保険適用になった。検査で認めた異常収縮の5cm口側に粘膜切開でエントリーを作成し，LESを超えて2～2.5cm胃側まで筋層切開を行う。病態的にはtype 3アカラシアが最も良い適応だが，すべてのtypeのアカラシア症例に有効性が高く，また前治療無効症例に対しても効果がある。POEMはバルーン拡張術と比較して2年間の奏効率が非常に高く（92％ vs. 54％），一方でREの合併率は有意に高い（41％ vs. 7％）[11]。Heller筋層切開術と比較して，2年間の奏効率に関しては非劣性であり，RE合併率はPOEM症例のほうが高かった（57％ vs. 20％）[12]。なお，これらは欧米のデータであり，日本での重症RE合併率は低い傾向がある。長期的な予後（症状や長期間のGERD合併に伴う食道腺癌の合併など）に関するデータは，現時点でない。

2 バルーン拡張術

比較的容易に施行しうる治療法であるが，数％に穿孔リスクがあり，また5～10年以上の長期的に再治療を要する症例が1/3以上に認められる。治療効果が高いのは，40～45歳以上，女性，アカラシアtype 2である。これらに当てはまらない症例もしくは再発例は，他の治療を検討すべきである。

3 腹腔鏡下筋層切開術＋噴門形成術（Heller-Dor手術）

POEMが確立するまでは，最も有効性が高い治療法であった。現在は腹腔鏡アプローチでの筋層切開術がメインであり，筋層切開の長さに制限があり（最大10cm），type 3アカラシアの治療ではPOEMが積極的に選択される。奏効率はPOEMとほぼ同等であるが，REの合併率が低いこと，長期的予後の報告が多いこと，シグモイド型の進行症例ではPOEMの手技に難渋する場合があることから，経験が多い施設では選択肢になるだろう。

4 その他の治療法

LES圧低下作用のあるカルシウムチャネル拮抗薬，亜硝酸薬が使用されることがあるが，いずれも保険適用はなく，特にニフェジピン舌下投与は急激な血圧低下リスクのため禁忌である。ボツリヌストキシン局注療法は，ボツリヌス毒素をLES部に局注する治療で，処置が容易で安全性も高いが，効果の持続時間は6カ月程度と短く，またわが国での保険適用はない。

治療方針決定時に注意すべき点
アカラシアと診断されても，有意な症状やバリウム透視などで客観的な通過障害所見がなければ，POEMなどの不可逆的かつ侵襲的治療は避けるべきである。

7 予後

POEMの発達により，アカラシアの症状コントロールは長期的に改善するだろう。しかし，アカラシアは食道癌との関連が指摘される。また，特にPOEM後の症例ではGERDを合併しやすく，Barrett粘膜からの腺癌発がんリスク上昇が危惧される。アカラシア患者10万人中，年間312.4人に扁平上皮癌，21.23人に腺癌合併と報告されている[13]。いずれのがんもアカラシア発症後から時間経過して生じると考えられ，長期的な内視鏡経過観察が必要であるが，内視鏡の頻度や必要期間に関して定まったものはない。

文献

1) Pandolfino JE, et al : JAMA. 2015 ; 313(18) : 1841-52.
2) Samo S, et al : Clin Gastroenterol Hepatol. 2017 ; 15(3) : 366-73.
3) Sato H, et al : J Gastroenterol. 2019 ; 54(7) : 621-7.
4) Carlson DA, et al : Am J Gastroenterol. 2020 ; 115(3) : 367-75.
5) Oude Nijhuis RAB, et al : Am J Gastroenterol. 2021 ; 116(4) : 816-20.
6) Iwakiri K, et al : J Gastroenterol. 2010 ; 45(4) : 422-5.
7) Minami H, et al : PLoS One. 2015 ; 10(2) : e0101833.
8) 日本食道学会，編：食道アカラシア取扱い規約．第4版．金原出版，2012.
9) Blonski W, et al : Am J Gastroenterol. 2018 ; 113(2) : 196-203.
10) Yadlapati R, et al : Neurogastroenterol Motil. 2021 ; 33(1) : e14058.
11) Ponds FA, et al : JAMA. 2019 ; 322(2) : 134-44.
12) Werner YB, et al : N Engl J Med. 2019 ; 381(23) : 2219-29.
13) Tustumi F, et al : Dis Esophagus. 2017 ; 30(10) : 1-8.

執筆：星川吉正，岩切勝彦

2. 食道アカラシアの薬物治療，バルーン拡張術

1 はじめに

食道アカラシアの治療は，下部食道括約筋（lower esophageal sphincter；LES）圧を低下させ，重力により液体，固形物が食道内から胃内に少しでも多く通過できるようにすることに主眼が置かれている。治療法としては薬物療法，経口内視鏡的筋層切開術（per-oral endoscopic myotomy；POEM），外科的筋層切開術，バルーン拡張術がある。現在，有効率の高さからPOEMまたは外科的筋層切開術が食道アカラシア治療のファーストラインである。バルーン拡張術は40歳未満の若年者では有効率が低く全体的な有効率は75％程度であるが，POEMや手術に対する耐術能が低い患者に対して考慮される。

本項では，薬物療法とバルーン拡張術について述べる。

2 薬物療法

LES圧低下作用のある薬剤としてカルシウム拮抗薬（ニフェジピン）や硝酸薬（硝酸イソソルビド，ニトログリセリン），ホスホジエステラーゼ5阻害薬（シルデナフィル）などがある。現在保険適用があるのはニトロペン®舌下錠の「アカラシアの一時的緩解」のみである。薬物療法は他の治療法と比べて効果が乏しく，頭痛や低血圧などの副作用がみられることもあり，薬物療法のみで満足する症状の改善効果は期待しにくい。

3 バルーン拡張術

1 バルーン拡張術の方法

Rigiflex™ Achalasia Balloon Dilator（30mm径）が最も頻用されている。拡張圧，拡張時間，1コースの拡張回数は施設間で異なっている。拡張圧に関しては，海外では7～15psi（pounds per square inch）による高圧での拡張が多く，拡張時間は15～60秒である[1)]。拡張は1コースで終了とする施設もあるが，拡張後症状の改善が得られない場合には，バルーンのサイズを35mm，40mmと増大し行う施設，拡張後の症状改善とは関

係なく1～3週後に35mmバルーンにより再拡張を行う施設もある[2)]。繰り返すバルーン拡張術は癒着をまねき，バルーン拡張術無効例に対して行われる外科的治療の妨げになる可能性があるため，当施設ではバルーン拡張術は最大でも2コースまでとしている。

当施設では，ノッチの消失と患者の疼痛を目安にゆっくり2～3psiより開始し，3分間の拡張を行う（**図1**）。その後，1分間の休息後，2回目の拡張を3～4psiにて3分間，さらに1分間の休憩後，3回目は3～5psiで3分間の拡張を行い，これを1コースとしている。ほとんどの症例で最大加圧は5psi以下である。前投薬としては，ペンタゾシン（7.5mg，静注），ヒドロキシジン（12.5mg，静注）を使用しているが，拡張療法時はこれらの薬剤を使用しても疼痛を訴えることが多い。説明書では，加圧できる最大の圧は20psiとなっているが，高圧での拡張は強い疼痛の原因となるだけでなく，穿孔の危険性が高くなる。バルーン拡張術で重要なことはバルーンの切れ込みを消失させることであるが，ほとんどの患者は初回時の3psi前後の圧の拡張にてバルーンの切れ込みを消失させることができるため，当科では多くの症例で3～5psiという低圧でバルーン拡張術を行っている。低圧でも高圧でのバルーン拡張術の海外成績と同様な効果が得られており，低圧でゆっくり加圧することで穿孔などの合併症のリスクも抑えて安全に施行可能であると考えている。

私ならこうする
3～5psiという低圧でゆっくり加圧することで，穿孔などの合併症リスクを抑えて安全に施行することが可能である。

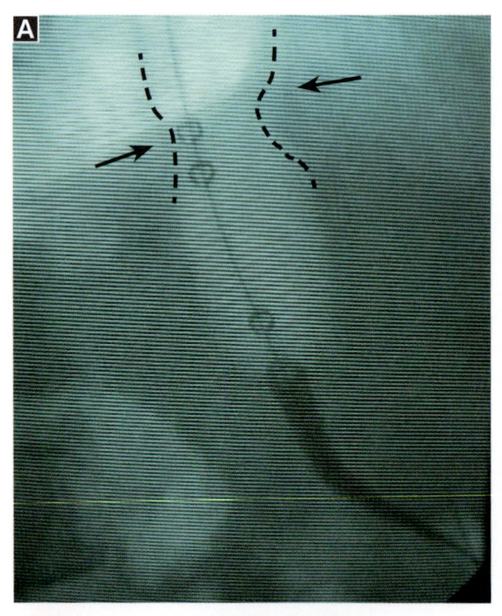

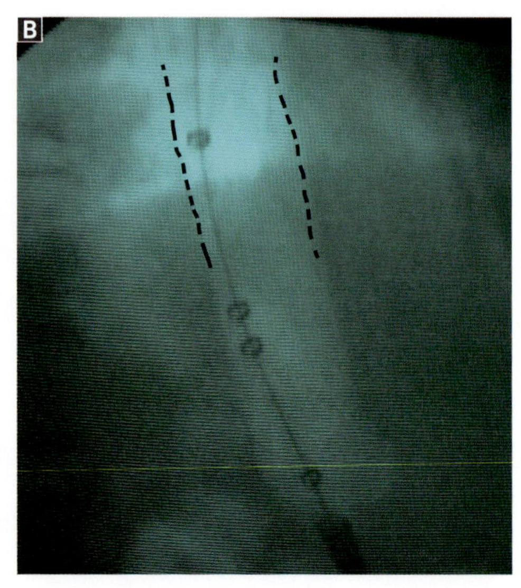

図1 バルーン拡張術の透視像
A：拡張開始時。バルーン中央にノッチがみられる（矢印，破線部）
B：拡張終了時。ノッチは消失している（破線部）

2 バルーン拡張術の成績

欧米での24論文，計1,144人の拡張術の成績（平均追跡期間37カ月）をまとめたレビューでは，30mmバルーンによる拡張の治療成功率は74％，35mmバルーンでの成績が86%，40mmバルーンでの成績が90%であり良好な成績を得ている[1)]。当科における30mmバルーンを使用した91人のバルーン拡張術の有効率（拡張後に「つかえ感」，「口腔内逆流」がほとんど消失し，その状態が6カ月以上持続した場合）は73.6%であり，欧米の報告と同様である。

バルーン拡張術の成績と腹腔鏡下手術の成績を比較した前向きランダム化比較試験（randomized controlled trial；RCT）として，1年間の追跡期間において腹腔鏡下手術の有効率が96%，バルーン拡張術が77%とする報告，また6年間の追跡期間において腹腔鏡下手術の有効率が92%，バルーン拡張術が65%とする報告があり，腹腔鏡下手術の成績がバルーン拡張術よりも優れているとする報告があるが，2011年に発表された食道アカラシア患者のバルーン拡張術と腹腔鏡下手術の効果を比較したRCT（平均追跡期間43カ月）では，バルーン拡張術の有効率（1年後90%，2年後86%）は腹腔鏡下手術の成績（1年後93%，2年後90%）とは違いがないとする結果であった[2)]。また5年以上の長期成績を検討したメタ解析では，バルーン拡張術の5年後寛解率61.9%，10年後寛解率47.9%に対し，腹腔鏡下手術ではそれぞれ76.1%，79.6%であり腹腔鏡下手術のほうが寛解率は高いと報告されているが，当科の成績では初回バルーン拡張術有効例67例中，6カ月以上経過した後に追加治療（手術or拡張術）を要した症例は9例（初回治療から追加治療までの期間中央値は22カ月）で，累積寛解率は83.6%である。5年以上経過した症例で再発例はなく，長期寛解が維持されている。

3 バルーン拡張術有効の予測因子

海外の成績において，若年者の有効率は高齢者に比べ低いとする報告，若年男性の有効率が低く女性の有効率が高いとする報告，また「つかえ感」を有する期間が長い患者ほど拡張術の有効率が良好であるとする報告がある。

筆者らの検討では，拡張術有効に関与する因子を多変量解析にて検討した結果，拡張術有効に関連する唯一の因子は年齢であり，40歳以上の患者では拡張術が有効である可能性が高かった[3)]。当科で治療を行った食道アカラシア患者91例の年齢別のバルーン拡張術の成績を**図2**に示す。30歳未満ではバルーン拡張術の有効例（0/6例）はなく，30～39歳で53%（8/15例），40歳以上で84%（59/70例）であり，40歳以上での食道アカラシア患者のバルーン拡張術の成績は良好であった。この結果から40歳未満，特に30歳未満の食道アカラシア患者に対してはバルーン拡張術の適応は低いと考える。

また，高解像度食道内圧検査による食道運動障害の分類であるシカゴ分類による食道アカラシアのサブタイプ別の治療成績に差があることが報告されており，海外の文献では一般にtype 2が拡張術の成績が最も良いという報告がある[4)]。

私ならこうする
40歳未満，特に30歳未満の食道アカラシア患者に対しては，バルーン拡張術の適応は低いと考える。

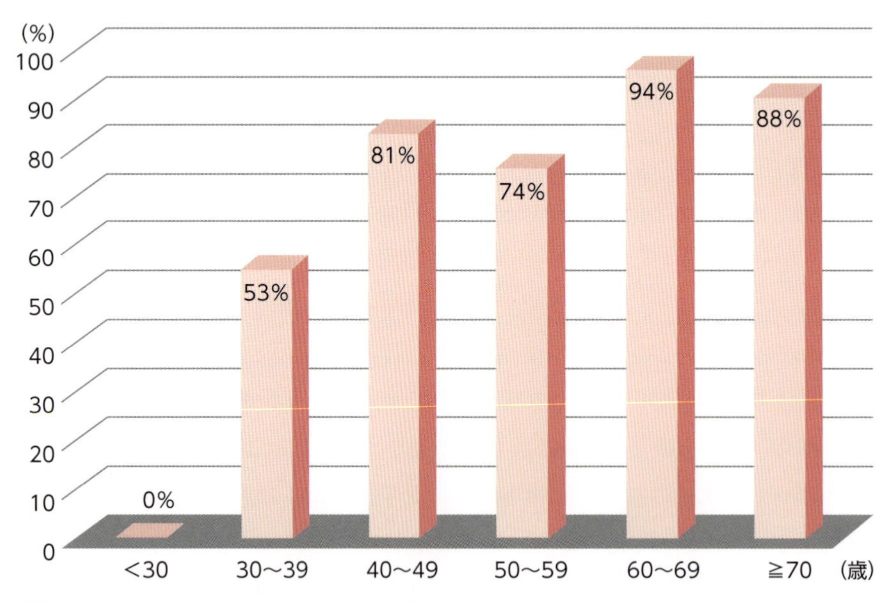

図2 食道アカラシア患者に対する年齢別のバルーン拡張術の有効率
40歳未満の有効率は低く，30歳未満の有効例はない。40歳以上の有効率は80%以上で良好な成績である

4 バルーン拡張術の合併症

拡張術の最も重大な副作用は食道穿孔であるが，海外での報告による発生率は0.5～3.0%である。当科で穿孔した症例は2～3psi程度の低圧で拡張した症例であり，低圧の拡張でも完全に穿孔を防ぐことは困難であることから，施行時には十分なinformed consentが必要であると考える。

その他の拡張術の合併症として逆流性食道炎がある。拡張後の逆流性食道炎の存在は，食道胃接合部の通過障害が改善した結果でもある。海外の報告では逆流性食道炎の合併率は19%[2]，筆者らの報告では9.8%[3]であるが，ほとんどは軽症逆流性食道炎であり，プロトンポンプ阻害薬(proton pump inhibitor；PPI)により治療可能である。

文献

1) Richter JE, et al：Gut. 2011；60(6)：869-76.
2) Boeckxstaens GE, et al：N Engl J Med. 2011；364(19)：1807-16.
3) Tanaka Y, et al：J Gastroenterol. 2010；45(2)：153-8.
4) Rohof WO, et al：Gastroenterology. 2013；144(4)：718-25.

執筆：川見典之，岩切勝彦

3. 食道アカラシアに対する経口内視鏡的筋層切開術（POEM）

1 はじめに

経口内視鏡的筋層切開術（per-oral endoscopic myotomy；POEM）は食道アカラシア（以下，アカラシア）に対する標準治療である[1,2]。2008年に井上らによって報告されて以降，15年が経過し，国内では6,500例以上のPOEMが無事に施行されてきた。

本項では，POEMの概要について解説をする。

2 経口内視鏡的筋層切開術（POEM）の適応

POEMの適応は，アカラシアおよび，その類縁疾患とされている。前治療歴や病型は問わない。全身麻酔が可能であれば，高齢者に対しても安全に施行できるが，術後のせん妄による誤嚥性肺炎など，高齢者特有の偶発症を発症することがあるため，注意が必要である[3]。

3 POEMの術前検査

症状よりアカラシアが疑われる場合には，上部消化管内視鏡検査，食道X線造影検査，食道内圧検査，胸腹部CT検査を行う。これらの検査でアカラシアと診断されPOEMを施行する場合は，全身麻酔を安全に行うことができるか評価を行う。

4 POEMの手技

1 麻酔法・体位・CO_2送気

POEMは気管内挿管のもと，全身麻酔下で行う。術前のCTの情報を反映できるように，体位は仰臥位とし，内視鏡からの送気は必ずCO_2を使用する。空気送気でPOEMを行うことは禁忌である[2]。

2 筋層切開の長さ・方向

筋層切開の始点を決めるために，上部消化管内視鏡検査，食道X線造影検査，食道内圧検査で得られた情報をもとに，症状の原因となっている責任部位を同定する。食道体部の責任部位の口側から胃側2cmまで，食道の長軸方向に連続した筋層切開を行う（**図1**）。

食道体部の長い筋層切開（10cm以上）は，POEM後の重症逆流性食道炎の原因となるため，シカゴ分類type 1，type 2のアカラシアについては，食道体部の筋層切開長は必要最低限にとどめる。シカゴ分類type 3のアカラシアについては，症状の原因となりう

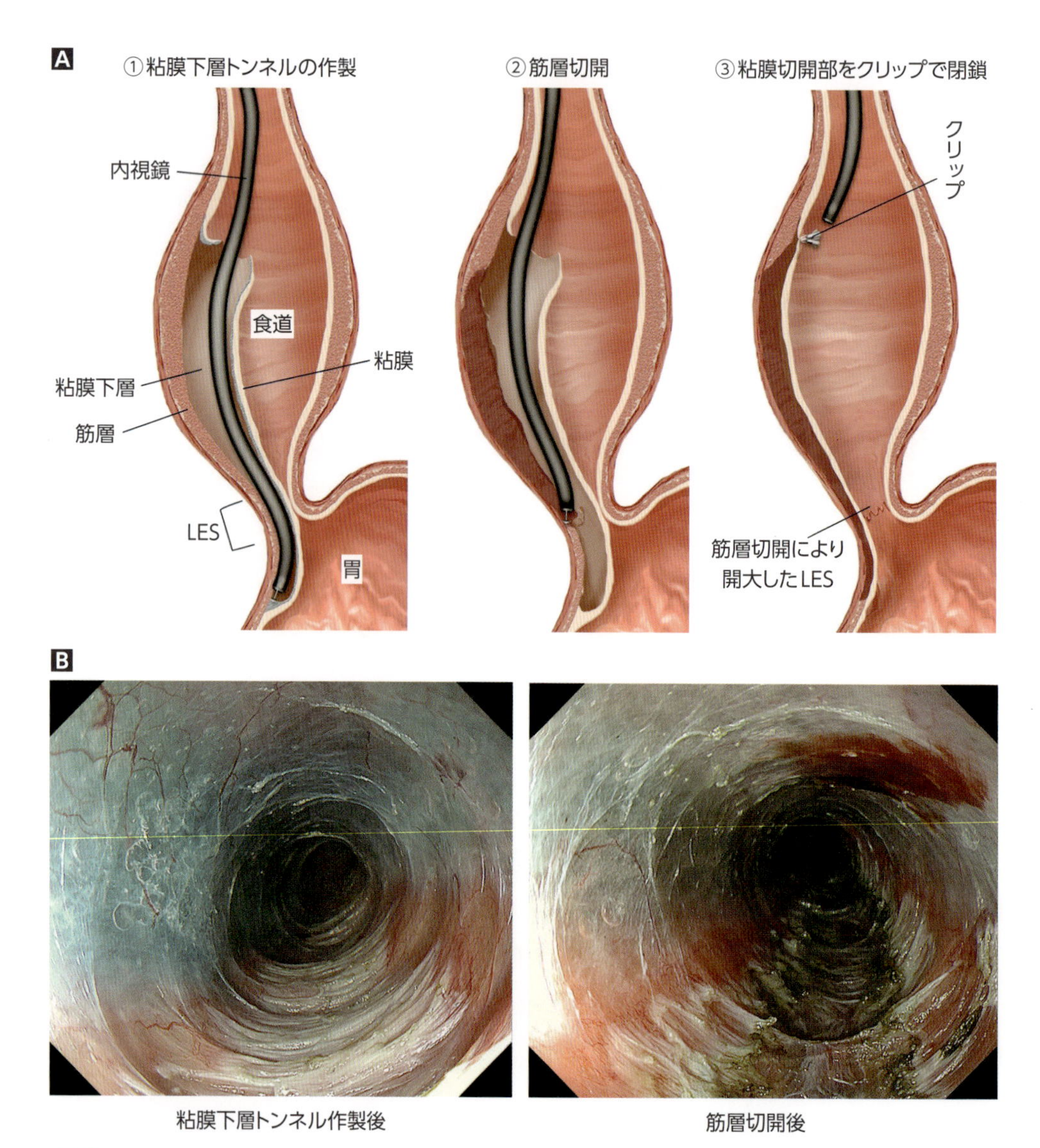

図1 POEMの手順と実例
A：POEM
B：POEM（食道側の操作）

る食道体部の異常収縮の口側から胃側まで長い筋層切開を行う(**表1**)。

筋層切開の方向については，POEM後の憩室を予防するために，解剖学的に裏打ちのある前壁(1～2時)もしくは後壁(4～5時)で行うことが望ましい。またこれらの方向で筋層切開を行うと，後に述べる斜走筋の温存もでき，POEM後の胃食道逆流症(gastroesophageal reflux disease；GERD)を軽減することが可能となる。

表1 病型に応じた筋層切開の選択

病型	筋層切開の範囲
シカゴ分類 type 1	胸部下部食道～胃側(2cm)
シカゴ分類 type 2	胸部下部・中部食道～胃側(2cm)
シカゴ分類 type 3	胸部中部食道～胃側(2cm)

3 下部食道括約部(LES)の完全切開の確認方法

Heller筋層切開術では，下部食道括約部(lower esophageal sphincter；LES)を確実に切開するために，食道体部から胃側(2cm)まで筋層切開を行うことで，その治療効果を担保してきた。Heller筋層切開術とPOEMは同じコンセプトの治療法であるため，POEMにおいても胃側(2cm)まで筋層切開を行う。ただし，POEMは粘膜下層トンネル内で手技を行うため，胃側の操作を行っているかどうかについては，Heller筋層切開術に比べると認識しづらい場合もある。そのため，ダブルスコープ法により，胃側の操作を確認する(**図2**)[2, 4, 5]。

ダブルスコープ法とは，メインスコープとは別に，セカンドスコープ(経鼻内視鏡)を胃内に挿入し，胃側までの操作をリアルタイムで確認する方法である。POEMの操作が胃側まで到達していれば，粘膜下層トンネルの終点にあるメインスコープからの透過光を胃内で確認することができる。逆に胃側に到達していなければ，胃内で透過光は確認できない。通常は，筋層切開を行う直前，つまり「粘膜下層トンネルを終点(胃側)まで作製した」と思われるタイミングでダブルスコープ法を行う。胃側まで操作が進んでいることの確認に加え，胃内に挿入したスコープの径を基準として，胃側の筋層切開長の調整や，後述する斜走筋の温存ができる方向(小弯側)に粘膜下層トンネルを作製できているかについても確認ができる。ダブルスコープ法のデメリットは施行時の粘膜損傷であるが，メインスコープ，セカンドスコープともに経鼻内視鏡を使用することで粘膜損傷を防ぐことができる。

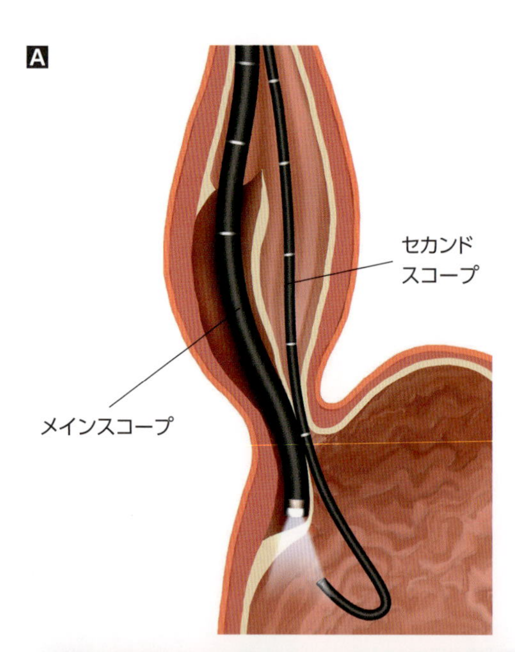

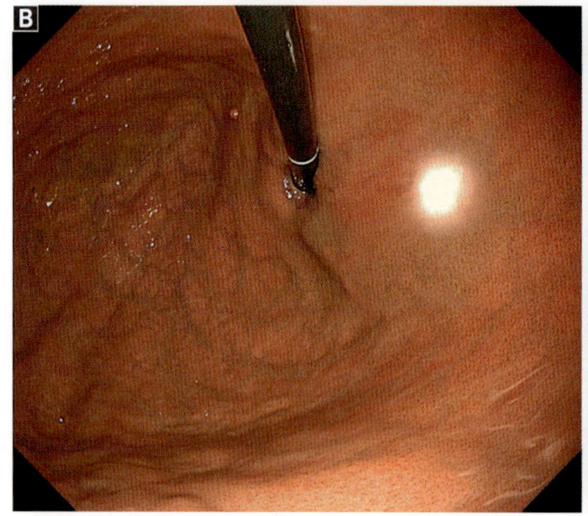

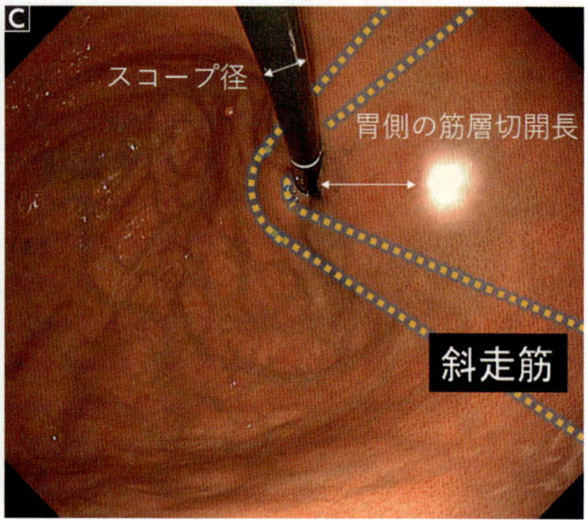

図2 ダブルスコープ法

5 術後の経過観察

周術期管理

Akintoyeらの報告（メタ解析）によると，POEMに関連した主な偶発症は，粘膜損傷4.8%，粘膜穿孔0.2%，出血（大出血）0.2%，気胸1.2%，胸水貯留1.2%とされている[6]。術後早期の粘膜穿孔は，消化管内腔と，縦隔もしくは腹腔とが交通し，縦隔炎，腹膜炎の状態となるため，注意が必要である。当院では，POEM後1～2日目に内視鏡検査を行い，粘膜損傷，クリップの脱落，後出血の有無について確認を行っている。内視鏡検査で問題がないことが確認された後に食道X線造影検査を行い，胃内への造影剤の流れに改善がみられるか客観的な評価を行っている。

6 術後のフォローアップ

POEM後6カ月内に術後初回の検査を行い，以後は1年ごとに，問診および上部消化管内視鏡検査を行う。問診では，客観的な評価を行うため，Eckardtスコア，Fスケール，GERD-Q，QOLスコアなどを用いる。上部消化管内視鏡検査では，筋層切開の効果が維持されているかどうか（特にLES部），術後の逆流性食道炎の程度などについて評価を行う。またアカラシアは食道癌の危険因子であるため，POEM後も食道癌の発生には注意が必要である。

7 治療成績

国内で最もエビデンスレベルの高い報告は，2020年に報告された多施設共同前向き研究である[7]。それによると，手技の成功率は100％，POEM後の3カ月目，1年目の奏効率（Eckardtスコアが3以下に低下）はそれぞれ97.1％，97.4％とされている。また現在，POEMが開発されて10年以上が経過するが，長期においても同様の治療効果が維持されることが臨床上確認されている。

8 POEM後の胃食道逆流症（GERD）

アカラシアは，LESの機能異常が原因であるため，筋層切開によるLESの完全切開が，現状の医療においては最も効果が高く，また恒久性のある治療法となる。しかし本来，LESは胃から食道への逆流防止の役割を担っているため，これを完全切開（破壊）するということは，同時に術後の逆流の発生を意味する。Heller-Dor手術では，噴門形成の追加により術後の逆流の予防に努めたが，POEMでは通常，噴門形成の追加は行わないため，この議論はPOEMが開発された当初から行われてきた。

国内多施設前向き研究によると，POEM後に，びらん性食道炎（ロサンゼルス分類Grade A以上）を54.2％に認めたが，そのほとんどは軽度なものにとどまり，高度のびらん性食道炎（ロサンゼルス分類Grade C以上）は5.6％であった[7]。症候性GERDが14.7％に発症したが，いずれも酸分泌抑制薬の投与で対応が可能であった。POEM後のGERDに対して酸分泌抑制薬を継続的に内服している患者は全体の21.1％であった。その他の報告でも，POEM後には一定の割合で酸分泌抑制薬の投与が必要となる症例もあるが，外科的な噴門形成が必要になるほどのGERDはきわめて稀である。

9 斜走筋の温存について

斜走筋の温存がPOEM後のGERDの軽減に寄与するのではないかという報告が散見されるようになり，近年は，斜走筋を温存したPOEM（**図3**）が行われるようになってきた[8]。前壁切開（1～2時方向）の場合は，胃側まで真っ直ぐな粘膜下層トンネルを作製すると，おのずと斜走筋は温存されるが，後壁切開（4～5時）の場合は，胃側に近づくにつれ，斜走筋を切開する方向（大彎側）に誘導されやすいため，粘膜下層トンネルの軸を4～5時に保つことが重要である。

POEMを行う上での重要なポイント

1）病型に応じた食道体部の筋層切開長の選択，2）ダブルスコープ法による胃側の筋層切開の確認，3）斜走筋の温存による術後のGERDの軽減

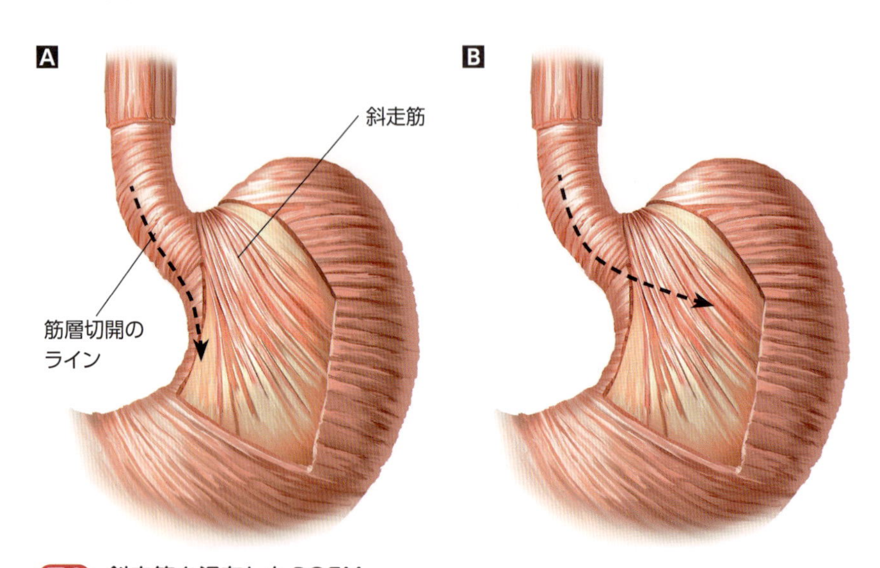

図3 斜走筋を温存したPOEM
A：斜走筋を温存するPOEM
B：斜走筋を温存しないPOEM

他の治療法との比較

POEM以外の主な治療法として，バルーン拡張術，Heller-Dor手術がある。Heller-Dor手術とPOEMについては，その後の多施設共同ランダム化比較試験で，奏効率（Eckardtスコアが3以下に低下）が2年目まで同等であることが示された（Heller-Dor手術：81.7%，POEM：83%）[9]。そのため現在は，内視鏡で，外科手術と同じ筋層切開術を行うことができるPOEMに移行されつつある。

また，バルーン拡張術とPOEMについては，多施設共同ランダム化比較試験で，術後2年目の奏効率（Eckardtスコアが3以下に低下し，重篤な偶発症や再治療の必要がないと定義）はPOEMのほうが優れていることが示された（バルーン拡張術：54%，POEM：92%）[10]。しかしながら，すべての医療機関でPOEMを実施することはできないため，アカラシアの症状が切迫している場合には，内視鏡的バルーン拡張術を先行して行う。

ただし，バルーン径が30mm以上の拡張術は，症例によっては治療後の瘢痕化をまねき，その後のPOEMを行うことが難しくなることがあるため，バルーン径は15mm前後のものにとどめたい。

文献

1） Inoue H, et al：Endoscopy. 2010；42(4)：265-71.
2） Inoue H, et al：Dig Endosc. 2018；30(5)：563-79.
3） Okada H, et al：Esophagus. 2022；19(2)：324-31.
4） Baldaque-Silva F, et al：Gastrointest Endosc. 2014；79(4)：544-5.
5） Inoue H, et al：Esophagus. 2020；17(1)：3-10.
6） Akintoye E, et al：Endoscopy. 2016；48(12)：1059-68.
7） Shiwaku H, et al：Gastrointest Endosc. 2020；91(5)：1037-44.e2.
8） Shiwaku H, et al：Surg Endosc. 2022；36(6)：4255-64.
9） Werner YB, et al：N Engl J Med. 2019；381(23)：2219-29.
10）Ponds FA, et al：JAMA. 2019；322(2)：134-44.

執筆：塩飽洋生，塩飽晃生，塩川桂一，長谷川　傑

4. 食道アカラシアの外科治療

1 食道アカラシアに対する外科治療の歴史

1 はじめに

食道アカラシアは，食道体部の蠕動欠如や下部食道括約筋の弛緩不全からつかえ感や胸痛などをきたす代表的な一次性食道運動機能不全疾患である。人口10万人当たりおおよそ1〜2人の罹患頻度と稀な疾患であるがゆえ，病態や発生機序はいまだ不明点が多い。

食道アカラシアに対する治療は根本治療ではなくQOL改善が目的であり，現在有効性が証明されわが国で施行可能な治療法は，内視鏡的バルーン拡張術やper-oral endoscopic myotomy（POEM）などの内視鏡的治療もしくは手術療法となる[1]。最近では手術療法の長期成績が報告され，高い奏効率や安全性が証明されている[2]。POEMに関しては前項で解説されているため，本項では手術療法について述べる。

2 食道アカラシア外科治療の変遷

①開胸・開腹手術から鏡視下手術へ

食道アカラシア患者に対する食道クリアランス向上を目的として1914年にHellerにより左開胸での下部食道における前後壁2箇所の筋層切開が提唱され[3]，その後の改良により現在行われている前壁のみのlong myotomyが定着した。当初は開胸アプローチであったが，手技の煩雑さや術後の創部痛などを考慮し，開腹アプローチによる筋層切開が行われるようになり，1991年のShimiら[4]による報告以来，腹腔鏡下手術が主流となった。

②腹腔鏡下食道筋層切開術のみから噴門形成術付加へ

経腹的アプローチの利点は，胃側まで十分な筋層切開が可能な点にあるが，その反面，術後胃食道逆流症（gastroesophageal reflux disease；GERD）が高率に発生するため，胃食道逆流防止を目的とした噴門形成術が必要となる。2012年に発表された米国内視鏡外科学会（Society of American Gastrointestinal and Endoscopic Surgeons；SAGES）のガイドライン[5]では，筋層切開に逆流防止術を追加することは強く推奨しているものの，具体的な術式に関する言及までは避けており，術後つかえ感の遷延や再燃を危惧して全周性のNissen法は避けるべきであるとしている。一方，非全周性のToupet法はDor法に比べ逆流防止効果は高いものの，胃側の筋層切開が不十分な場合に憩室を生じることが報告されており，粘膜露出部をwrapで確実に被覆できるDor法が選択される機会が多い。

ここは押さえておきたい
噴門形成術としてDor法を取り入れている施設が大半と思われるが，決してToupet法を否定するものではない。Dor法ではきたさない憩室発症や遅発性食道穿孔は危惧されるものの，より強い逆流防止効果や後方型のwrappingによる下部食道の直線化が期待されることなどの利点も考えられる。実際，筆者らはこれまでにToupet法を12例に対して行ったが，術後憩室発症の経験はない。

2 腹腔鏡下Heller-Dor手術（laparoscopic Heller-Dor method；LHD）

1 手術適応

前述した通り，本病態に対する外科治療の目的は症状改善にあるため，食道アカラシアに起因する症状と患者の希望があれば，耐術能がある限りすべて手術適応である。ここで注意すべきは，食道アカラシアに類似した症状を呈する食道癌や二次性アカラシアを完全に除外することである。よって筆者らは，全例において上部消化管内視鏡検査による評価を欠かすことなく術前に実施している。

2 術前処置

アカラシア患者の多くは唾液・食物が食道内に残存するため，手術前日より絶食管理とする（飲水のみ可とし，必要に応じて補液を行う）。さらに手術直前には覚醒下に胃管を食道内に挿入し，麻酔導入時に誤嚥をきたさないよう可能な限り食道内容を吸引する。

安全に手術を行うために
筆者らは初期の症例で麻酔導入時に誤嚥から成人型呼吸窮迫症候群（adult respiratory distress syndrome；ARDS）をきたし，手術中止を余儀なくされた症例を経験している。以後，術前の上部消化管内視鏡検査で食道内に残渣が大量に貯留していた患者には手術前日に再度内視鏡を挿入し，残渣の吸引ならびに洗浄を行っている。その他の患者は，手術入室前に胃管を挿入して食道内吸引を行っている。

3 LHDの実際

①手術体位・配置

全身麻酔下に患者を仰臥位開脚位とし，術者が患者の右側，助手が左側，スコーパーが患者の脚間に位置する（図1）。トロカー挿入ならびにリバーリトラクター挿入後に患者体位をそれぞれ約10°頭高位かつ右にローテーションする。

②手術手技のサマリー

臍上に皮切をおき，カメラ用の12mmのトロカーをopen methodにて挿入する。気腹圧を10mmHgに設定し，カメラで観察しながら5mmトロカーを右肋骨弓下鎖骨中線上と左側腹部に，12mmトロカーを左肋骨弓下鎖骨中線上にそれぞれ挿入する。続いてNathanson Liver Retractor

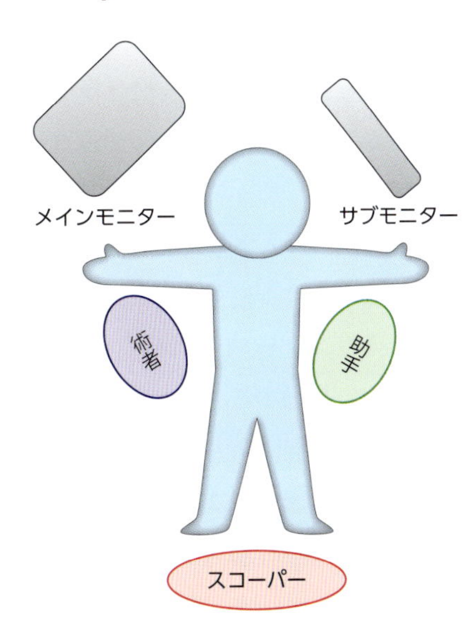

図1 手術配置

（Cook Medical社）を心窩部より挿入し肝左葉を挙上して食道裂孔部の視野を確保する。選択的近位迷走神経切離術（selective proximal vagotomy；SPV）の要領で腹部食道を約8cm露出する。その後，短胃動静脈をすべて切離し，ペンローズドレーンを用いて食道を牽引する。calibrationとして56Fr.の食道ブジーを経口的に胃内へ挿入して，食道側6〜7cm，胃側2〜2.5cmの筋層切開を行う。続いてDor噴門形成術を行った後，shoulder stitchを付加する。

③手技のポイント

本術式で特にポイントとなる手技を以下に解説する。

選択的近位迷走神経切離術（SPV）の要領で行う腹部食道の露出（upward exposure）（図2A）

繰り返しとなるが，食道アカラシアに対する手術療法は良性疾患に対する治療介入である。よって症状の緩和を重視し，新たな症状の発現は御法度となる。このため，腹部食道の露出は確実な筋層切開および適度な噴門形成を行うために重要となるが，迷走神経前幹および後幹の損傷は絶対に避けなければならない（日本内視鏡外科学会の技術認定医試験では，明らかな迷走神経損傷をきたした場合には一発不合格となり，事の重要性を示している）。SPVの要領で胃体上部から腹部食道にわたり剝離を進めることで，おのずと迷走神経の前・後幹が温存される。

選択的近位迷走神経切離術（SPV）について

SPVは十二指腸潰瘍に対する術式のひとつで，腹部食道から前庭部のcrow's footの手前までにわたり胃壁に侵入する迷走神経の前・後胃枝およびcriminal nerveを選択的に切離し，迷走神経性酸分泌を抑制するものである。筆者らの施設では，早くよりSPVに対しても腹腔鏡下手術を実践してきたため，迷走神経前・後幹を温存する切離ラインとして同手技が応用できるとの判断に至った。

短胃動静脈の切離（図2B）

短胃静動脈を切離せず噴門形成を行うとする報告もあるが，筆者らは全例で短胃動静脈をすべて切離している。理由は筋層切開後に緊張なくゆとりある噴門形成（Dor法：前方180°のwrapping）を可能とするためで，短胃動静脈を切離しない場合，wrapを固定する際に直線化した腹部食道が患者左側へ牽引され軸がぶれてしまう恐れがある。本術式の効能を最大限に生かすため腹部食道の直線化はきわめて重要であり，短胃動静脈の切離は必須と考える。

食道ブジー挿入下での筋層切開（図2C）

本術式における最大の術中合併症は，筋層切開時の粘膜損傷である。粘膜損傷は，不十分なカウンタートラクションがまねく電気メスを代表としたエネルギーデバイスによる熱損傷に起因する。これを回避すべく，筆者らは56Fr.の食道ブジーを筋層切開部位のマーキング後に挿入し，食道に緊張をかけた状態でフック型電気メスを用いて筋層を切開している。実際に行ってみるとわかるが，常に食道に緊張がかかっている状態となるため，筋層を切開した瞬間に粘膜露出部が自然と広がっていく。

もう1つの利点は，噴門形成の際，一定の食道径を確保した状態でwrappingを行う，いわゆるfloppy-Nissen法と同様の効果が期待できる点である。食道ブジーがない場合，助手との連携により十分なカウンタートラクションをかけながら筋層を切開し，噴門形成の際には締めすぎにならないようwrapの固定位置に注意を払うことで問題ない。具体的には筋層切開後に食道左側のwrapを固定した後，食道左側のwrap固定部から約2cmの胃穹窿部前壁にマーキングを行い，これをたよりにwrap右側の固定を行う（**図3**）。これにより筋層切開部の再癒合も防ぐことができ，ブジーを用いなくともwrapを締めすぎることはない。実際，筆者らはこの方法でwrapの締めすぎによるバルーン拡張や再手術など治療介入を要する症例を経験していない。

食道ブジー使用不可の場合

筆者らの施設では食道ブジー（エンドルミナ）を本手技の導入当初から使用しており，これまでその有用性を述べてきた。しかしながら，エンドルミナは製造中止で入手不可能である。筆者らも関連施設では常備がなく，手術する際には左記の方法で筋層切開ならびに噴門形成を行っている。

shoulder stitchの付加（図2D）

本術式の術後合併症のひとつが食道裂孔ヘルニア発生である。食道裂孔ヘルニアによりつかえ感の再燃などをきたした場合には再手術を要することもあるため，避けなければならない。その予防策として，噴門形成後に左右にshoulder stitchを追加している。具体的には，左側はwrap部と左横隔膜脚を，右側は腹部食道と右横隔膜脚を縫合固定している。

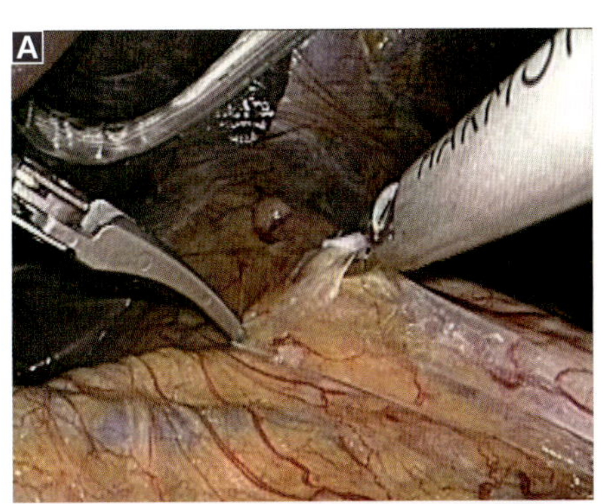

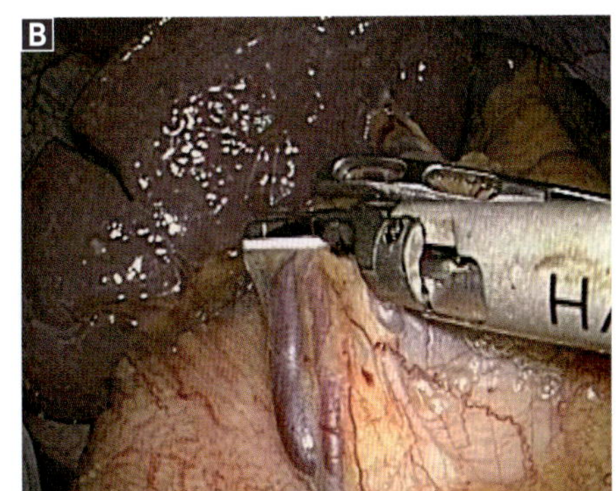

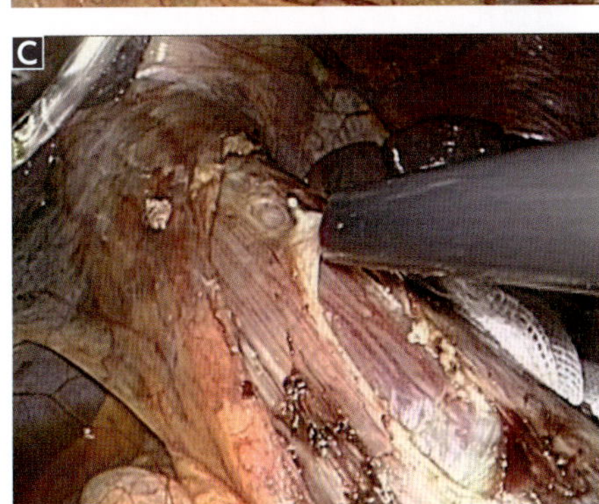

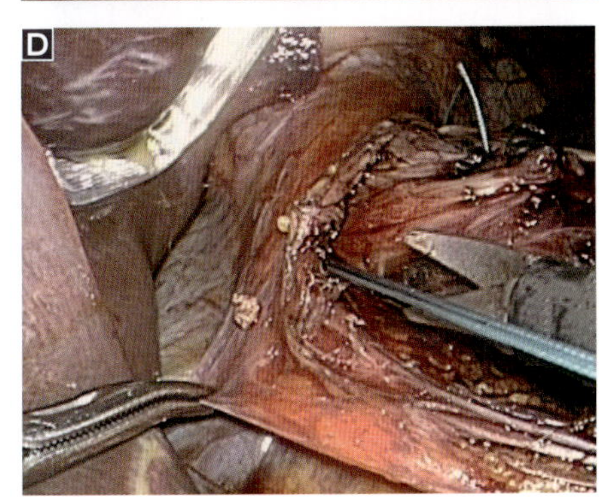

図2 手技のポイント

A：SPVの要領で胃体上部から腹部食道にかけて上行するように剥離を進め，腹部食道を露出する
B：短胃動静脈の第1，2枝を切離して胃穹窿部をフリーな状態とし，ゆとりある噴門形成を可能とする
C：経口的に食道ブジーを挿入して食道に緊張がかかった状態とし，フック型電気メスを用いて筋層切開を行う
D：術後の食道裂孔ヘルニア発生を予防するため，腹部食道と右横隔膜脚を縫合固定する

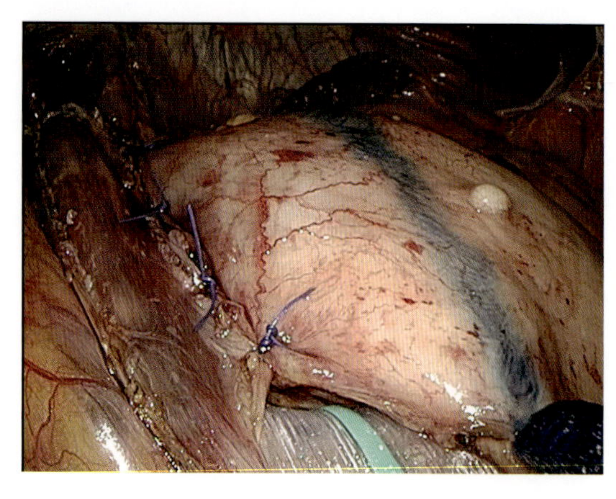

図3 ブジーなしの筋層切開

④トラブルシューティング

粘膜損傷

粘膜損傷をきたした場合には縫合閉鎖にて対処するが，通常は大きく穿孔することはないため1～2針の縫合閉鎖で十分である。前述した通り，噴門形成におけるDor法の利点のひとつが，wrapとして用いた胃穹窿部が粘膜損傷部位の補強も兼ねることにある。そのため，粘膜損傷をきたした場合でも縫合閉鎖すれば問題となることはなく，上記対応のみで術後に消化管造影検査も行わず，術後第1病日より飲水を開始し，問題なければ第2病日から食事を開始している。

遷延するつかえ感

多くは術後浮腫による通過障害であり，通常は術後1～3カ月ほどで症状は消失する。つかえ感が高度で，消化管造影検査を行って明らかな狭窄を認めた場合には内視鏡的バルーン拡張術で対処する。しかしながら，拡張術を要することはほとんどない。注意すべき点として，食事摂取方法が原因となることもあり，疑われる際には食事指導を行う。

食道裂孔ヘルニア発症

本術式は下部食道の直線化ならびに噴門形成を行うため食道裂孔部における剥離操作が必要となり，術後に食道裂孔ヘルニア発生のリスクがある。前述のように左右shoulder stitchを付加して発生を予防しているが，稀ではあるもののヘルニアを発症することがある。通常は問題となることはないが，高度のつかえ感や重度の逆流性食道炎を認めた場合には再手術を要する。術式は個々の病態によるが，基本的には縦隔内に挙上した噴門形成部を腹腔内に授動し食道裂孔を縫縮した後，再度左右のshoulder stitchを行う。

3 腹腔鏡下手術の問題点

食道アカラシアに対する腹腔鏡下手術は高い症状改善効果が得られるが，治療効果が不十分な症例も認められる。手術療法が奏効しない要因として，不十分な筋層切開，wrapの締めすぎや術後逆流性食道炎の問題など，いくつかの技術的側面が指摘されている。

患者要因の検討も行われており，筆者らの検討では胸痛が改善しない症例はつかえ感や嘔吐の改善も乏しく，手術満足度も低い傾向となる。一方，胸痛に対する手術治療奏効例の特徴は，年齢が60歳以上，術前バルーン拡張術施行回数が2回未満であった[6]。また術後逆流性食道炎に関しては，男性，術中粘膜損傷および食道裂孔ヘルニア発生がそれぞれ独立した危険因子であった[7]。性別は致し方ないが，術中粘膜損傷や術後の食道裂孔ヘルニア発生は術者側の要因が大きく，これらを回避すべく細心の注意を払った手術の遂行が望まれる。さらに，術中粘膜損傷については年齢が60歳以上，術前食道横径80mm以上，および術者の手術経験5例未満がそれぞれ独立した危険因子として抽出された[8]。よって，高齢および食道拡張が高度な症例は粘膜損傷の高リスク患者群であり，より慎重な術中操作が肝要となる。また，熟練した医師が執刀すべきかもしれない。

欧米でのトピック

欧米では，本術式にロボットを用いている施設もある。いまだ検討不十分であるが，メタアナリシスによるシステマティック・レビューによると，ロボット手術の利点は術中粘膜損傷が少ないことのみである。術後経過も腹腔鏡下手術と同等であることに鑑みると，コスト面の問題点もあり，症例を集積したさらなる検証が必要であろう。

4 おわりに

Hellerにより食道筋層切開術が報告されてから100年の時を経て様々な改良が加えられ，現在ではLHDは腹腔鏡下手術の標準的術式として定着した。しかしながら，本術式は食道アカラシアに対する根本治療ではなく，高い症状改善効果が得られてはいるものの改善の余地がある。今後もこれまでに抽出された問題点への対応や新たな治療への検討が望まれる。

文献

1） Pomenti S, et al：Gastroenterol Clin North Am. 2021；50(4)：721-36.
2） Csendes A, et al：Surg Endosc. 2022；36(1)：282-91.
3） Heller E：Mitt Grenzgeb Med Chir. 1914；27：141-9.
4） Shimi S, et al：J R Coll Surg Edinb. 1991；36(3)：152-4.
5） Stefanidis D, et al：Surg Endosc. 2012；26(2)：296-311.
6） Tsuboi K, et al：Esophagus. 2020；17(2)：197-207.
7） Tsuboi K, et al：Dis Esophagus. 2022；35(2)：doab050.
8） Tsuboi K, et al：Surg Endosc. 2016；30(2)：706-14.

執筆：坪井一人，矢野文章

1. 食道胃接合部通過障害（EGJOO）の病態と治療

1 はじめに

近年，高解像度食道内圧検査（high-resolution manometry；HRM）の開発とともに食道運動異常症の世界的な診断基準であるシカゴ分類が定められ，食道アカラシアの類縁疾患として食道胃接合部通過障害（esophagogastric junction outflow obstruction；EGJOO）という疾患概念が確立した。

EGJOOは，下部食道括約筋（lower esophageal sphincter；LES）弛緩障害を認めるものの，食道体部蠕動は維持された病態である。EGJOOでは食塊の食道通過に必須であるLES弛緩反応の障害を認めるため，患者は嚥下困難・胸のつかえ症状を呈する。十分なLES弛緩反応の達成には，LES受容性弛緩反応（LES accommodation）と嚥下誘発LES弛緩反応の2つ反応が必要であるが，EGJOOではLES受容性弛緩反応が障害されている。

EGJOOの治療は確立していないが，胃accommodation障害を改善するアコチアミドにて，EGJOOを正常化できる患者群が存在するため，アコチアミドは治療薬候補のひとつである。なお，食道アカラシアに近い状態や胸のつかえ症状や非心臓性胸痛が非常に強いEGJOO患者に対しては，食道アカラシアに準じて，経口内視鏡的筋層切開術（per-oral endoscopic myotomy；POEM）が治療選択肢となる。

ここは押さえておきたい

日常診療にて，酸分泌抑制薬による治療を行っても胸のつかえ症状が改善しない場合には，食道運動異常症のひとつであるEGJOOを鑑別する。EGJOOの確定診断には，HRMが必須である。EGJOOの治療は確立していないが，アコチアミド（保険適用外）が有効な可能性がある。

2 食道胃接合部通過障害（EGJOO）の病態

食道アカラシアを代表する食道運動異常症は，胸のつかえ症状や嚥下困難から生活の質や社会労働生産性を低下させる疾患であるが，重症化すると嚥下性肺炎を合併するため，超高齢社会を迎えたわが国において重要な疾患である。近年，HRMの開発とともに食道運動異常症の世界基準であるシカゴ分類が定められ[1]，食道アカラシアの類縁疾患として確立した疾患がEGJOOである。安静時食道は，上下の食道括約筋が一定の静止

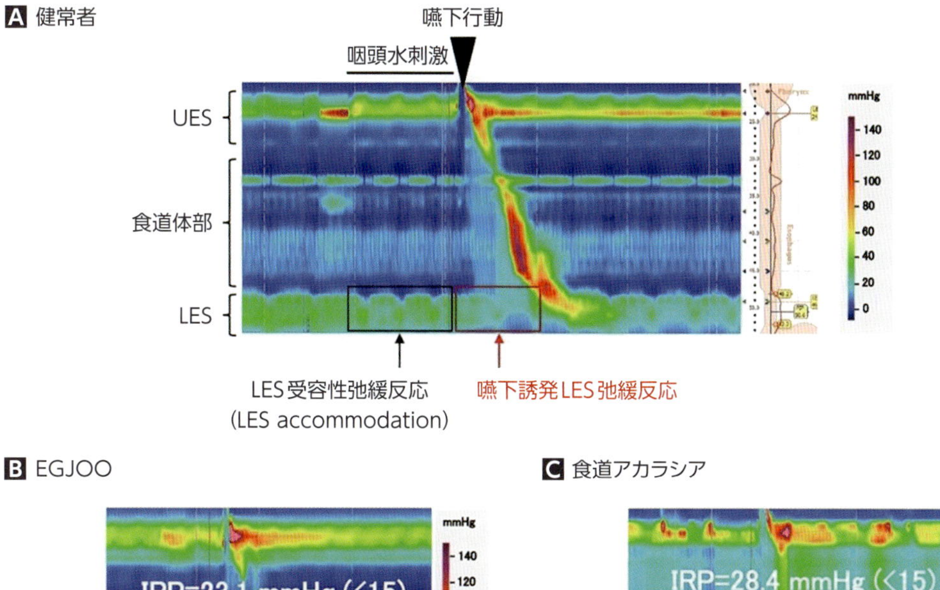

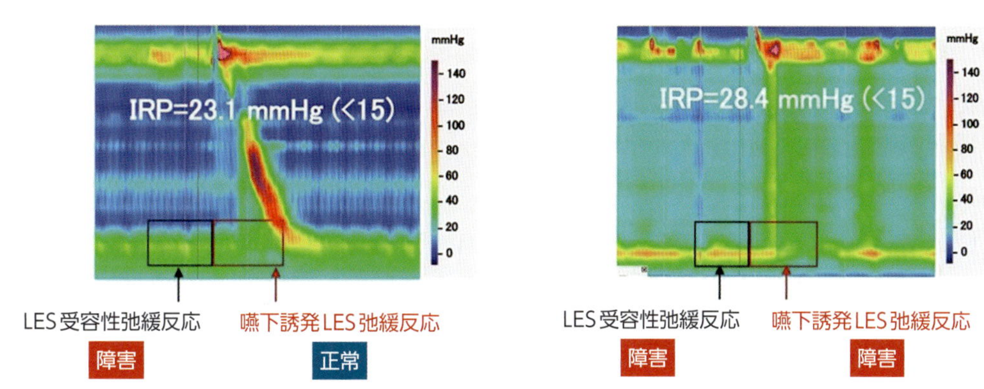

図1 HRMでみるEGJOOの病態
A：健常者で認める2つのLES弛緩反応
B：EGJOOで障害されるLES受容性弛緩反応と維持されている嚥下誘発LES弛緩反応
C：食道アカラシアで障害されるLES受容性弛緩反応と嚥下誘発LES弛緩反応
UES：上部食道括約筋

時圧を有しており，胃内容物が食道・咽頭に逆流することを防止している。いったん食塊を嚥下すると上下の括約筋は一過性に弛緩し，タイミング良く食道体部の蠕動波が生じることで，嚥下した食塊を胃側へ運んでいる（**図1A**）。食道運動機能は，嚥下時のLESのタイムリーな弛緩とクリアランス機能を有する食道体部蠕動の両方の観点から評価することが重要である。食道アカラシアがLES弛緩と食道体部蠕動の両方の機能が障害された疾患であるのに対して，EGJOOはLES弛緩不全を有するものの食道体部蠕動は維持された病態である（**図1B，C**）。シカゴ分類にてEGJOOは，食道アカラシアとともに食道胃接合部に通過障害をきたす疾患として分類され，食道アカラシアの前駆状態または類縁疾患と考えている[2)]。EGJOOでは，食塊の食道通過に必須であるLES弛緩障害を認めるため，食道アカラシアと同様に嚥下困難・胸のつかえ症状を呈する。

食塊嚥下時のLESの生理機序は2つある[3)]（**図1A**）。1つは嚥下運動と同時にLES弛緩を認める嚥下誘発LES弛緩反応である。この反応は，HRMで明確にとらえることができる。もう1つは，嚥下誘発LES弛緩反応が生じる前段階で，食塊が咽頭を直接刺激することでLES圧が低下する反応である。この反応は，咽頭刺激によって解剖学的に離れた胃底部が弛緩する受容性弛緩反応に類似しており，LES受容性弛緩反応と考えることができる。興味深いことに自験例の検討では，EGJOOにおいて嚥下誘発LES弛緩反応は保たれていたものの，LES受容性弛緩反応が消失していた（**図1B**）。すなわち，LES受容性弛緩反応の障害がEGJOOの主要な病態であることを見出した[3]。なお，食道アカラシアでは，LES受容性弛緩反応と嚥下誘発LES弛緩反応の両方が障害されている（**図1C**）。

3 EGJOOの診断

EGJOOの診断は，シカゴ分類ver4.0に基づいて診断される[1]。診断に必要な主なHRM指標は，痙攣性収縮である未熟収縮の診断に必要である遠位潜時（distal latency；DL，秒），食道体部の収縮強度を示す指標である積算遠位収縮（distal contractile integral；DCI，mmHg・s・cm），およびLES弛緩の程度を示す指標である積算弛緩圧（integrated relaxation pressure；IRP，mmHg）の3つである（これらの算出法の詳細は☞**2章B2**を参照されたい）。

IRPが基準値より高値の場合，食道胃接合部の通過障害をきたす疾患として，食道アカラシアとEGJOOが鑑別診断となる。食道体部に蠕動は認めず，無蠕動，食道全昇圧および未熟蠕動を認める場合，食道アカラシアの診断となる。一方，10回の嚥下で1回以上，DL 4.5秒以上のintactな蠕動を認める場合にEGJOOを考える。

シカゴ分類ver3.0による診断基準では，無症候性のEGJOOが存在し，その臨床的意義が問題となっていた。そこでver4.0では，立位嚥下による評価，2〜3秒ごとに2mLの水嚥下を5回繰り返すmultiple rapid swallow，さらには200mLの水を飲むrapid drink challengeを行って，症状と関連するLES機能障害の有無をより明確にすることが示されている[1]。また，EGJOOに伴う食道体部蠕動について，DCIの数値によって微弱収縮（weak contraction），正常収縮（normal contraction），強収縮嚥下（hypercontractile swallow）に分類し，EGJOOを細分化する考え方もある。微弱収縮，正常収縮および強収縮嚥下を定義するDCIの数値は検査機器によって異なり，注意が必要である。

4 どのようなときにEGJOOを疑うか？

上述のように，EGJOOの確定診断にはHRMが必須である。わが国では，HRMは限られた高次の医療機関でしか施行できず，ハードルは高い。そこで日常診療では，どのようなときにEGJOOを疑ってHRMが施行可能な医療機関へ紹介するかが重要な鍵となる。EGJOO患者が最も訴える主訴は，胸のつかえ症状である。しかしながら，胸のつかえ症状をきたす最もポピュラーな疾患は胃食道逆流症（gastroesophageal reflux disease；GERD）であるため，日常診療では内視鏡検査にて明らかな粘膜傷害を認めない非びらん性逆流症と診断した中で，従来型酸分泌抑制薬〔プロトンポンプ阻害薬（proton pump inhibitor；PPI）〕や新規カリウムイオン競合型アシッドブロッカー（potassium-competitive acid blocker；P-CAB）による治療を行っても改善しない場合，EGJOOが潜んでいる可能性がある。筆者らは，PPIまたはP-CAB治療を行っても胸やけ・呑酸・胸のつかえ症状などのGERD症状が改善しなかった71例の患者について，HRMと24時間食道内インピーダンス・pH検査の2つを施行して病態評価したところ，10例（14％）のEGJOO患者が含まれていたことを報告している[4)]。

一方，前述の通りHRMが限られた高次の医療機関でしか施行できない検査であることから，日常診療においてEGJOOを含めた食道運動異常症のスクリーニング検査法の開発が期待される中，筆者らは簡便なスクリーニング検査としておにぎり食道造影検査を考案している[5)]。この検査は，通常の液体バリウムとバリウム粉をまぶした10gのおにぎりを用いて通過障害の程度をobstruction level（OL）で定義し，OL0～4の5段階（OL0：正常，OL4：最も通過障害あり）で評価する方法である。詳細は割愛するが，OLを用いた食道運動異常症の拾い上げとして，OL1をカットオフ値に用いた場合，感度87％・特異度61％，OL2をカットオフ値に用いた場合，感度73％・特異度90％であった[5)]。おにぎり食道造影検査はEGJOOのスクリーニングに特化した検査法ではないが，簡便な食道運動異常症のスクリーニング検査モダリティとして有用と考える。

5 EGJOOの治療

EGJOOの治療は，いまだ確立されていない。実際，わが国において保険収載された内服治療薬は存在しない。前述のようにEGJOOの病態の中心はLES受容性弛緩反応障害である。一方，消化管アセチルコリンエステラーゼ阻害薬であるアコチアミドは，日本で開発された機能性ディスペプシアの治療薬であるが，胃accommodationを改善することで胃もたれを改善する。

筆者らは，このアコチアミドがLES受容性弛緩反応障害も改善する可能性を考えて臨床研究を行った。その結果，2つのシングルアームの観察研究にて，アコチアミドがEGJOOで障害されたLES受容性弛緩反応を改善させ，治療薬になる可能性を見出している[6, 7)]。

一方，カルシウム拮抗薬やカリウムチャネルオープナーはその機序から平滑筋に直接作用して，EGJOOで認めるLES弛緩不全を改善する可能性があり，考慮される内服薬である。また，EGJOOの中には，食道蠕動の大部分が消失し食道アカラシアに近い状態となっている患者や胸のつかえ症状や非心臓性胸痛が非常に強い患者が存在する。そのような場合，食道アカラシアに準じてPOEMが治療選択肢となる。以下が実際の内服治療例である。

処方例 下記のいずれかを用いる。症状により，下記1〜3の併用は可である。2と3は血圧低下やめまい症状に注意して使用する。

1) アコファイド®100mg錠（アコチアミド）1回1錠1日3回（毎食前）

2) ヘルベッサー®R100mgカプセル（ジルチアゼム）1回1カプセル1日1回（食後）

3) シグマート®5mg錠（ニコランジル）1回1錠1日3回（毎食後）

6 おわりに

HRMの登場と診断基準であるシカゴ分類の確立によって，食道運動異常症の診療が飛躍的に発展した。日常診療で遭遇するPPI/P-CAB抵抗性GERD患者は，食道運動異常症を鑑別する必要がある。特に，胸のつかえ症状を主訴とする場合，EGJOOが潜んでいる可能性がある。しかしながら，食道運動異常症の治療に関してはいまだ発展途上であり，今後，新規治療薬の開発が期待される。

文献

1) Yadlapati R, et al: Neurogastroenterol Motil. 2021; 33(1): e14058.

2) Kahrilas PJ, et al: Gastroenterology. 2013; 145(5): 954-65.

3) Muta K, et al: Sci Rep. 2021; 11(1): 7898.

4) Hamada S, et al: Digestion. 2021; 102(2): 197-204.

5) Hamada S, et al: J Neurogastroenterol Motil. 2022; 28(1): 43-52.

6) Ihara E, et al: Esophagus. 2022; 19(2): 332-42.

7) Muta K, et al: Digestion. 2016; 94(1): 9-16.

執筆：伊原栄吉，畑　佳孝，牟田和正

1. びまん性食道痙攣(DES)，ジャックハンマー食道(JE)の病態と治療

1 びまん性食道痙攣(DES)・ジャックハンマー食道(JE)の病態

びまん性食道痙攣(distal esophageal spasm；DES)とジャックハンマー食道(jackhammer esophagus；JE)は，食道のhypermotilityを特徴とする食道運動障害でつかえ感や胸痛の原因となる。いずれも高解像度食道内圧検査(high-resolution manometry；HRM)が診断に不可欠である(図1)。HRMを用いた食道運動障害の国際的分類であるシカゴ分類ver4.0では，水嚥下10回中2回以上でpremature contractionが認められるものをDES，2回以上でhypercontractilityが認められるものをJEとしている。premature contractionはDL(distal latency)＜4.5秒かつDCI(distal contractile integral)≧450mmHg・s・cmを満たす，hypercontractilityはDCI＞8,000mmHg・s・cmを満たす蠕動パターン

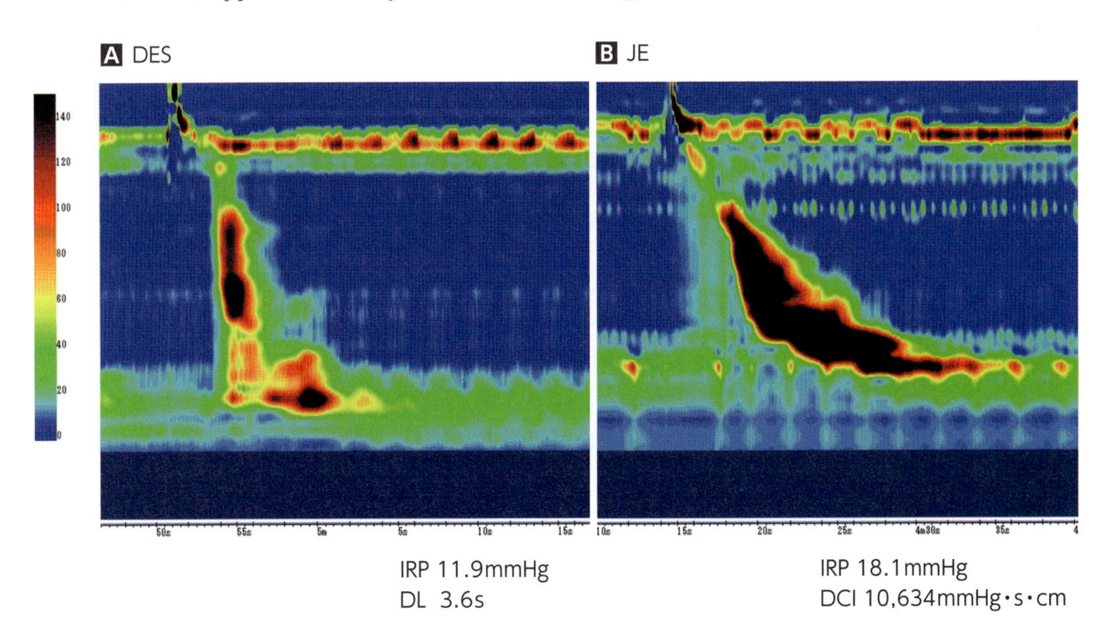

図1 HRMにおけるDESとJE
IRP：integrated relaxation pressure

である。DCIの基準値はMedtronic社のManoScan™に基づく数値であり，HRMのシステムにより正常値は異なることに留意する必要がある。以前のシカゴ分類ver3.0[1]ではJEはhypercontractile esophagusと同義であったが，最新版のver4.0[2]ではhypercontractile esophagusを下記のように3つのサブタイプに分類し，JEはhypercontractile esophagusと同義ではなくなった（**図2**）[2]。

①single-peak hypercontractile swallows

②jackhammer with repetitive prolonged contractions（jackhammer esophagus）

③hypercontractile swallows with a vigorous LES after-contraction

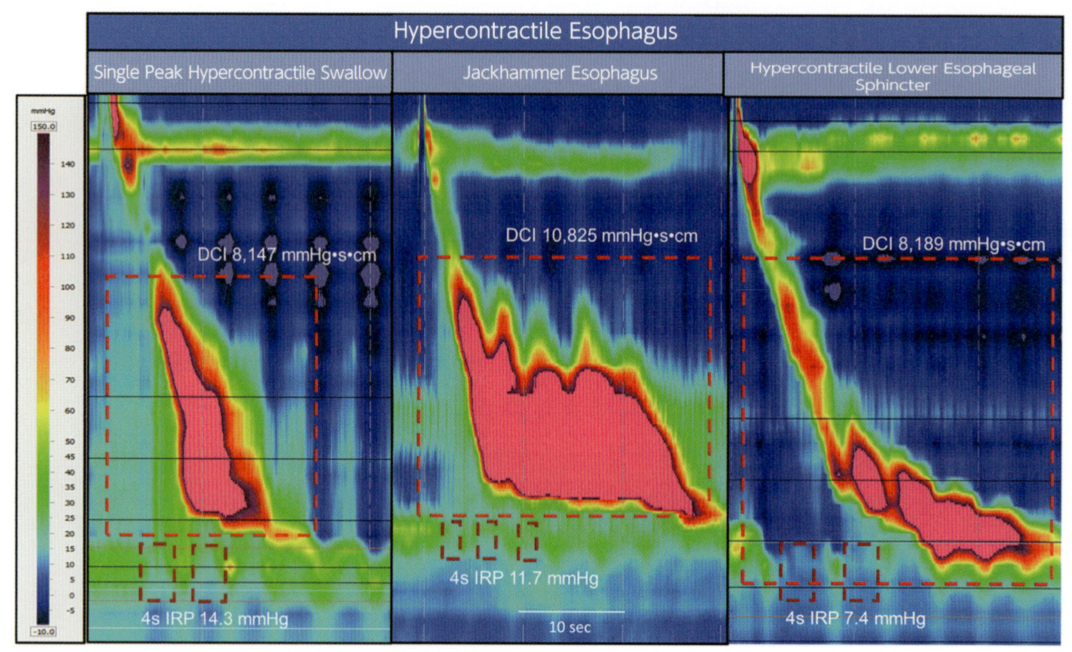

図2　シカゴ分類ver4.0におけるhypercontractile esophagusの3つのサブタイプ

（文献2より一部転載）

これら3つのサブタイプの病態や臨床的特徴が異なるのかについてはいまだ十分に解明されていないが，②のjackhammer esophagusは食道体部に持続する収縮がみられるタイプで，DCIが高く症状が強い傾向にある。本項では便宜上，"JE"をhypercontractile esophagusと同義として使用する。

1 食道蠕動制御のメカニズム

食道の固有筋層は上部1/3が横紋筋，下部食道括約筋を含む下部2/3が平滑筋で構成され，食道運動障害は基本的に食道平滑筋領域の運動異常である。食道蠕動は迷走神経によってコントロールされており，横紋筋領域は延髄の疑核から中枢性の支配を受け，下位運動ニューロンが順次興奮することで，接合した横紋筋が口側から胃側に向かって順次収縮する。一方で，平滑筋領域は迷走神経背側核からの興奮系と抑制系の2つの神経支配を受けている。

興奮系は延髄の迷走神経背側核(dorsal motor nucleus of vagus nerve；DMN)頭側から出た迷走神経節前線維が，筋間神経叢(アウエルバッハ神経叢)内にある神経節で興奮性ニューロン(節後線維)と接合し，神経末端からアセチルコリンやsubstance Pなどを放出することで平滑筋を収縮させる。一方，抑制系はDMN尾側より出た節前線維が神経叢の抑制性ニューロンと接合し，一酸化窒素(nitric oxide；NO)や血管作動性腸管ペプチド(vasoactive intestinal polypeptide；VIP)，アデノシン三リン酸(adenosine triphosphate；ATP)などを放出し，平滑筋を弛緩させる。いずれの経路においても，節前線維と節後線維間の神経伝達物質はアセチルコリンである(**図3**)。

嚥下に伴う一次蠕動波では，まず食道平滑筋領域全体に"deglutitive inhibition"と呼ばれる抑制系神経の活性化による弛緩が起こる。食道上部からdeglutitive inhibitionが終了していくと同時に興奮性経路の活性化による収縮が起こり，食道下部へと伝播していき蠕動運動となる。平滑筋領域において，興奮性ニューロンは食道上部ほど，抑制性ニューロンは下部ほど密に存在し，この分布の違いによって口側から胃側へ順に平滑筋が収縮し，蠕動運動となると考えられている。食道固有筋層は輪状筋と縦走筋からなり，蠕動運動はそれらの協調運動であるため，縦走筋も蠕動波の形成に重要な役割を担っている。

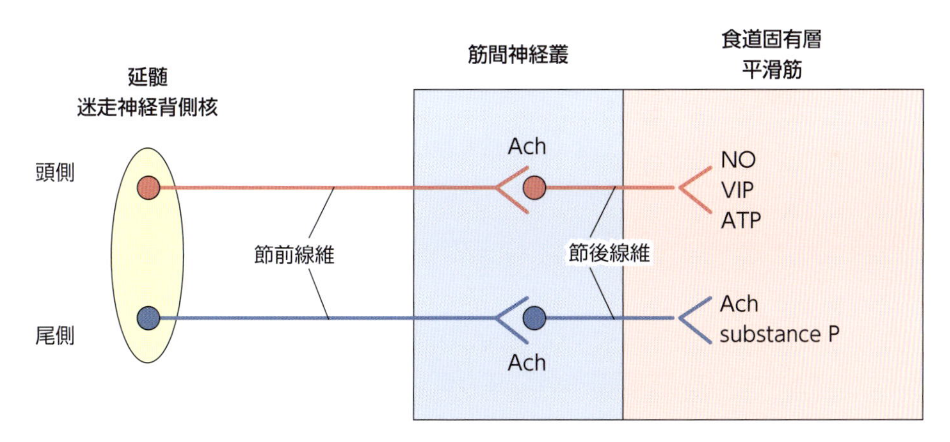

図3 食道体部蠕動の制御に関わる食道平滑筋領域の神経支配
Ach:アセチルコリン

2 DES・JEの病態

DESやJEにみられる食道体部の異常な収縮には，神経系や食道固有筋層の異常などが関与している。

①神経の異常

HRMにおいてsingle swallowではなく，multiple rapid swallow(MRS)やrapid drink challenge(RDC)などで水を連続嚥下させると，通常はdeglutitive inhibitionによる弛緩で食道体部に収縮はほとんどみられない。一方でDESやJEでは，MRSやRDC中にも食

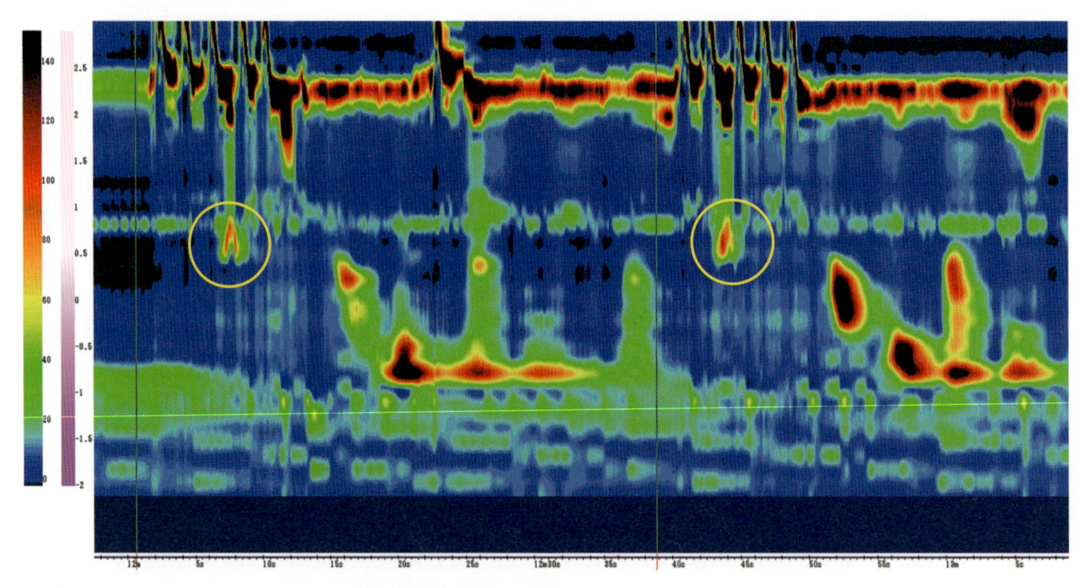

図4 JEでMRS中にみられる食道体部の異常な収縮
MRS中に2回連続で食道体部の異常な収縮が認められ，異常収縮と上部食道括約筋の間にpressurizationが発生している（丸部）

道体部に収縮がよくみられ，抑制系神経の障害が示唆されている（**図4**）。NOは抑制系神経の重要な神経伝達物質で，その吸着薬を健常者に投与するとdeglutitive inhibitionが阻害され，食道体部に同期収縮を惹起する[3)]。

DESやJEの原因として，抑制系神経だけでなく，興奮系神経の過剰な活性化も一因であると考えられている。超音波でJEの筋層を観察すると輪状筋と縦走筋の収縮が同調しておらず，この現象は抗コリン薬であるアトロピンの投与で解消される。

②筋層の異常

DESやJEでは食道の固有筋層が肥厚していることが報告されており，筋層の異常も病態の一部と考えられている[4)]。DESやJEの筋層には，アカラシアで観察されるような組織学的な変化が認められる。DESでは，筋層の萎縮や線維化，消化管運動のペースメーカーと考えられているカハール介在細胞の減少が，JEでは筋層への好酸球浸潤が報告されている[5)]。

③二次性のDESやJE

食道胃接合部（esophago-gastric junction；EGJ）の機能的狭窄〔食道胃接合部通過障害（esophagogastric junction outflow obstruction；EGJOO）〕は，二次的にDESやJEを起こしうる。実際，EGJを狭窄させた動物モデルでは食道体部の収縮が増強し，収縮時間が延長する[6)]。その他，胃食道逆流症，オピオイドの使用もDESやJEの原因となりうる。非心臓性胸痛患者の食道内に酸還流を行うと，JE様の収縮が惹起される。また，108例のDESのうち，34%に異常な酸逆流が認められたという報告がある[7)]。オピオイドはEGJ弛緩不全，distal latencyの短縮（同期収縮），食道体部の過収縮を起こす作用があり[8)]，オピオイド使用者はDESやEGJOO，type 3アカラシアを有する割合が高い[9]。好酸球性食道炎（eosinophilic esophagitis；EoE）も食道運動障害を二次的に引き起こす可能性があり，109例のEoEを検討した研究ではDES 1例，JE 2例，アカラシア8例，EGJOO 1例を認めている[10]。

2 DES・JEの治療

DES・JEの治療目標は，つかえ感や胸痛といった症状の緩和である。現時点で薬物療法と内視鏡的・外科的治療のどちらが優先されるべきかエビデンスは不十分であるが，JEの中には自然軽快する症例が存在する[11]。内視鏡的・外科的治療である筋層切開術は筋層に不可逆的な影響を及ぼすため，症状と食道運動障害の相関が十分に証明された症例に行うべきである。蠕動異常と症状の相関がはっきりしない場合や酸逆流や食道好酸球浸潤など食道体部の過剰な収縮が二次性の変化である場合には，経過観察や薬物療法をまず考慮すべきである。

1 薬物療法

食道体部の過剰な収縮が酸逆流やEoEによる二次的な変化によるものと疑われる場合は，まずはプロトンポンプ阻害薬（proton pump inhibitor；PPI）やカリウムイオン競合型アシッドブロッカー（potassium-competitive acid blocker；P-CAB）といった酸分泌抑制薬の投与を考慮する。これらの治療に反応しない場合，EoEではステロイド嚥下療法などへの治療強化を考慮する。Funakiらは JEを伴うEoE患者2例でPPIとステロイド嚥下療法が症状と食道蠕動を改善させたことを報告している[12]。

日常臨床において食道平滑筋を弛緩させるために，カルシウム拮抗薬や硝酸薬が使用されることが多いが，血圧低下によるふらつきなどの副作用に注意が必要である。ニフェジピンは食道体部の収縮を減弱させるが，胸痛の改善とは相関がなく，プラセボ効果である可能性が報告されている[13]。

わが国のJE 89例に関する多施設研究では，薬物療法として上記以外に抗ヒスタミン薬やロイコトリエン受容体拮抗薬，芍薬甘草湯（しゃくやくかんぞうとう）が使用されており，酸分泌抑制薬，局所・全身ステロイドを含めて60〜100％程度の有効率であった[11]。また，経過観察となった13例中10例（77％）で症状の改善がみられている。いまだエビデンスは不十分であるため，今後RCTなどによる各薬剤の有効性のさらなる検証が待たれる。抗コリン薬であるアトロピンは食道の過剰な収縮を減弱させる[14]。

欧米で使用される薬剤

DESやJEの胸痛の一因として食道過敏が関与している可能性があるため，欧米においてはselective serotonin reuptake inhibitor（SSRI）や三環系抗うつ薬が使用されることもある[15]。

2 内視鏡的・外科的治療

経口内視鏡的筋層切開術（per-oral endoscopic myotomy；POEM）または腹腔鏡下Heller-Dor手術はアカラシアに対してよく行われている治療であるが，DESやJEに対する有効性も報告されている。8件の観察研究のメタアナリシスによれば，DESとJEに対するPOEMの有効性はそれぞれ88％と72％であった[16)]。また35例のDESとJEに対して平均13.8cmの筋層切開を行い，約90％の症例で胸痛が改善したとする報告もある[17)]。噴門部から口側12〜16cmの筋層切開を行うextended Heller-Dor手術は，術後3年間のフォローアップでDESのつかえ感と胸痛をそれぞれ88％と100％の症例で改善させている[18)]。DESやJEではLESの弛緩に異常を認めないが，LESまで筋層切開の範囲に含めるかについてコンセンサスは得られていない。ただし，LESにまで異常な収縮が及ぶ場合には，LESに対しても筋層切開を行うのがよいかもしれない。DESやJEがEGJOOや器質的狭窄による二次性の変化である場合は，EGJに対するバルーン拡張術も選択肢となりうる。

文献

1） Kahrilas PJ, et al：Neurogastroenterol Motil. 2015；27(2)：160-74.
2） Yadlapati R, et al：Neurogastroenterol Motil. 2021；33(1)：e14058.
3） Murray JA, et al：Gastroenterology. 1995；109(4)：1241-8.
4） Dogan I, et al：Am J Gastroenterol. 2007；102(1)：137-45.
5） Nakajima N, et al：Neurogastroenterol Motil. 2017；29(3).
6） Mittal RK, et al：Am J Physiol. 1990；258(2 Pt 1)：G208-15.
7） Almansa C, et al：Dis Esophagus. 2012；25(3)：214-21.
8） Kraichely RE, et al：Aliment Pharmacol Ther. 2010；31(5)：601-6.
9） Babaei A, et al：Neurogastroenterol Motil. 2019；31(7)：e13601.
10）Ghisa M, et al：Clin Gastroenterol Hepatol. 2021；19(8)：1554-63.
11）Hosaka H, et al：Esophagus. 2022；19(3)：393-400.
12）Funaki Y, et al：Intern Med. 2020；59(5)：633-9.
13）Richter JE, et al：Gastroenterology. 1987；93(1)：21-8.
14）Babaei A, et al：Neurogastroenterol Motil. 2021；33(8)：e14017.
15）de Bortoli N, et al：Am J Gastroenterol. 2021；116(2)：263-73.
16）Khan MA, et al：Dig Dis Sci. 2017；62(1)：35-44.
17）Khashab MA, et al：Endosc Int Open. 2018；6(8)：E1031-6.
18）Leconte M, et al：Br J Surg. 2007；94(9)：1113-8.

執筆：沢田明也，久木優季，落合　正，大南雅揮，藤原靖弘

索引

欧文

和文

あ

い

う

え

お

か

き

く

け

こ

ね

は

ひ

ふ

へ

ほ

ま

む

も

や

ら

り

ろ

岩切勝彦(いわきり・かつひこ)

日本医科大学大学院医学研究科消化器内科学分野大学院教授

略歴

1986年　日本医科大学医学部卒業
1988年　日本医科大学第3内科医員
1994年　日本医科大学第3内科助手
1998年　日本医科大学第3内科講師
2000年　オーストラリア，ロイヤルアデレード病院留学
2004年　日本医科大学消化器内科助教授
2005年　日本医科大学付属病院内視鏡センター室長
2013年　日本医科大千葉北総病院消化器内科病院教授
2015年　日本医科大学大学院医学研究科消化器内科学分野大学院教授
2021年　日本医科大学付属病院副院長

資格

日本消化器病学会認定専門医・指導医，日本消化器内視鏡学会専門医・指導医，日本消化管学会胃腸科専門医・指導医，日本内科学会認定医・指導医

所属

日本消化管学会監事(前理事)，日本食道学会監事(前理事)，日本消化器病学会財団評議員(前執行評議員)，日本消化器内視鏡学会社団評議員，日本臨床生理学会理事，日本平滑筋学会理事，日本高齢消化器病学会理事　他

上級医が行っている
食道良性疾患の診かた・治しかた

定価（本体5,000円＋税）

2024年10月1日　第1版

編　集　岩切勝彦
発行者　梅澤俊彦
発行所　日本医事新報社　　www.jmedj.co.jp
〒101-8718東京都千代田区神田駿河台2-9
電話　(販売)03-3292-1555　(編集)03-3292-1557
振替口座　00100-3-25171
印　刷　ラン印刷社

ISBN978-4-7849-1368-8 C3047 ¥5000E

電子版のご利用方法

巻末袋とじに記載されたシリアルナンバーを下記手順にしたがい登録することで，本書の電子版を利用することができます。

1 日本医事新報社Webサイトより会員登録（無料）をお願いいたします。

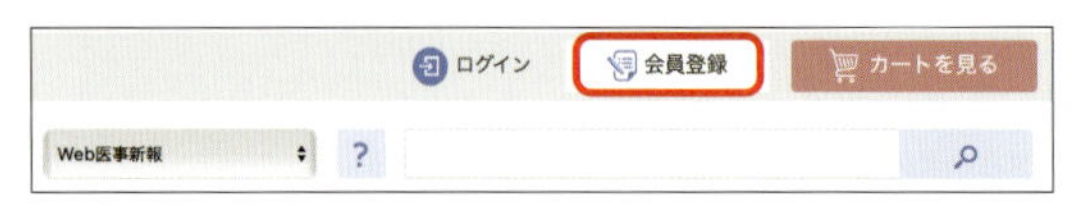

会員登録の手順は弊社WebサイトのWeb医事新報かんたん登録ガイドをご覧ください。

https://www.jmedj.co.jp/files/news/20191001_guide.pdf

（既に会員登録をしている方は**2**にお進みください）

2 ログインして「マイページ」に移動してください。

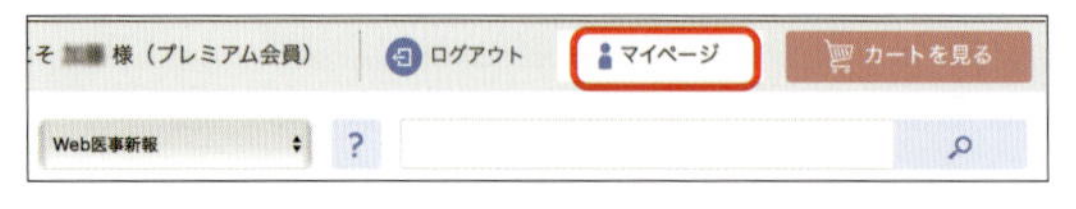

3 「未登録タイトル（SN登録）」をクリック。

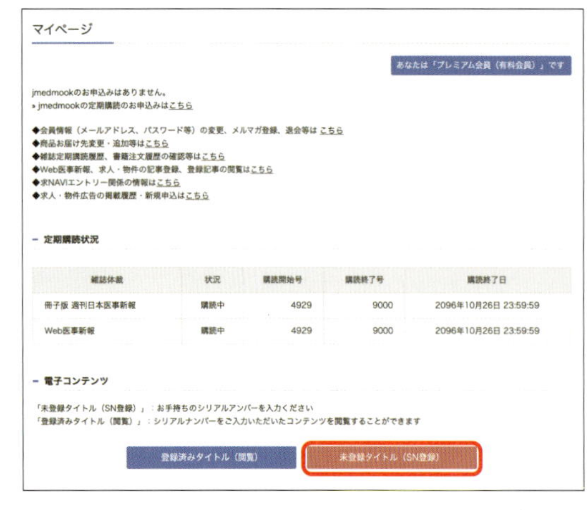

4 該当する書籍名を検索窓に入力し検索。

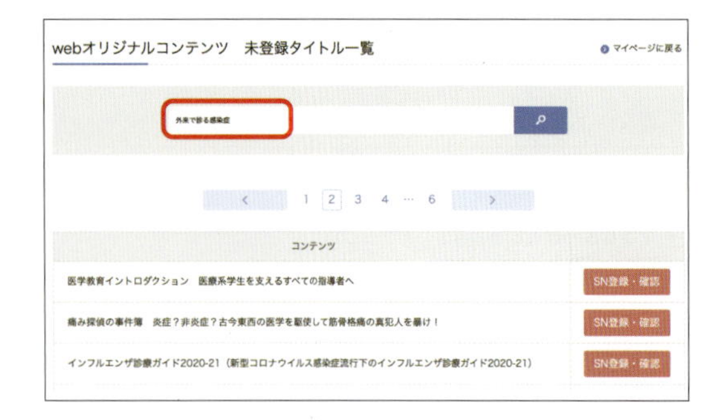

5 該当書籍名の右横にある「SN登録・確認」ボタンをクリック。

6 袋とじに記載されたシリアルナンバーを入力の上，送信。

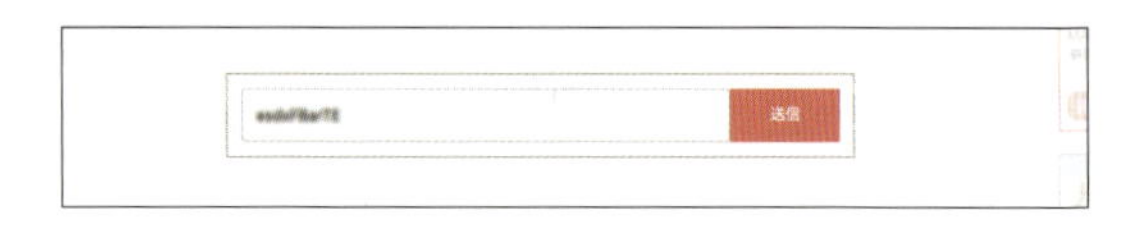

7 「閉じる」ボタンをクリック。

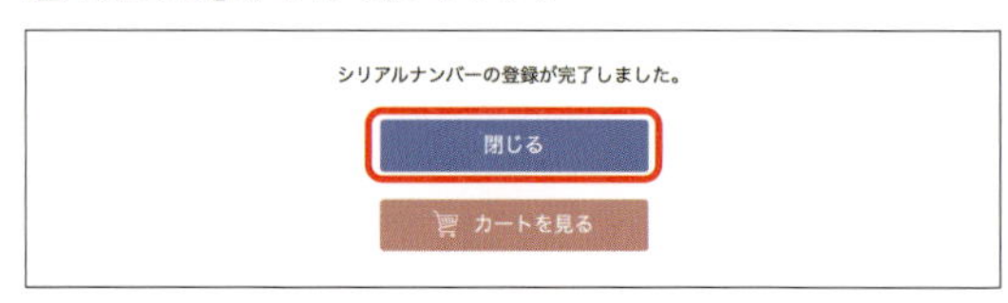

8 登録作業が完了し，**4**の検索画面に戻ります。

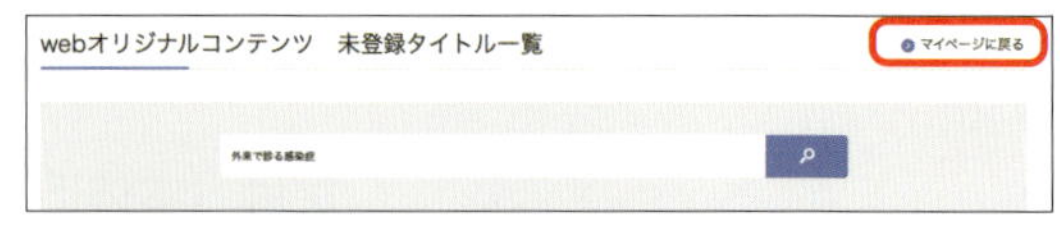

【該当書籍の閲覧画面への遷移方法】

①上記画面右上の「マイページに戻る」をクリック
➡**3**の画面で「登録済みタイトル（閲覧）」を選択
➡検索画面で書名検索➡該当書籍右横「閲覧する」ボタンをクリック

または

②「書籍連動電子版一覧・検索」*ページに移動して，書名検索で該当書籍を検索➡書影下の「電子版を読む」ボタンをクリック

https://www.jmedj.co.jp/premium/page6606/

*「電子コンテンツ」Topページの「電子版付きの書籍を購入・利用される方はコチラ」からも遷移できます。

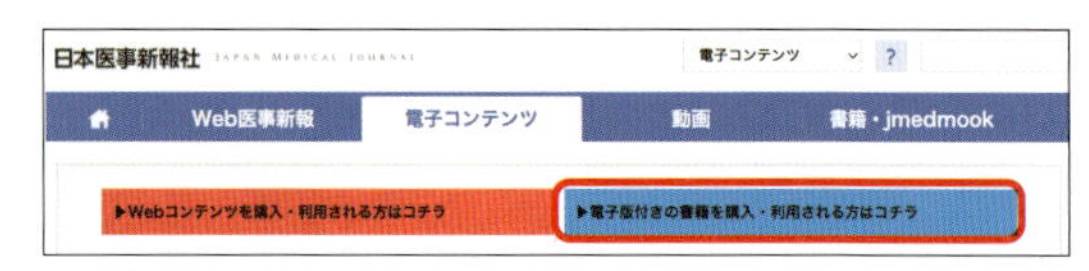